ロイ適応看護理論の
理解と実践
第2版

編集
小田　正枝　徳島文理大学名誉教授

著
小田　正枝　徳島文理大学名誉教授
下舞紀美代　関西看護医療大学看護学部教授
山勢　博彰　山口大学大学院医学系研究科教授
津波古澄子　清泉女学院大学看護学部教授
古川　秀敏　関西看護医療大学看護学部教授
本郷久美子　三育学院大学看護学部教授
伊東美佐江　山口大学大学院医学系研究科教授
安藤　敬子　大分大学医学部看護学科講師
藤野　成美　佐賀大学医学部看護学科教授
山口　哲朗　宮崎県立延岡病院副院長兼内科部長
原田美穂子　関西看護医療大学看護学部准教授

医学書院

ロイ適応看護理論の理解と実践

発　行　2009 年 7 月 1 日　第 1 版第 1 刷
　　　　2014 年 10 月 1 日　第 1 版第 5 刷
　　　　2016 年 2 月 15 日　第 2 版第 1 刷ⓒ
　　　　2022 年 10 月 15 日　第 2 版第 7 刷

編　集　小田正枝

発行者　株式会社　医学書院
　　　　代表取締役　金原　俊
　　　　〒113-8719　東京都文京区本郷 1-28-23
　　　　電話　03-3817-5600（社内案内）

印刷・製本　アイワード

本書の複製権・翻訳権・上映権・譲渡権・貸与権・公衆送信権（送信可能化権を含む）は株式会社医学書院が保有します．

ISBN978-4-260-02469-3

本書を無断で複製する行為（複写，スキャン，デジタルデータ化など）は，「私的使用のための複製」など著作権法上の限られた例外を除き禁じられています．大学，病院，診療所，企業などにおいて，業務上使用する目的（診療，研究活動を含む）で上記の行為を行うことは，その使用範囲が内部的であっても，私的使用には該当せず，違法です．また私的使用に該当する場合であっても，代行業者等の第三者に依頼して上記の行為を行うことは違法となります．

JCOPY 〈出版者著作権管理機構　委託出版物〉
本書の無断複製は著作権法上での例外を除き禁じられています．複製される場合は，そのつど事前に，出版者著作権管理機構（電話 03-5244-5088，FAX 03-5244-5089，info@jcopy.or.jp）の許諾を得てください．

序

　『ロイ適応看護理論の理解と実践』を医学書院より刊行して以来，6年が経過しました．そこでこのたび，改訂を行い内容面のさらなる充実を図り第2版として本書を発刊することとなりました．第2版では，看護学生や新人看護師に役立つ臨床の最新情報を追加し内容の吟味を行いました．

　現在，わが国では看護教育や臨床において看護理論の学習や活用が盛んに行われています．看護の本質を追究する1つの手がかりになるのは，看護理論です．1948年にブラウンは，専門職としての看護がどうあるべきかをレポート「Nursing for the Future」に著しました．このレポートが，看護教育の変革に与えた影響は大きなものでした．その後米国を中心として看護の高等教育化が進み，ペプロウ，ヘンダーソン，オレム，ロイ，ニューマン，ロジャース，そしてパースィらによって看護理論が次々と発表されるようになりました．今日に至るまで，看護界の多くのリーダーや理論家たちが，知識体系としての看護分野の特徴や要素を明らかにしてきました．こうした努力によって，現在では，看護は科学の1分野であり，かつ知的職業であると認識されています．ここ60年ほどの間に"看護学"の概念が形成されました．現在でも，看護実践に必要な知識は蓄積され，一層の発展を遂げています．

　このような背景と変化の中で，ロイ適応看護理論は日本の文化に馴染む理論として看護教育・看護実践に活用されてきています．そしてロイは，21世紀における看護を視野に入れ，適応を通して生命・生活過程を促進するという考えを拡大しています．

　本書の内容は，筆者らが長年，共に研究会でロイ適応看護理論の本質に迫る努力を重ねてきた中から生み出されたものです．それは，筆者らが看護の本質や看護独自の視点，役割について探究する中でたどり着いたものと言えます．本書の執筆にあたっては，ロイ適応看護理論に関する過去の文献，特に『ザ・ロイ適応看護モデル』（松木光子監訳，医学書院，2002年）およびその原書の最新版『The Roy Adaptation Model 3rd ed』を翻訳した『ザ・ロイ適応看護モデル第2版』（松木光子監訳，医学書院，2010年）を読み解き，引用または参照しました．このロイの最新版では，集団という概念が拡張されてより多くの記述がなされています．

　本書は主として，ロイ適応看護理論を看護教育や看護実践の基本として使わ

れることを意図して書かれています．看護学生，新人看護師，そして看護教員に必要な内容を含んでいます．

第1章，第2章では看護学としてのロイ適応看護理論の概念の基本について概説し，第3章，第4章では看護過程について基本から適用に至る知識を詳述しています．さらに第5章では肯定的指標，適応問題，NANDA-I看護診断の関連を一覧にし，実践の場での活用が容易になるように考案しました．第6章では看護過程の実践と評価の方法について具体的に言及し，第7章ではそれに基づいた専門領域別の事例展開を提示しています．そして，第8章ではロイ適応看護理論の研究が現在どのように発展しているのかを記述しました．

最後に，本書の編集・校正の労をお取りいただきました医学書院看護出版部の皆様，特に金子力丸様，北原拓也様に心より感謝申し上げます．

2016年1月

著者を代表して　小田正枝

目次

序 ——小田正枝　iii

第1章　ロイ適応看護理論の概説　　　　　　　　　　　　　　小田正枝　1

1. ロイ適応看護理論の背景 …………………………………………………………… 2
2. 看護学のメタパラダイムをどのように述べているか ……………………………… 3
3. 哲学的主張をどのように述べているか …………………………………………… 4
4. 「システム」と「適応」という重要概念をどのように述べているか …………… 5
5. 理論開発にみるロイ適応看護理論 ………………………………………………… 6

第2章　ロイ適応看護理論の概念構造　　　　　　　　　　　　　　　　9

1. 適応システムとしての人間 ………………………………………………山勢博彰　10
   システムモデル……………………………………………………………………… 10
   システムとロイ適応看護理論の関係 ……………………………………………… 11
   刺激…………………………………………………………………………………… 14
   適応レベル…………………………………………………………………………… 16
   行動…………………………………………………………………………………… 16
2. 対処プロセス ……………………………………………………伊東美佐江・山勢博彰　18
   対処プロセスとは…………………………………………………………………… 18
   調節器サブシステム………………………………………………………………… 20
   認知器サブシステム………………………………………………………………… 20
3. 適応様式 ……………………………………………………………山勢博彰・伊東美佐江　23
   適応様式とは………………………………………………………………………… 23
   生理的様式の概要…………………………………………………………………… 23
   自己概念-集団アイデンティティ様式の概要 …………………………………… 23
   役割機能様式の概要………………………………………………………………… 24
   相互依存様式の概要………………………………………………………………… 24

目次

4. 人間・環境・健康・看護 ……………………………………山勢博彰・伊東美佐江　25

　　人間 ……………………………………………………………………………………… 25

　　環境 ……………………………………………………………………………………… 25

　　健康 ……………………………………………………………………………………… 26

　　看護 ……………………………………………………………………………………… 26

第3章　ロイ適応看護理論に基づく看護過程　　　　　　　　　下舞紀美代　**27**

1. ロイ適応看護理論と看護過程 ……………………………………………………… 28
2. 行動のアセスメント ………………………………………………………………… 29
3. 刺激のアセスメント ………………………………………………………………… 31
4. 看護診断 ……………………………………………………………………………… 34
5. 目標の設定 …………………………………………………………………………… 35
6. 介入 …………………………………………………………………………………… 36

　　刺激と対処プロセスへの介入 ………………………………………………………… 36

　　実行可能なアプローチの見極めと分析 ……………………………………………… 36

　　選択したアプローチの実施 …………………………………………………………… 37

7. 評価 …………………………………………………………………………………… 37

　　目標の反映としての評価 ……………………………………………………………… 37

　　評価で用いられる技能 ………………………………………………………………… 37

　　看護過程の継続性 ……………………………………………………………………… 38

8. まとめ ………………………………………………………………………………… 39

第4章　適応様式の解説　　　　　　　　　　　　　　　　　　　　　　**41**

1. 生理的様式の理解 …………………………………………………………………… 42

　　重要概念の解説 …………………………………………………………………山口哲朗　42

　　酸素化 ……………………………………………………………………………山口哲朗　48

　　栄養 ………………………………………………………………………………安藤敬子　54

　　排泄 ………………………………………………………………………………安藤敬子　58

　　活動と休息 ………………………………………………………………………安藤敬子　62

　　保護（防衛）………………………………………………………………………山口哲朗　66

　　感覚 ………………………………………………………………………………山口哲朗　71

　　体液・電解質，酸・塩基平衡 …………………………………………………山口哲朗　75

　　神経学的機能 ……………………………………………………………………山口哲朗　79

内分泌機能 ………………………………………………………山口哲朗 84

2. 自己概念-集団アイデンティティ様式の理解 ………………………………下舞紀美代 90

重要概念の解説………………………………………………………………… 90

個人の自己概念様式………………………………………………………… 92

関係のある人々の集団アイデンティティ様式……………………………… 100

3. 役割機能様式の理解 …………………………………………………本郷久美子 105

重要概念の解説………………………………………………………………… 105

個人の役割機能様式………………………………………………………… 107

関係のある人々の集団役割機能様式……………………………………… 116

4. 相互依存様式の理解 ……………………………………………………古川秀敏 127

重要概念の解説………………………………………………………………… 127

個人の相互依存様式………………………………………………………… 128

関係のある人々の相互依存様式…………………………………………… 138

第5章 看護診断の解釈および用語の解説 147

1. ロイ適応看護理論と NANDA-I 看護診断 ………………………………下舞紀美代 148

2. 生理的様式 …………………………………………………………………………… 149

酸素化 ……………………………………………………………………山口哲朗 149

栄養 ……………………………………………………………………………藤野成美 152

排泄 ……………………………………………………………………………藤野成美 155

活動と休息 ………………………………………………………………藤野成美 159

保護（防衛）………………………………………………………………藤野成美 162

感覚 ……………………………………………………………………………藤野成美 165

体液・電解質 ……………………………………………………………山口哲朗 168

神経学的機能 ……………………………………………………………山口哲朗 170

内分泌機能 ………………………………………………………………山口哲朗 173

3. 自己概念-集団アイデンティティ様式 …………………下舞紀美代・原田美穂子 175

4. 役割機能様式 ……………………………………………………………本郷久美子 182

5. 相互依存様式 ……………………………………………………………古川秀敏 185

第6章 ロイ適応看護理論と実践 193

1. ロイ適応看護理論に基づく記録様式 ………………………………………下舞紀美代 194

2. ロイ適応看護理論に基づく記録のガイドライン ……………………………下舞紀美代 195

行動のアセスメント …………………………………………………………… 196

刺激のアセスメント …………………………………………………………… 199

看護診断 ………………………………………………………………………… 200

目標 ……………………………………………………………………………… 200

介入 ……………………………………………………………………………… 201

評価 ……………………………………………………………………………… 201

3. 看護記録の評価 ……………………………………………………古川秀敏 202

第 7 章　専門領域別の実践例　　　　　　　　　　　　　　　　　207

1. ロイ適応看護理論に基づく看護過程の事例 …………………………小田正枝 208

2. 急性期　左下腿骨折（開放）の大腿下端部より切断術後 2 日目の患者の看護過程 …下舞紀美代 209

3. 慢性期　パーキンソン病をもつ人の看護過程 ………………………下舞紀美代 218

4. 終末期　死にゆくことに不安を抱えている人の看護過程 …………下舞紀美代 229

5. 老年　左半身麻痺と認知症，心不全がある患者の看護過程 ………下舞紀美代 242

6. 小児　化学療法を受けている男児の看護過程 ………………………下舞紀美代 250

7. 精神　うつ病患者の看護過程 …………………………………………藤野成美 262

8. 在宅　自宅療養している成人男性の看護過程 ………………………古川秀敏 271

第 8 章　ロイ適応看護理論の研究　　　　　　　　　　津波古澄子　283

1. はじめに ……………………………………………………………………… 284

2. ロイ適応モデルに基づいた海外の研究　2000〜2015 年までの文献の傾向 ……… 285

3. ロイ適応モデルに基づいた国内の研究の取り組み ……………………………… 291

索引 ——————————————————————————————————— 295

1

ロイ適応看護理論の概説

　現在，わが国では看護教育や臨床において看護理論の学習や活用が盛んに行われている．看護の本質を追究する1つの手がかりになるのは，看護理論である．専門職として看護はどうあるべきかを1948年にブラウンがレポート「Nursing for the Future」を著した．このレポートが看護教育の変革に大きな影響を与えた．この後米国を中心として看護の高等教育化が進み，ペプロウ，ヘンダーソン，オレム，ロイ，ニューマン，ロジャースらの看護理論が多く発表されるようになった．そして，看護界の多くのリーダーや理論家たちが知識体系としての看護分野の特徴や要素を明らかにしてきた．これにより現在では，看護は科学の一分野でありかつ知的職業であると認識されている．ここ60年ほどの間に科学としての看護学のイメージが形成され，看護実践に必要な知識の蓄積においても発展を遂げている．

　本章は，第2章以降へと展開していく導入部として位置づけ，ロイ適応看護理論（以下ロイ理論とする）の概要を述べる．ロイ理論がどのように学術的な価値をもち，看護学体系の一端を担っているのかを概説する．

1 ロイ適応看護理論の背景

　シスター・カリスタ・ロイは，ロサンゼルスのマウント・セント・メリーズ大学において看護学で学士号を取得した後，1963 年に看護分野（小児看護）で働き始めた．

　カリフォルニア大学ロサンゼルス校（UCLA）において，1966 年に看護学で修士号を，1977 年には哲学で博士号を取得している．また，全米看護学会の特別会員である．この学会は毎年看護学のリーダーを選出する権威ある看護学会である．1964 年，独自の理論に関する研究を始めた．これは大学院のセミナークラスにおいて，行動モデル理論を提唱したドロシー・E・ジョンソン教授から，看護の概念モデルを開発するようにという課題を出されたことがきっかけになっている．このドロシー・E・ジョンソンの影響を受け，「看護とは何か」「看護は何を目的とすべきか」の究明に努力した．その中で「看護とは人々が適応するのを促すことである」と確信し，ハリー・ヘルソンの精神心理学の研究をもとにして適応レベル理論を加え，ロイ適応看護モデルを形成した．また，小児看護に従事していたとき，大きな変化にも適応できる子どもの能力を観察したことも，彼女の理論形成に影響を与えている．

　ロイ自身に焦点をあてれば，1979 年と 1995 年にアテローム性の脳腫瘍の手術を受け，右の聴力を失っている．それにもめげず教育・研究，そして執筆活動を精力的に続けている．現在，米国において最も重要な看護理論家の 1 人として位置付けられている．

　1968 年，ロサンゼルスのマウント・セント・メリーズ大学は看護学部生のカリキュラムの枠組みとして，ロイ理論を採用した．このことが後のロイ理論の精錬に大きな役割を果たしている．

　1976 年，ロイは "Introduction to Nursing: an Adaptation Model"（邦訳：『ロイ看護論　適応モデル序説』松木光子監訳，メヂカルフレンド社，1981 年）を刊行した．さらに 1984 年研究と検証を通じてモデルを明確にし，発展させて，改訂版（邦訳：『ロイ適応看護モデル序説　原著第 2 版・邦訳第 2 版』松木光子監訳，へるす出版，1998 年）を，さらに "Roy Adaptation Model, 2nd edition"（邦訳：『ザ・ロイ適応看護モデル』松木光子監訳，医学書院，2002 年），"The Roy Adaptation Model 3rd edition"（邦訳：『ザ・ロイ適応看護モデル　第 2 版』松木光子監訳，医学書院，2010 年）を著した．

　これらの邦訳出版に助けられ，日本でもロイ理論の適用や検証によって看護というものが明確になり，日本の文化に合った理論として発展しつつある．

2 看護学のメタパラダイムをどのように述べているか

　メタパラダイム（metaparadigm）とは，ある学問または専門職を体系化するための概念的あるいは哲学的な枠組みである．看護理論の分析で著名なフォーセット（Fawcett, J）によれば，メタパラダイムは現代の看護知識の構造的階層における最も抽象的な構成要素であるとしている．現代看護の5つの構成要素（メタパラダイム，哲学，概念モデル，理論，経験的指標）とそれらの抽象度は1つの構造的階層を形成する．現代の看護知識の構造的階層：構成要素と抽象度を図1-1に示した．

　看護学のメタパラダイムは，4つの概念，つまり人間，環境，健康および看護からなっている．看護理論家達の意見が一致しているのは，これら4つの概念の重要性，患者/クライエントの適応や快適さを高めるという目標，全体論（holism）的アプローチおよび一連の明確な看護の価値などである．

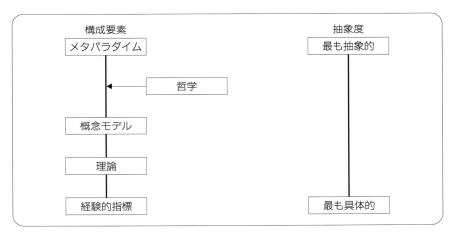

図1-1　現代の看護知識の構造的階層：構成要素と抽象度
[Fawcett (1993)／太田喜久子・筒井真優美監訳 (2008). フォーセット 看護理論の分析と評価 新訂版. 医学書院, p.3 より]

表1-1　ロイが述べるメタパラダイム

人間	環境	健康	看護
4つの適応様式（生理的・物理的，自己概念-集団アイデンティティ，役割機能，相互依存）への適応を維持するために活動する認知器・調節器システムをもつ適応システム	個人と集団の発達や行動を取り囲み，影響を及ぼすあらゆる条件や状況，影響．人間や地球資源の相互性を特に考慮する	人と環境の相互性を反映する統合された，全体としての人間であり，またそうなるためのプロセス	4つの適応様式で個人と集団の適応を促進するために，健康や生命の質，尊厳ある死への貢献．行動と適応能力に影響を及ぼす因子のアセスメントと，その能力の拡張や環境との相互作用を高めるように介入する

[Roy (2009)／松木光子監訳 (2010). ザ・ロイ適応看護モデル 第2版. 医学書院, p.14 より一部改変]

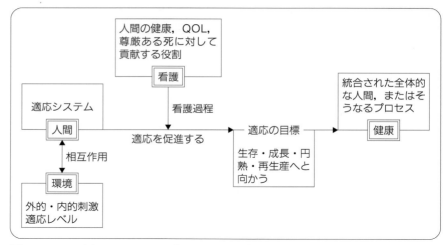

図1-2 ロイが述べるメタパラダイムの相互関係
[小田正枝編集（2003）．ロイ適応モデル 看護過程と記録の実際 第2版．ヌーヴェルヒロカワ，p.15 より〔Sister Callista Roy（1984）．An Adaptation Model, p.40, Prentice-Hall を参考に筆者が作成〕]

　ロイが述べるメタパラダイムを表1-1に示した．さらに4つの主要概念の相互関係を図1-2に示した．このように看護学に必要な知識の体系化はカリキュラムを進展させ，目的をもち系統立てられた実践を可能にするのである．

3　哲学的主張をどのように述べているか

　ロイは，カトリック（聖ヨセフ・カロンデレ教会）のシスターである．カロンデレ教会の長老（一番地位の高いシスター）の責任を負っている．適応理論の根底には，その宗教的信念が反映されている．ロイによれば，哲学的仮説とは看護知識と実践の基礎となる価値観と信念であると述べている．それは，ロイ自身がキリスト教的人間観，死生観，価値観を反映して人間の可能性，価値に対する哲学的信念をもっていることによる．

　理論には基本となる仮説（考え方の前提）があるが，ロイ理論は，システム理論や適応レベル理論に基づく科学的仮説とヒューマニズムとヴェリティヴィティ（veritivity）という哲学的原理に関連した仮説を含んでいる．ロイ適応モデルの基本となる仮説を表1-2に示した．

　科学的仮説とヒューマニズムに関する哲学的仮説は1984年に，ヴェリティヴィティに関する哲学的仮説は1988年に明らかにされた．ヒューマニズムは，①個人としてあるいは集団として創造的な力をもっている，②単に因果関係の一環としてではなく目的をもって行動している，③固有の全体性をもっている，④統合性を維持し，人間関係のニーズを維持するために努力すると考えられている．

　ヒューマニズムは，人間が本質的にもっている対処能力や創造性を引き出す

表 1-2　ロイ適応モデルの基本となる仮説

科学的仮説	
システム理論	適応レベル理論
全体性 (holism)	適応としての行動
相互依存	刺激と適応レベルの機能としての適応
コントロールプロセス	個別でダイナミックな適応レベル
情報のフィードバック	肯定的で活動的な反応のプロセス
生命体システムの複雑性	
哲学的仮説	
ヒューマニズム	ヴェリティヴィティ (veritivity)
① 創造性	① 人間存在の有意味性
② 目的性	② 目的の単一性
③ 全体性 (holism)	③ 活動性，創造性
④ 対人関係のプロセス	④ 人生の意味と価値

［Roy (2009)／松木光子監訳 (2010)．ザ・ロイ適応看護モデル　第 2 版．医学書院，p.35 より］

という考え方を示している．またヴェリティヴィティ（ロイの造語）は，社会生活を営む人間を，①人間存在の有意味性，②人類の目的の単一性，③善をなすための活動性と創造性，④人生の価値や意味のこれら 4 つの関係を示している．つまり社会の中でともに生きる人間の関係性や共通の意味など人間存在の価値や真実性の概念を追求している．2009 年，科学的仮説と哲学的仮説に加え，文化的仮説を重要視している．ロイはグローバルな活動を続ける中で，その国の文化に合った方法でモデルの発展を願っている．他の文化圏ではうまくいかないことでも，日本では否定的な反応を聞かない．日本の文化が西洋化されていること，日本の看護師が米国と日本の文化的な違いを理解して，自律的に調整しながらロイ理論を使っている．例えば，糖尿病の患者に食事指導をするときに，日本では患者に対して「白米はだめですよ」という指導はしない．その文化の中で，今の食事がどうなのかということを考えて，文化的な微調整がなされる．

4　「システム」と「適応」という重要概念をどのように述べているか

　ロイ理論の前提となる支持理論はフォン・ベルタランフィの一般システム理論 (1968) とハリー・ヘルソンの適応レベル理論 (1964) である．

　ベルタランフィはシステム理論を発達させた理論家の 1 人である．システムは構造的要素と機能的要素の両方からなっている．構造は定められた時間での部品の配置をつかさどるとみなされ，機能はシステムにおける持続的変化の過程である．

　システム理論は 1960 年代に生物学と社会科学に幅広く受け入れられ普及した．これは特に，アイモジイ・キング，ドロシー・ジョンソン，シスター・カ

リスタ・ロイの著述にみることができる．また，マーサ・ロジャーズ，ローズマリ・パースィ，マーガレット・ニューマンの理論は，初期のシステム理論の均衡の概念を超えて，現代物理学の理論的視点をもっている．

ロイは，フォン・ベルタランフィの一般システム理論に基づく考えを「適応システム」として人間を叙述する中で明らかにしている．

ロイによれば，人間は統合された全体と捉え，能動的で環境と相互作用するものである．全体はその部分の総和以上であるという有機的世界観と変化と成長は望ましいものであり，人間の一生を通じて続くものである．また進歩することに価値が置かれ，人間の潜在能力活性という世界観を強調している．つまり，ある状況について部分だけではなく，全体を見ることが重要であり，部分だけを見ることではその全体を見ることにはつながらないという考えを示している．これらシステムの特質を人間に適用し，ケアの受け手（個人・家族・グループ・地域）のことを開放性の適応システムと捉えている．このシステムは入力（インプット），出力（アウトプット），スループット（コントロール），そしてフィードバックをもつとした．

ロイの「適応」の考え方は，ハリー・ヘルソンの適応レベル理論に基づいている．適応は刺激の影響を受けたときの内部環境の変化を反映したもので，内的・外的なエネルギーによって生み出される力動的な過程である．つまり，適応レベル理論に基づく内容は，システムとしての人間は環境に適応し，変化をつくり出す能力をもつという見解の基礎となっている．これらの変化に肯定的に反応する能力は，人間の適応レベルの機能である（適応レベルはその状況の要求，能力，希望，夢，熱望，動機づけそして絶えず人間を成熟へ向かおうとさせる）．

ヘルソンは生理学者であるから，刺激に対する生理的適応を理論の主軸にしているが，ロイは適応に関して生理的側面だけではなく，人間的（信念や価値を反映したもの）に捉えることを前提にしている．

5 理論開発にみるロイ適応看護理論

看護の概念モデル（大理論）は看護の知識を開発する方法の1つである．この知識は研究で検証され，看護教育で教えられ，そして看護実践を導くために用いられる．学問としての看護を臨床的に進歩させるためには，実践における看護理論の使用をクリティカルに検証することが大切である．

図1-3は看護学における実践と研究の相互関係を示したものである．看護学には実践と研究という2つの側面があり，実践における問題や疑問が研究を促し，その研究の成果が問題解決をもたらす．

ロイは看護学を人間に関する知識，特に人間の見方を示唆している．それは理論開発と研究により，人々の健康状態を肯定的に影響する諸過程を観察し，

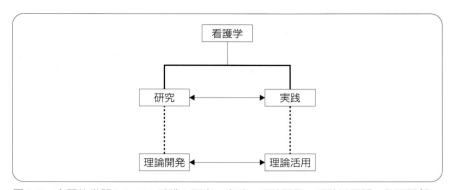

図1-3 専門的学問としての看護：研究，実践，理論開発，理論活用間の相互関係
[Fawcett (1993)／太田喜久子・筒井真優美監訳 (2008)．フォーセット 看護理論の分析と評価 新訂版．医学書院，p.349 より]

分類し，関連付ける説明と，さらに看護がそれら過程の価値を高めるために行う実践も含むとみなしている．つまり，個人と集団をどう見るか，人々の生活過程が健康をどのように維持させていくのかを理論開発と研究により，追及していく．次に理論開発と研究を通して，看護はどのように対処していくことができるのであろうかという看護実践が来ると考えている．

参考文献
Andrews, H. A., & Roy, S. C. (1986)／松木光子監訳 (1992)．ロイ適応看護論入門．医学書院．
Bertalanffy, L. v. (1968)／長野敬・太田邦昌共訳 (2001)．一般システム理論．みすず書房．
Christensen, P. J. (1991)／江川隆子・小田正枝監訳 (1996)．ナーシングプロセス 看護モデルの実践への展開 第4版．廣川書店．
Fawcett, J. (1993)／太田喜久子・筒井真優美監訳 (2008)．フォーセット 看護理論の分析と評価 新訂版．医学書院．
Kim, H. S. (2000)／上鶴重美監訳 (2003)．看護学における理論思考の本質．日本看護協会出版会．
黒田裕子編著 (2008)．ケースを通して やさしく学ぶ看護理論 改訂3版．日総研出版．
Helson, H. (1964). Adaptation Level Theory. New York: Harper&Row.
城ヶ端初子監修 (2005)．実践に生かす看護理論19．医学芸術社．
Marriner-Tomey, A. (Ed.). (1989)／都留伸子監訳 (1991)．看護理論家とその業績．医学書院．
本明寛 (1998)．Lazarus のコーピング（対処）理論．看護研究，21 (3)：17-21．
小田正枝 (1991)．ロイ理論の実践へのかけはし 導入と看護過程への適用．看護研究，24 (1)：51-62．
小田正枝編著 (2005)．ロイ適応モデル看護過程と記録の実際 第2版．ヌーヴェルヒロカワ．
小田正枝・砥綿とも子編著 (2006)．ロイ適応モデルに基づく看護過程 第2版．ヌーヴェルヒロカワ．
Price, B. (Ed.). (1994)／木村留美子他訳 (1995)．看護モデルを使う④ ロイの適応モデル．医学書院．
Roy, S. C.／松木光子訳 (1984)．現時点でのロイ適応モデル．看護，36 (11)：52-73．
Roy, S. C. (1984)／松木光子監訳 (1995)．ロイ適応看護モデル序説 原著第2版 邦訳第2版．へるす出版．
Roy, S. C. (1988). An Explication of the Philosophical Assumptions of the Roy Adaptation Model. Nursing Science Quarterly, 1(1), 26-34.

Roy, S. C. (1990). Strengthening the Roy adaptation model through conceptual clarification. Nursing Science Quarterly, 3(2), 64-66.

Roy, S. C. (2009)／松木光子監訳 (2010)．ザ・ロイ適応看護モデル　第2版．医学書院．

Roy, S. C., & Andrews, H. A. (1999)／松木光子監訳 (2002)．ザ・ロイ適応看護モデル．医学書院．

筒井真優美編 (2008)．看護理論　看護理論20の理解と実践への応用．南江堂．

Walker, L. O., & Avant, K. C. (2005)／中木高夫・川﨑修一訳 (2008)．看護における理論構築の方法．医学書院．

Wesley, R. L. (1995)／小田正枝訳 (1998)．看護理論とモデル．へるす出版．

2

ロイ適応看護理論の概念構造

　　看護学において，人間は看護活動の中心である．ロイは，その理論を展開するなかで，人間を適応システムとして捉えている．つまり，「適応」と「システム」という考え方を基盤に，理論の概念化を行っているのである．本章では，ロイ理論の基本的な内容に触れながら，「適応システムとしての人間」という考え方について解説する．

1 適応システムとしての人間

システムモデル

　ロイ理論を考えるうえで，**システム**はきわめて重要な概念である．システムは，販売システム，輸送システム，環境システムなど，さまざまな現象・領域・事柄に対して用いられる日常的な言葉であり，一般にもなじみ深い．本来は「相互に影響を及ぼし合う要素から構成される，まとまりや仕組みの全体」という意味があり，厳密にはいくつかの構成要素が互いに何らかの関係をもち合って，相互に作用しながら1つの機能をもつものに対して使われるものである．

　一般にシステムは，4つの要素で構成される（図2-1）．目的を果たすために外部から入ってくるものを**インプット**（input）といい，目的を達成して外部に出ていくものを**アウトプット**（output）という．システム内部そのものは**コントロール**（control）として目的を果たすための処理過程である．このシステムスループットは媒介過程ともいわれる．アウトプットからインプットへとつながっているところは**フィードバック**（feedback）といい，システムが処理した結果と達成する目的とのギャップを見出し，自動的にその差を修正する機能である．このフィードバックは自動制御に欠かせない機能であり，インプットとアウトプットをコントロールする．システム全体を見るとシステムの内部と外部に分けることができ，外部にあたるものが環境である．

　単純なシステムの例として，体温調節と発汗を取り上げてみる．人の体温を一定に保つ体温調節の一部は，発汗作用によって機能している．発汗による体温低下に注目すると，外気温の変化による体温上昇がインプットであり，体温低下がアウトプットとなる．コントロールでは，視床下部にある体温調節中枢からの指令で，汗腺を活発化することによって発汗させ，汗が蒸発するときの気化熱によって体内の熱を外に逃がすというメカニズムが働いている．しかし，気化熱によって過度に体内の熱が奪われると，体温低下がフィードバックされ，それがインプットとなってコントロールを経由して体温上昇というアウトプットが新たに生じることになる．これらの流れがフィードバックによって連続して働くため，一定の体温維持ができるようになっている．

　このようにシステムには，①多くの構成要素がある，②各構成要素は相互に

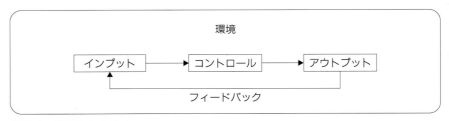

図2-1　単純なシステム

関係をもっている，③全体が目的をもった１つの単位である，④目的達成のためのインプットとアウトプットとがある，⑤フィードバック機構がある，という性質をもっている．さらに，システムはこうした特徴をあわせもちながら全体として機能している．

　ベルタランフィ（1968）はこうしたシステムの働きを踏まえ，生物学的視点からシステム理論を構築し，システムには一般的な法則が存在するとして『一般システム理論』を著した．それによると，システムの一般的な前提として次のような点があげられる．

- あらゆる有機体は本質的に開放システムで，環境と切り離して考えることはできない．
- 開放システムには，より高度に組織化された状態に向かう傾向がある．フィードバック機構によって学習し，より高度に前進する．
- さまざまな状況であっても一定の最終的状態を導く．
- 生体は，定常的機能の状態を調節し維持する．

　この理論は，生体の維持機能の仕組み，コンピュータの仕組み，社会集団システムなど，あらゆる現象に適用可能な一般理論として知られている．

システムとロイ適応看護理論の関係

　これまで多くの看護理論は，環境，ニード，相互作用，システムという４つの主要概念に沿って発展してきた．環境に焦点をあてたものはナイチンゲールの理論が代表的で，ニードに焦点をあてたものにはヘンダーソン，アブデラ，オレムなどの理論がある．相互作用に焦点をあてたものにはペプロウ，トラベルビーなどの理論がある．ロイの理論はシステムに焦点をあてており，他にもジョンソン，ロジャース，ニューマンなどの理論がシステムに基づいている．

　ロイ理論は，人間を適応システムとして捉えている．そこでは，個人・家族・集団・組織・地域社会と看護師との関係を相互作用のあるものと規定し，理論的な枠組みを提供している．ロイの理論では，システム理論の考えをもとに人間を全体的な適応システムとみなす．人間の行動は各部分が統合されて全体として機能するものであるが，それにとどまらず，各部分の総和以上のものとして多様性を示しながらも統一性をもっているという考え方である．こうした考えは，先述した一般システム理論を応用したもので，これまでにロイは図2-2のような適応システムとしての人間を表現してきている．

　ロイの適応理論によると，人間にとってのインプットは環境からの「刺激」であり，**刺激**とは反応を引き起こすものと定義されている．**適応レベル**とは，人間の生命や生活過程への適応範囲を表すもので，**統合，代償，障害**の３つのレベルに分けられている．人間にとってのアウトプットは**行動**である．行動は刺激に対する反応であり，インプットである刺激や，個人あるいは集団としての

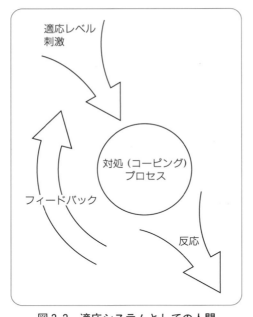

図2-2 適応システムとしての人間
[Roy (2009)／松木光子監訳 (2010)．ザ・ロイ適応看護モデル　第2版．医学書院，p.42より]

適応レベルと相互に関連しあっている．また，一般的なシステムのコントロールに相当するものが**対処（コーピング）プロセス**（coping process）で，そこに人間としてのシステムのコントロールプロセスがあるとしている．対処プロセスには，個人に関係するものとして**調節器**と**認知器**，集団に関係するものとして**安定器**と**変革器**のサブシステムがある．フィードバックは，行動が新たな刺激となりインプットに戻るプロセスである．

　ロイが適応システムで用いている「適応」という言葉は，一般に，環境の変化に肯定的に応答する過程を意味している．一方でそれは，環境に影響を及ぼす能力を有するということでもある．似た意味の言葉に「順応」という言葉があるが，順応が受け身な反応を表すことに対し，適応はより環境に対する能動的な意味をもっている．

　人間が刺激に適応しているか否かは，システムのアウトプットによって判断することが可能である．アウトプットは，適応反応と非効果的反応に大別される．適応反応は，「人間としてのシステム」の目標である生存，成長，生殖，成熟に関する人間の統合性を促進するものである．非効果的反応とは，こうした目標に導かないか，もしくは個人の統合を妨げる行動をいう．

　このような適応システムの基本的な考え方は，第1章でも述べたように生理心理学者のヘルソンの理論によっている．ヘルソンによれば，適応反応は適応している人間の適応レベルを決める刺激機能である．刺激には，**焦点刺激**，関

連刺激，**残存刺激**があり，人間はこれらの刺激に適応することによって対処が必要となる刺激への反応を減らし，他の刺激に反応できる感性を高めながら環境の変化に肯定的に応答していく．

　人間を適応システムと捉えることによって，人の反応（行動）のメカニズムをわかりやすく記述することが可能となる．例えば，次のようなケースを適応システムに対応させて反応のメカニズムを説明してみよう．

◎ケース ─────────────────

　花子さんは朝寝坊をしてしまったため，学校の試験開始時刻に間に合わなかった．走って学校に着いたときには，脈も呼吸も速くなり，顔面も紅潮していた．同時に，遅刻して試験が受けられないかもしれないと不安に思った．しかし，他にも遅刻した仲間もいるだろうと思い直して気持ちを落ち着かせようとした．そのうち，脈拍数と呼吸数は落ち着いてきた．

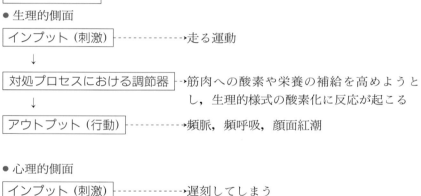

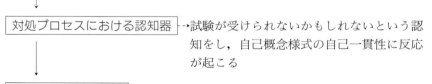

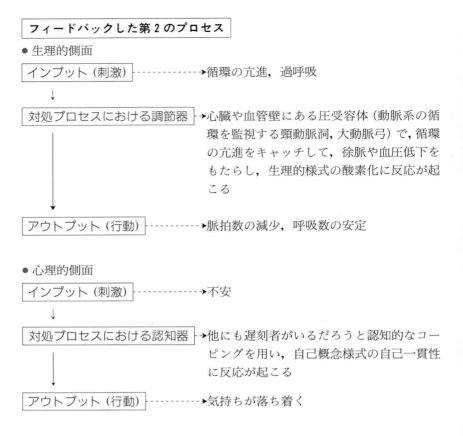

このように，花子さんの行動（反応）は，インプット → コントロール → アウトプット → フィードバックという一連のシステムプロセスによって説明できる．また，生理的・精神的安定性を維持しようとして，適応行動を目指すメカニズムが働いた結果であるということも理解できるだろう．

刺激

ロイは，環境を人間の内的世界と外的世界として捉え，そこからもたらされる刺激が人間の反応を喚起すると考えている．ここでいう刺激は，ヘルソンが提唱した3つに分類され，それぞれの刺激の程度を区別している．

焦点刺激

焦点刺激は，人間が最も直接的に出会う内的・外的な刺激で，その人の意識に最も現れやすい事物や事象である．焦点刺激は行動に最も影響を与える刺激であるが，人間の内外の環境は絶えず変化しているので，人間が意識する焦点刺激が同時にたくさんあるわけではない．

例えば，あるがん患者にとって最も苦痛に感じていることががん性疼痛であったら，その患者の入院生活行動は疼痛の程度によってかなりの部分が制限されることになる．患者は疼痛を最も苦痛と捉えているので，体を動かしたり，

起き上がったり，食事をしたりする行動が疼痛という焦点刺激によって大きく制限を受ける．このとき，がん性疼痛以外に悪心によって患者が苦痛を感じていたとしても，悪心はがん性疼痛ほど行動に影響を与えるわけではないので，焦点刺激になることはない．しかし，がん性疼痛が徐々に軽減し，逆に呼吸困難が大きくなってきたとしたら，その患者にとって最も苦痛に感じることは呼吸困難に置き換わるだろう．この場合の焦点刺激は，がん性疼痛ではなく呼吸困難ということになる．

関連刺激

　関連刺激は，焦点刺激の影響に関連する状況でみられる刺激のうち，焦点刺激以外のすべてをいう．すなわち，人間のあらゆる内的・外的環境要因をさす．関連刺激は焦点刺激に伴って起こるもので，焦点刺激のようにその人の注意やエネルギーが集中して注がれるものではない．

　前述のがん患者の例でいえば，がん性疼痛以外にも悪心や息苦しさ，頭重感なども身体的な苦痛をもたらしている．これらは，この患者の入院生活行動に疼痛ほど大きな影響を与えるものではないかもしれないが，苦痛を増幅させ，行動意欲の軽減や行動制限をもたらす．

残存刺激

　残存刺激は関連刺激と同様に，人間のあらゆる内的・外的環境要因であるが，現在の状況ではその影響が明らかでないものをいう．焦点刺激，関連刺激以外の刺激で，その人自身にも第三者にもわからない影響を与えるものでもある．

　がん患者の場合，苦痛をもたらす疼痛や悪心などの身体的要因以外にも，過去の入院で苦痛を経験したことが疼痛の増強に対する恐怖を促進させ，行動意欲を軽減させている可能性もある．この経験は本人も明らかに意識しないまま影響をもたらしているかもしれないし，他人がそれに気づいていたとしても可能性として推測するしかない．

　これらの3つの刺激は，常にその人に固有というわけではないし，変化せずに固定して存在し続けるものでもない．環境は時間経過や状況によって変わり，人との相互作用もダイナミックに変化するものである．したがって，焦点刺激であったものがやがて関連刺激になることもあるし，関連刺激であったものが焦点刺激となって当人に大きな影響を与えることもある．

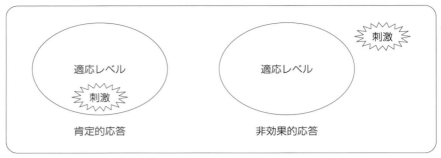

図2-3　適応レベルと刺激

適応レベル

　適応レベルは，焦点刺激，関連刺激，残存刺激に共通する重要な内的インプットである．適応レベルは，刺激が適応反応をもたらすと予想される区域や範囲を設定するもので，この適応区域の中に刺激があるか否かによって反応の違いが起きる．

　図2-3の左側は，刺激が適応レベルの範囲内にある状態を図示したものである．ここでは肯定的応答を示し，適応行動をもたらす．反対に右側は，刺激が適応レベルを超えているので非効果的応答を示し，非効果的行動を示すようになる．

　例えば43℃のお湯につかる場合，その人が日頃から熱いお風呂に入ることが好きで，43℃のお湯が快をもたらす温度であれば，お湯という温度刺激は適応レベルに存在し，肯定的応答をする．しかし，ぬるいお湯にゆっくりとつかることがその人の習慣であれば，同じ43℃というお湯であっても適応レベルの範囲以外に温度刺激が存在することになり，非効果的応答をもたらす．

　このような適応レベルは，統合，代償，障害の3つに分類される．**統合**とは，人間としてのニーズを満たすために，生命・生活過程の構造と機能が全体として働くことである．例えば，菌の侵入を防ぐ皮膚の防御機能は，感染を防ぎ生命全体を維持する統合のメカニズムである．**代償**とは，統合過程に向かって認知器と調節器の働きが活性化することである．これは，菌の増殖を防ぎ，新陳代謝を活発にするという発熱が例としてあげられる．**障害**とは，統合の過程と代償の過程が不十分で，適応行動に問題を起こさせるものである．皮膚の防御機能が阻害され感染を起こしてしまうことは，生命・生活過程の障害の例である．適応レベルが統合なのか代償なのか，それとも障害なのかを確認することによって，適応行動であるのか，非効果的行動であるのかをアセスメント（査定）することができる．

行動

　人間の適応システムにおいて，アウトプットに相当する部分が行動である．

あらゆる事象は，原因があってはじめて結果が起こるという因果関係をもっている．ロイ理論では，原因であるインプットが刺激であり，結果であるアウトプットが行動である．

行動は，外側から観察することができる．その人が，動いている，話している，じっとしている，感情をあらわにしているなどといった状況は，その様子を見れば客観的に知ることができる．生理的反応も，脈拍をとる，血圧を測る，呼吸音を聞くなど，観察や測定によってわかる．

ロイ理論では，これらの行動が適応的なものなのか，非効果的なものなのかを判断することが重要となる．行動を観察することによって，人が環境との相互作用にどれほどうまく適応しているのかを知ることができるのである．

適応行動とは，適応の目標という観点から人間の統合性を促進する行動をさす．すなわち，生存，成長，生殖，成熟などの人間と環境の変容をもたらすものである．例えば，汗をかいたときにタオルで汗を拭き，下着を替える行為は風邪を引かないようにするための生存につながる適応行動である．また，子どもが本を読めるように文字を覚えようと学習する行為は，成長につながる適応行動である．

非効果的行動とは，人間の統合性を促進せず，また適応の目標や人間と地球との統合にも寄与しないものを指す．それは，目前の状況でも，長期的な状況でも，人間の生存，成長，生殖，成熟などの人間と環境の変容を脅かす行動である．つまり，汗をかいたときに何もせずにそのまま放置して風邪を引いてしまったり，発達段階で必要な学習をしない行為は，非効果的行動であり，適応の目標に向かうことはない．

その行動が，適応行動なのか，非効果的行動なのかをアセスメントするときには，人間の適応の目標に照らし合わせて判断することが必要である．ただし，その目標は個人によって違いがあるため，そのことも考慮しなければならない．一般に，多くの人は病気にならず健康な生活が営めるように，栄養をとり適度な運動を行う．だが，スポーツ選手は，特定の競技で誰よりもよい成績を残すために，一般の人よりもさらに栄養に気を遣い，常に練習を行っている．この差はもちろん，人それぞれの目標に違いがあるために生じるのである．

もし，一般の人が足を捻挫したら，その部位を保護して数日間の安静で済むだろうという認識で日常生活を営み続けるだろう．しかし，スポーツ選手が足を捻挫したら，競技に出場できない，練習が中断される，後遺症が残ってよい成績が出せないなどの状況が生じ，結果として多大な脅威を与え，適応行動を示さないことにつながる．

2 対処プロセス

対処プロセスとは

ロイ理論では，前述されているように適応システムとしての人間は，環境と自分自身からの刺激を受け入れ，それに対処するためのサブシステムがあるとしている．つまり，単純なシステムモデルにおけるシステムのコントロールプロセスを応用している．それは，図2-4のようにロイの人間の適応システムを前提において考えると，人間が刺激をインプットし，対処プロセスにてその刺激をコントロールして，行動をアウトプットするシステムと捉えることができる．

その刺激に対処するためのサブシステムが，**対処（コーピング）プロセス**と**適応様式**である．この2つはお互いに関連しあっている．とはいえ，調節器サブシステムと認知器サブシステムが人間の適応システムの中で働いていたとしても，対処プロセスと適応様式の関係を実際に目で見て観察することは困難である．ゆえに，その刺激に反応した行動を観察することになり，生理的様式，自己概念-集団アイデンティティ様式，役割機能様式，相互依存様式の4つの適応様式を観察することが求められる．

ロイは，対処プロセスとは環境の変化に対して起こる反応であり，環境からの刺激に対する反応だけではなく，環境に影響を与える相互作用があると定義

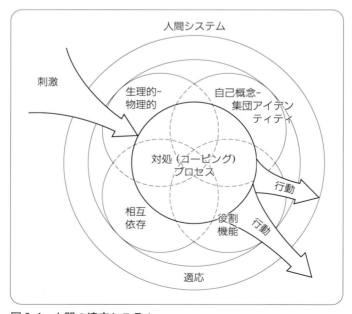

図2-4　人間の適応システム
［Roy（2009）／松木光子監訳（2010）．ザ・ロイ適応看護モデル　第2版．医学書院，p.57 より］

表 2-1 対処プロセスの種類

個人	集団
・調節器サブシステム ・認知器サブシステム	・安定器サブシステム ・変革器サブシステム

している．対処（coping）とは，内的環境や外的環境からの刺激に反応するときの行動を意味している．

　環境の変化と相互作用するプロセスには，先天的な対処プロセスと後天的な対処プロセスがある．先天的な対処プロセスは，文字どおり遺伝的に決定されるものである．遺伝的要因は，人間に共通してみられるもので，人間がそのものを意識して反応するというよりは無意識的な反応であり，自動的な反応である．一方，後天的な対処プロセスとは，人間が生まれてからさまざまな経験をする中で，特定の刺激に対する反応を学習し，獲得・発達するものである．学ぶことによって習得するのであるから，先天的な対処プロセスとは違って意図的であり意識的な反応であるといえる．

　対処プロセスは，今ある状況から別の状況へと適応レベルを変化させていくので，システムの内部そのものということができるが，その対象によって**表 2-1**のように分けられる．個人を対象にするものとして調節器サブシステムと認知器サブシステムがあり，集団を対象にするものとして安定器サブシステムと変革器サブシステムがある．それぞれの詳しい内容については次項から説明するが，これら対処プロセスは対象が個人か集団かにかかわらず，生命や生活過程の統合を維持するために働くとされる．生命や生活過程が，統合されているのか，代償されているのか，または障害されているのかは，その個人や集団の行動にあらわれ観察されることになる．

　特に，対象が個人の場合，対処プロセスの中にある 2 つのサブシステム，調節器サブシステムと認知器サブシステムでは，調節器は主に生理的刺激への対処のメカニズムとして機能し，認知器は主に心理的社会的刺激に対しての対処のメカニズムとして機能する．これらの対処プロセスは**図 2-5** のようにあらわすことができる．すなわち，先天的な対処プロセスの反応か，あるいは後天的な対処プロセスの反応であるか，そして，その一方，調節器サブシステムの反応か，あるいは認知器サブシステムの反応であるかといった 2 通りの側面がある．それぞれの内部の関係や相互の関係はきわめて複雑であるが，個人の適応システムと集団の適応システムの 2 つの次元が複雑に関連しあうことで，人間の適応システムとして全体性を保っている．

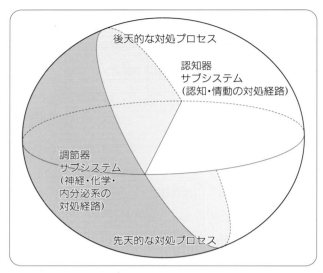

図2-5　個人の対処プロセスの側面

調節器サブシステム

　ロイは，**調節器サブシステム**（regulator subsystem）を個人としての人間の主要な対処プロセスであり，神経系や体液・電解質，そして内分泌系の働きが関与する対処経路を通じて自動的に無意識的に反応すると定義している．人間の感覚器を通じて，あるいは知覚を通じて環境から受ける刺激は，神経系にインプットとして作用し，電解質や体液，酸・塩基平衡や内分泌に影響を与え，結果として身体的反応へと至る．

　この調節器サブシステムは，図2-6のような1つの単純なシステムとしてモデル化でき，より詳細に表現すると図2-7のようなシステムの構造となる．

　人間が環境に対処するための調節器サブシステムの例として，空腹と血糖値の関係では，血糖値が下がると視床下部にある側生核が刺激され空腹感を感じ，摂食行為が刺激される．食物が摂取されると，糖質はブドウ糖に分解され，小腸から吸収され血糖値が上昇する．血糖値が上昇し内側核（満腹中枢）が刺激され活発化されて，満足感が生じ食事摂取を中止する．しかし，ストレスがあるとグルココルチコイドというホルモンが分泌され，視床下部を刺激し食欲が刺激されることもあるし，テレビなどのグルメ情報でも身体反応が自動的・無意識的に起こる．すなわち，空腹と血糖値など栄養のメカニズムを見ても調節器サブシステム独自で働くのではなく，他と相互に作用しながら応答する．

認知器サブシステム

　調節器サブシステムと同様に，認知器サブシステムも図2-8のような1つの単純なシステムの構造をもっている．

　ロイは，**認知器サブシステム**（cognator subsystem）を個人としての人間の

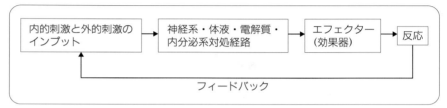

図 2-6　調節器サブシステムのモデル

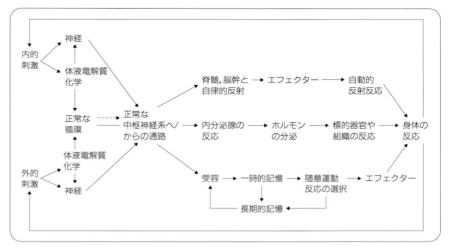

図 2-7　調節器サブシステムの構造

［Roy(1984)／松木光子監訳(1995)．ロイ適応看護モデル序説　原著第 2 版　邦訳第 2 版．へるす出版，p.25 より一部改変］

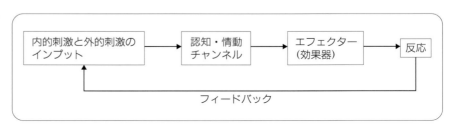

図 2-8　認知器サブシステムのモデル

主要な対処プロセスであり，4 つの認知・情動チャンネルを通して反応すると定義している．4 つの認知・情動チャンネルとは，認知と情報処理，学習，判断，情動をさし，さらにその活動をも含む．すなわち，心理的・社会的・身体的・生理的な要因を含む内的刺激や外的刺激がこの認知器サブシステムにインプットとして作用し，この情報が表 2-2 にある 4 つのチャンネルを通して処理され，エフェクター（効果器）を通して実行に移され，随意的な運動を起こし，刺激に対する応答を選択し，反応することになる（図 2-8）．

　例えば，対人関係において，ある人に自分の言動に対して嫌悪感を示されたとする．その言動（外的刺激）を経験し，その人と一緒に行動することを考える

表 2-2　認知器サブシステムのチャンネルと活動

チャンネル	活動
認知・情報処理	選択的注意，情報処理の速度，意識の清明度，コード化，概念形成，記憶，言語
学習	模倣，強化，洞察
判断	問題解決や意思決定など
情動	不安の緩和，愛情や感情的評価，愛着を得るための防衛

と不安が強くなり（情動チャンネル），その不安を解消するために過食（反応）となることも，この認知器の活動のプロセスの一部と考えることができる．

　なお，認知器サブシステムは，認知・情動に関する対処でもあるので，適応様式の神経学的機能の項（第4章）も参考にしてほしい．

3 適応様式

適応様式とは

　人間の適応システムに，内的・外的刺激が入力されると，その刺激に対処するために，調節器サブシステム（体液電解質-神経学的-内分泌的経路）と認知器サブシステム（認知-情動経路）が作動を始める．先述したように，これらの制御プロセス自体は直接観察することはできない．観察できるのは，反応としてもたらされた行動である．その行動は，効果器（エフェクター）である生理的様式，自己概念-集団アイデンティティ様式，役割機能様式，相互依存様式の4つの適応様式によって表される．

　4つの適応様式は，すでに図2-4で示されたように，重なりあった部分をもっている．1つの刺激に対して複数の様式が影響を受けたり，ある1つの様式が他の様式に影響を与えたり，刺激として働いたりといったように，各様式が相互に作用しながら1つのまとまりを形成し，部分としてではなく全体として行動に現れることになる．これら4様式の詳細については第4章で改めて解説するが，ここでは全体像を概観する．

生理的様式の概要

　生理的様式は，人間が環境からの刺激に対して生理的統合性を保つためにどのように反応するかに関連しており，人体を構成するすべての細胞，組織，器官，系統の生理的活動の証明である．この様式の対処プロセスは主に調節器サブシステムに関連したもので，結果として生じた反応が生理的行動である．

　この様式には，生理的統合に関連する5つの基本的ニードと，全システムの適応に役割を果たす4つの複雑なプロセスをあわせた9つの構成要素がある（表2-3）．

自己概念-集団アイデンティティ様式の概要

　自己概念様式は，刺激に対して人間が精神的統合性を維持するためにどのように反応するかに関連するもので，人間の心理的・精神的側面に焦点をあてている．自己概念とは，人間の行動を導くものであり，自分自身についてある時

表2-3　生理的様式の構成要素

5つの基本的ニード	4つの複雑なプロセス
1. 酸素化(oxygenation) 2. 栄養(nutrition) 3. 排泄(elimination) 4. 活動と休息 (activity and rest) 5. 保護 (防衛) (protection)	6. 感覚(senses) 7. 体液・電解質(fluid, electrolyte, and acid-base balance) 8. 神経学的機能(neurologic function) 9. 内分泌機能(endocrine function)

表2-4 自己概念様式の下位領域と構成要素

	下位領域	構成要素
自己概念	身体的自己	・身体感覚 ・ボディイメージ
	個人的自己	・自己一貫性 ・自己理想 ・道徳的・論理的・スピリチュアルな自己

点で保持している一定の信念や感情の合成として定義されている.

　自己概念様式は，**身体的自己**と**個人的自己**の2つの下位領域をもっている.身体的自己は，身体感覚とボディイメージの2つの構成要素からなり，人格的自己は，自己一貫性，自己理想，道徳的・論理的・スピリチュアルな自己の3つの構成要素からなっている（**表2-4**）.

　集団アイデンティティ様式は，アイデンティティの統合を基盤とし，対人関係，集団における自己像，社会環境，文化によって構成される.集団アイデンティティとは，集団に関連する適応様式で，アイデンティティの統合というニードが基盤になっている.この様式は，対人関係，集団の自己像，社会環境，文化から構成される.

役割機能様式の概要

　役割機能様式は，その人が社会の中でどのような役割をもち，それによって生活がどのように影響されているかに関連するもので，人間が社会の中で占める役割に焦点をあてている.役割とは，社会の機能的単位であり，一次的役割，二次的役割，三次的役割に分類されている（**表2-5**）.3つの役割機能は，ある目標を達成するために行われる手段的行動と，自分の役割や役割遂行について抱いている感情や態度などの表出的行動の2つの構成要素からなっている.

相互依存様式の概要

　相互依存様式は，人間が重要他者（ある個人にとって最も意味のある重要な人のこと）およびサポートシステム（その人の相互依存ニードの充足を促進する人やグループなどのすべて）とどのような関係にあるかに関連するもので，愛情や尊敬や価値を対人関係の中で与えたり与えられたりする相互作用に焦点をあてている.

　相互依存様式によって現れる人間の行動には，受容的行動と貢献的行動がある.受容的行動とは，人が他者からの愛情や尊敬を受ける行動のことで，他者からの愛情のある行動に対し，感謝したり喜びを表現するなどである.貢献的行動とは，他者に愛情や尊敬を与える行動であり，養育的あるいは保護的な行動として現れる.

表 2-5　役割の分類と例

分類	定義	例
一次的役割	現在の発達段階において，年齢と性別によって規定される役割	・45 歳（成人期） ・女性
二次的役割	一次的役割と発達段階に応じた課題を達成するために期待される役割で，社会における集団との関係から生じる一般的役割	・妻 ・母親 ・看護師
三次的役割	個人が自由に選択し従事する自主的役割	・婦人会のメンバー ・PTA 役員

4 人間・環境・健康・看護

人間

　ロイ理論では，人間は変化を続ける環境と常に相互作用する開放型の適応システムであるとされ，看護の受け手としても位置づけられている．看護の受け手である人間は，個人の場合もあれば，家族やグループあるいは地域や社会全体の場合もある．人間は，個人であれ集団であれ，変化する環境と絶えず相互作用し，成長発達していく生物的・心理的・社会的存在としての全体的適応システムである．

　開放システムとしての人間は，外部の環境から生じる外的入力と，その人自身から生じる内的入力からの刺激を，システムのインプットとして認識する．アウトプットはシステムが生み出す結果で，行動として現れる．インプットされた刺激はシステム内にプールされた結果，適応レベルを構築する．適応レベルはフィードバックと比較するための普遍的な基準を示すもので，その人自身の通常の努力で対処できる標準的な刺激範囲そのものである．さらに人間は，刺激に対処するためにコントロールプロセスをもち，その作動の結果が効果器である 4 つの適応様式によって表され，適応的または非効果的行動を示す．

環境

　ロイ理論では，環境を人間の内的・外的世界として捉えている．より詳しくは，人間あるいは集団の発達と行動を取り囲み影響を及ぼしているすべての条件，事情，勢力と定義されている．環境は常に変化し，人間と絶えず相互作用をしているものである．

　人間は環境の変化と相互作用して適応行動をおこす．人間にとって，生活は常に同じものでは決してなく，絶えず変化しつづけ，新しい刺激をもたらす．人間はこのような変化に対して，新しい反応を示す能力を有しているため，成長・発達し，人生の意味を強化する機会を絶えずもっているのである．環境の変化は，適応行動をおこすための人間への刺激や触媒として作用する．

環境についてロイは，ヘルソンの考えを引用している．ヘルソンは，適応とは，おきている変化の程度とその人の適応レベルの関数であると定義した．その人の適応レベルは，焦点刺激・関連刺激・残存刺激の3つの刺激がプールされることによって構築される．この適応レベルは，生活過程の統合，代償，障害という3種に分けられ，その人の内部環境の一部になっている．

健康

健康とは，変化する環境の中で統合された全体的存在であるという状態，およびそのような状態に向かうプロセスであると定義されている．環境との相互作用または適応の過程を反映するものであり，4つの適応様式が機能し適応することを示している．うまく適応することは，人間システムの目標（生存，成長，生殖，成熟）を達成すること，もしくは目標に向かうことである．

健康は，適応的な有機体であるための能力であり，人間がその潜在能力を最大限に発揮するよう努力するプロセスである．例えば，過食を避ける，禁煙する，定期的に運動をする，慢性疼痛をコントロールするなどがそれである．

看護

ロイ適応モデルにおける看護の目標とは，4つの適応様式で個人または集団の適応を促進することで，それによって，健康や生活の質（quality of life：QOL），もしくは尊厳ある死（dying with dignity）に貢献することである．これは，健康と病気の際の人間の適応レベルを高めるということでもある．すなわち，非効果的行動を抑え，適応的行動を促す活動が看護ということになる．

身体的・精神的・社会的に完全に良好な最高の状態は，すべての人に実現可能であるとは限らない．生存，成長，生殖，成熟という目標を達成するのに使えるエネルギーが少なくなって，良好な状態を保てなくなったときに看護が必要となる．どのような状態でも，適応を促進させ，人間と環境の相互作用を高めることが看護師の役割となる．

参考文献

Bertalanffy L. v. (1968)／長野敬・太田邦昌共訳 (2001)．一般システム理論．みすず書房．
Roy, S. C. (1984)／松木光子監訳(1995)．ロイ適応看護モデル序説　原著第2版　邦訳第2版．へるす出版．
Roy, S. C., & Andrews, H. A. (1999)／松木光子監訳 (2002)．ザ・ロイ適応看護モデル．医学書院．
Roy, S. C. (2009)／松木光子監訳 (2010)．ザ・ロイ適応看護モデル　第2版．医学書院．

3

ロイ適応看護理論に基づく看護過程

　本章ではまず，看護過程を理解するために必要な概念をまとめ，続いてロイの示す看護過程について段階ごとに説明する．ロイが適応理論を開発した当初は個人を対象にしたものであったが，現在はさらに理論開発が進み，「集団としての人間」もその対象に含まれるようになっている（Roy ＆ Andrews, 1999; Roy, 2009）．よって本章でも，個人に対する看護過程の説明に加え，折に触れて集団に対する看護過程についても解説する．

1 ロイ適応看護理論と看護過程

　一般に看護理論は，その理論が背景としている基礎的な信念や価値，あるいは概念に基づいて，看護知識，看護目標，および看護活動を提示している．ロイ理論の根幹をなすのは，根拠に基づく哲学的・科学的・文化的な仮説と適応システムである．また，「生命過程における人間の適応システム」という考え方にも依拠している．そういった背景に基づいて，ロイ理論に基づく看護過程は，①行動のアセスメント，②刺激のアセスメント，③看護診断，④目標設定，⑤介入，⑥評価の 6 段階で示されている（図 3-1）．

　ここではまず，ロイ理論に基づく看護過程を理解するうえで重要な概念を表 3-1 でリストアップする．

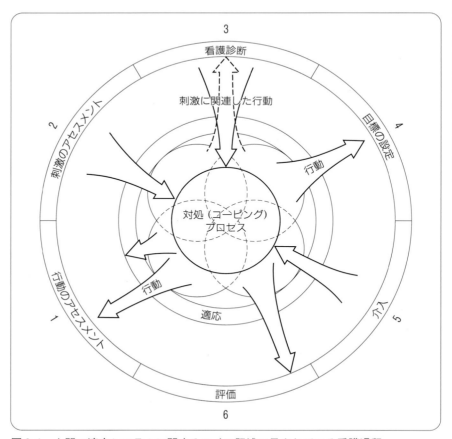

図 3-1　人間の適応システムに関するロイの記述に示されている看護過程
［Roy（2009）／松木光子監訳（2010）．ザ・ロイ適応看護モデル　第 2 版．医学書院，p.84 より］

表3-1　ロイ理論に基づく看護過程の重要概念

重要概念	定義
適応行動 (adaptive behavior)	生存，成長，生殖，成熟，および人間と環境の変革という目標に向けての人間適応システムの統合性を促す反応
行動 (behavior)	ある状況のもとでの行為（作用）あるいは反応（反作用）を示す．反応という言い方もする．ロイの人間適応システムではアウトプットされた内的反応のすべてをさす
関連刺激 (contextual stimuli)	ある状況にみられる焦点刺激以外のすべての内的・外的刺激
評価 (evaluation)	人間適応システムの行動に対する介入の有効性の判断．内容は，目標は達成されたか，刺激の管理・操作は有効であったか，刺激は適切であったかを介入後の行動から判断する
焦点刺激 (focal stimuli)	人間適応システムに最も直接的に影響を及ぼす内的・外的刺激
目標の設定 (goal setting)	人間適応システムに提供される看護ケアによって達成される行動の成果の明確な記述
非効果的行動 (ineffective behavior)	生存，成長，生殖，成熟，および人間と環境の変革という目標に向けての人間適応システムの統合性を破壊する，あるいは統合性に役立たない反応
介入 (intervention)	刺激を変化させたり，適応プロセスを強化することによって適応を促進するために選択される看護の働きかけをいう．看護ケアともいう
直観 (intuition)	意識的思考を使用せず，すぐに何かを知る過程
規範 (norms)	行動の有効性について判断を下す際に用いる，一般的に受け入れられたガイドラインや期待．例えば基準値，標準値，正常値，習慣や慣例，社会が期待する役割遂行などがある
看護診断 (nursing diagnosis)	人間適応システムの適応状況を伝える記述にいたる判断のプロセス．適応に関して幅広い領域でみられる望ましくない状態や，肯定的な適応の指標からみても困難な問題をいう
看護過程 (nursing process)	データを収集し，人間適応システムの能力とニードを特定し，看護ケアのためのアプローチを選択して実施し，提供したケアの効果を評価する問題解決プロセスのこと
残存刺激 (residual stimuli)	人間適応システムの行動に不確定の影響を及ぼす刺激．例えば，幼少期の失敗体験や痛みを伴う経験など，さまざまなその人自身の出来事

［Roy & Andrews(1999)／松木光子監訳(2002)．ザ・ロイ適応看護モデル．医学書院，p.66；Roy(2009)／松木光子監訳(2010)．ザ・ロイ適応看護モデル　第2版．医学書院，pp.71-72を参考にして作成］

2　行動のアセスメント

　ロイ理論によると，人間の適応システムは，環境からの刺激がインプットされることで，その対処プロセスを活性化させる．その結果，アウトプットされた行動反応が起こる．この行動反応は，対処プロセスの調節器サブシステム，認知器サブシステムを介して，適応行動，または非効果的行動のいずれかを示す（第2章参照）．この行動反応は，4つの適応様式（生理的様式，自己概念-集団アイデンティティ様式，役割機能様式，相互依存様式）によって適応を維持している．看護師は4つの適応様式の行動をすべて統合してアセスメントする必要

がある．そのため，アセスメントに必要なデータは4様式すべてにおいて収集することとなる．

　また，適応様式の中には，生理的様式のようにいくつかの領域（酸素化，栄養，排泄…など）に分かれるものがある．行動のアセスメント時に収集した各領域のデータは，必ず統合の過程を経る．例えば，「酸素化」の領域の行動に呼吸困難感があり，そのとき同時に，「栄養」の領域には食欲不振，「活動と休息」の領域には歩行ができないという行動があったとする．呼吸困難は「酸素化」をアセスメントする重要なデータであるが，看護師は呼吸困難の程度や呼吸困難によって引き起こされた食欲不振や歩行困難にも着眼してアセスメントする必要がある．つまり，行動のアセスメントは，関連する領域の行動すべてを包含して行うのである．

　行動のアセスメントは，健康状態が代償過程であるか，または障害であるかという判断をする場合にも重要となる．例えば，呼吸困難が生じた場合，人間は呼吸数を増やし，酸素を体に多く取り入れようとする．また，脈拍数を増加させ，酸素をできるだけ速く体内に循環させようとする．そして，酸素消費量を少なくするために活動を抑制する．この呼吸，脈拍数の増加や安静という行動で呼吸困難が緩和されれば，代償過程が働いていることになる．一方，それでも呼吸困難が持続し，悪化するのであれば障害ということになる．

　人間適応システムの行動には，観察が可能な外的反応（見たり，聞いたり，測定することができる反応）と，観察だけではわからない内的反応がある．観察だけではわからない行動には，対象となる人自身が気づいていない行動も含まれる．多くの場合，人は出会ってすぐには安易に心を開かないものである．ときには看護師に話したくないこともあるかもしれない．また，対人関係において日本特有の文化が存在することも，内的反応を考えるうえでは注意しておきたい．看護師は，患者の文化的背景を知る努力を重ね，「今観察できていることが，その人のすべてではない」ということを忘れてはならない．さらに，対象者が安心して話せる面接技術と環境づくりも重要である．

　看護師は，家族という「集合体」にかかわる機会も少なくない．家族が慢性的な疾患に罹患したり，突然の事故による障害をもった場合，家族の役割は変化せざるを得ない状況となる．このような場合，「集合体として家族」の行動をアセスメントしていく．集合体としての人間適応システムの行動は，個人の場合と異なり，次のように説明される（Roy & Andrews, 1999）．まず，インプットされた刺激は，安定器サブシステムと変革器サブシステムという対処プロセスを通過してアウトプットされる．そして，その結果生じる反応として，安定器活動の亢進と変革期活動の低下がある．

　必要なデータを収集した後は，それらが適応行動であるか，非効果的行動であるかを判断する．判断はロイが示す規範と，適応困難の一般的指標を参考に

しながら行う．ここでは，ロイ理論の看護過程を具体的な事例を使って解説する（ここで用いる書式についての詳しい説明は第6章1, 2を参照）．個人に対する行動のアセスメントの例と，その判断の根拠を以下の**表3-2**に示す．

アセスメント時にはまず，その人の「酸素化」の状態を判断するために必要な行動を順に列挙する．次にその行動が適応行動であるか，非効果的行動であるかを判断する．このとき看護師は，対象となる人のどのような行動に注意を向けるべきかを明確にし，行動に着眼できなければならない．判断の根拠を文字で明らかにし，行動から推察される健康状態をアセスメントすることで，関連する領域の行動に気づくことができる．例えば，「小脳性運動失調による，呼吸筋の低下が推察される」という行動のアセスメントに必要なデータは，「活動と休息」にある筋・骨格系のデータや，「神経学的機能」領域の脳神経の支配野や機能を示すデータであるため，その領域における行動を注意深く観察する．**表3-2**の例で下線を引いたアセスメントは，他の領域にも着眼してアセスメントをしていることがわかる．そこからこの事例で最も注目すべき行動は，呼吸抑制をもたらし生命過程が脅かされる危険性の高い，「小脳性運動失調による，呼吸筋運動の低下」と判断することができる．

3 刺激のアセスメント

ロイ理論に基づく看護過程の第2段階として，刺激のアセスメントがある．その具体的な事例は**表3-3**で示される．刺激のアセスメントとは，行動のアセスメントで明らかになった「統合を脅かし適応を阻害する行動」に注目し，その行動に影響を与えている刺激を明らかにすることである．**図3-1**からわかるように，行動は対処プロセスを経てアウトプットされたものであるが，その対処プロセスの中でどのようなことが起きているのか，目で見てすぐにわかるというわけではない（Roy, 2009）．また，対処プロセスは，4つの様式を含み重なりあい，相互に関連しあっている．そのため，行動に影響を与えている刺激を明らかにするには，高度で熟練した観察や面接技術が必要である．

刺激は，反応を引き起こすものと定義されており，刺激によって適応レベルも異なる（Andrews & Roy, 1986）．例えば，生理的様式の「酸素化」で喀痰喀出を示す行動があった場合を考えてみる．喀痰喀出という行動への刺激としては，喀痰喀出に必要な筋力の低下や臥位中心の生活などがあるかもしれない．ときには痛みであったり，喀痰喀出の停滞を感じることができなかったりなど，複数の領域が関与していることもある．このように，刺激が存在するのはその行動が強く関連する領域にとどまらないのである．

第2章でも触れたが，行動に影響を与えている刺激は，焦点刺激，関連刺激，残存刺激の3つに分類されている．刺激のアセスメントは，行動のアセスメン

表 3-2 ある事例における行動のアセスメント

行動のアセスメント	
行動	判断とその根拠
酸素化 O-①脈拍数 76 回/分　リズム異常，強弱なし 　　　血圧 104〜56 mmHg O-②呼吸数 18 回/分 (リズム異常) 　　　呼吸音　右肺上葉部より水泡音あり．呼気の延長がみられる．呼吸音は弱く下背部，下肺部では聴取困難 O-③チアノーゼなし O-④喫煙歴なし O-⑤末梢動脈触知あり O-⑥酸素療法なし O-⑦人工呼吸器使用なし O-⑧冷感なし O-⑨爪色異常なし O-⑩毛細血管再充満 1〜2 秒 O-⑪SpO$_2$　96% O-⑫胸郭の動き左右対称　規則的 O-⑬喀痰あり　10 回/日の喀痰吸引を要する．咳嗽はあるが喀痰を喀出するほど強くない．空気が抜けるような咳である O-⑭気管切開あり O-⑮胃食道逆流および排痰障害により誤嚥性肺炎の反復あり O-⑯RBC　340×10^4/μL O-⑰MCHC　30.5% **活動と休息** O-①肘関節屈曲拘縮 O-②日中はほとんど閉眼している．呼名で開眼する O-③夜間は，日中に比較し喀痰喀出量が低下し，閉眼している O-④下肢は細く筋量は少ない O-⑤日常生活自立度 C2 　　　(C：一日中ベッド上で過ごし，排泄・食事・着替えにおいて介助を要する．2：自力で寝返りもうたない) O-⑥更衣：全介助 O-⑦洗面，洗髪：全介助 O-⑧入浴：全介助 O-⑨手を握るとわずかながら手を握り返す．力は弱く手関節の支持も自力では困難 **神経学的機能** O-①頭部血腫の既往あり O-②声かけで開眼したり，話の内容に反応して喀痰が吹きだすことあり O-③視力障害あり (複視あり) O-④声かけをするとたまに握り返してくれる O-⑤理解力低下 O-⑥日中はほとんど閉眼した状態 O-⑦言語的コミュニケーション不可 O-⑧非言語的コミュニケーション可 O-⑨ときどき四肢や口唇に不随意運動がみられる O-⑩呼名に対して反応があったりなかったりする	**酸素化** 　循環機能は，脈拍，血圧はすべて正常範囲内であり，末梢動脈触知があり，顔色，冷感，チアノーゼがなく，毛細血管再充満も良好であり，正常に保たれている． 　呼吸機能は，胸郭の動きが左右対称であり，肋間筋，横隔膜の機能は正常に機能している．しかし，活動と休息の O-①，O-④，⑤，O-⑨の神経学的機能のデータより，小脳性運動失調による呼吸筋運動の低下が推察される．そのため喀痰喀出が自力では困難な状態である． 　RBC，MCHC からは，血液内の酸素量の減少，組織の酸素欠乏状態が推察される．また，気道，気管内に痰が停滞しており，気道の浄化は不良である．したがって非効果的行動と判断する． **活動と休息** 　A 氏の主な活動には，ベッド上での動作，呼吸，喀痰喀出の 3 つがあり，呼吸活動が主である．睡眠に関しては夜間の体動はなく，ぐっすり眠れているようである．ADL は低下しほぼ全介助を必要とする状態．生命を維持するのに必要な活動と休息は保たれているが，自ら活動し，日常生活が可能な状態にはなく非効果的行動とする． **神経学的機能** 　意識は清明な場合と不明瞭な場合があり，意識レベルの低下を示す．脊髄小脳変性症の小脳皮質病変による眼球運動の障害や四肢の不随意運動がみられる状態と推察される．よって，非効果的行動と判断する．

表3-3 表3-2の事例における刺激のアセスメント

刺激のアセスメント
酸素化 【考えられる刺激】 ・咳嗽反射が弱い ・臥位中心の生活 ・加齢に伴う肋間筋,腹筋力の低下 ・小脳性運動失調による筋運動の低下 ・異物による分泌物の増加 ・意識レベルの不安定性 　問題は非効果的気道浄化である.喀痰喀出が困難な原因は,咳嗽反射が弱い,自力で分泌物や閉塞物を気道から外へ出すことはできない.咳嗽を行う際に必要な肋間筋,腹筋力が,疾患に起因する症状,臥位中心の生活,加齢などにより低下していることである.したがって,ここで最も重要で直接的な刺激は,小脳性運動失調による筋運動の低下によるものと判断する.他の刺激は,それを助長するものであり,気管カニューレの刺激による分泌量の増加は,喀出力の低下による喀痰の貯留を助長することから関連刺激と判断.また,意識レベルの不安定な状況は,知覚を鈍麻にし,筋運動の抑制に関係している可能性があるため,残存刺激と判断した. 　発生の時期は不明.程度は1日10回の喀痰の吸引が必要な喀痰喀出量.対処能力は,喀痰貯留を他者に伝えることができず,自ら対処することもできない. 　今後の成り行きとしては,定期的な喀痰の吸引により酸素化の悪化は阻止できるが,喀痰の一部は常に肺内に残っていることより,呼吸器感染症による生命の危険性が非常に高い低酸素状態をきたすことがある. 焦点刺激:小脳性運動失調による筋運動の低下 関連刺激:咳嗽反射の低下 　　　　　臥位中心の生活 　　　　　加齢に伴う肋間筋,腹筋力の低下 　　　　　異物による分泌物の増加 残存刺激:意識レベルの不安定性

トで明らかになった行動と対比させて行う.人間適応システムはこの刺激を変化させることによって,より効果的に刺激に対処することが可能となる.

　焦点刺激は,人間適応システムに最も直接的に影響を及ぼす内的・外的刺激と定義されている.また人間適応システムでは,1つの焦点刺激が複数の適応様式に影響を与えることもある.**表3-3**に示すように,「小脳性運動失調による筋力の低下」は焦点刺激であるが,この刺激は活動を抑制する刺激にもなり得るし,動くことができない自分を低く評価して自尊感情の低下を助長する刺激にもつながる.つまり生理的様式のみではなく,自己概念様式の関連刺激や残存刺激にもなり得るのである.

　関連刺激は,その状況でみられる焦点刺激以外のすべての内的・外的刺激と定義されている.関連刺激は,焦点刺激によって引き起こされた行動を助長する.**表3-3**にある関連刺激の「咳嗽反射の低下,臥位中心の生活,加齢に伴う肋間筋,腹筋力の低下,異物による分泌物の増加」は,喀痰喀出の困難さを助長する.

　残存刺激は,人間適応システムの行動に不確定な影響を及ぼす刺激と定義されている.**表3-3**の事例の残存刺激は,意識状態が低下した場合に,喀痰が停滞していることを認知する知覚に影響している可能性がある.しかし,意識レ

表 3-4 適応に影響する刺激でよくみられるもの

文化：社会経済状態，人種，信念システム
家族/集団の構成員：構造と課題
発達段階：年齢，性，課題，遺伝，遺伝的要素，集団の寿命，展望
適応様式の統合性：生理的様式（病気を含む），物理的様式（基本的操作資源を含む），自己概念-集団アイデンティティ様式，役割機能様式，相互依存様式
適応レベル：統合的な過程，代償過程，障害過程
認知器・変革器の有効性：知覚，知識，技能
環境要因：内的・外的環境の変化，医学的管理，薬物・アルコール・タバコの使用，政治的・経済的安定

［Roy（2009）／松木光子監訳（2010）．ザ・ロイ適応看護モデル 第 2 版，医学書院，p.79 より］

ベルそのものが不安定で表情の変化がほとんどなく，意識レベルの変化そのものが観察しにくいため，それが喀痰喀出に影響しているかどうかは不確定な行動と判断して残存刺激を「意識レベルの不安定性」としている．

　集団に対する刺激のアセスメントも，個人のときと同様に行動のアセスメントをもとにして関連する刺激を明らかにする．ここでは特に，集団への直接的な影響が重要となる．集団に対する自己イメージ，社会的環境，さらには文化を含む集団アイデンティティに影響を与える相互関係（例えば組織間の関係，集団の使命と計画，目標など）を評価しながら，適応状態に影響する刺激について考察する．

　ロイは，「適応に影響する刺激でよくみられるもの」として，文化，家族や集団の構成員，発達段階，適応様式の統合性，適応レベル，認知器レベル，認知器・変革器の有効性，環境要因をあげている（Roy, 2009）．表 3-4 にその一覧を示す．

4 看護診断

　ロイは，看護診断を「個人や集団の適応状態を伝える記述をもたらす判断のプロセス」と定義している（Roy, 2009）．つまり看護診断は，人間適応システムに関する解釈的記述ということである．ここでの解釈すなわち看護診断は，行動のアセスメントで評価した行動（適応行動，非効果的行動）と，刺激のアセスメントで評価した行動に影響を及ぼす刺激（焦点刺激，関連刺激，残存刺激）とを合わせて考察しなければならない．そのため，看護診断を確定するためには，観察された行動や刺激について記述する必要がある．行動のアセスメントで評価した行動は，介入の結果，患者がどのような行動へ適応的変化を遂げるかの指標になる．また，刺激のアセスメントで評価した行動すなわち刺激によって，適切な介入を導くことができる．表 3-2, 3 からわかるように，詳細な記述であれば看護診断の根拠も明確に伝わり，アセスメントの成果として，介入の方向性や，介入の結果変化し得る行動を考えることができるようになる．

表3-5 表3-2の事例における看護診断

看護診断
#1 非効果的気道浄化 定義：きれいな気道を維持するために，分泌物または閉塞物を気道から取り除くことができ 　　　ない状態 NANDA-I 看護診断指標 　　　■咳が出ない 　　　■呼吸副雑音 　　　■言葉で表現しにくい 　　　■過剰な喀痰 　　　■呼吸音の減弱 　　　■呼吸困難 　　　■呼吸数の変化 　　　■呼吸パターンの変化 　　　など 焦点刺激：小脳性運動失調による筋運動の低下 関連刺激：咳嗽反射の低下 　　　　　臥位中心の生活 　　　　　加齢に伴う肋間筋，腹筋力の低下 　　　　　異物による分泌物の増加 残存刺激：意識レベルの不安定性

　看護過程もまた解釈的記述であり，必ずその記述には看護師の思考過程が反映されている．ゆえに，詳細かつ正確な手順で行えば，根拠のある看護診断を明示することが可能である．**表3-5**は，行動のアセスメント（**表3-2**），刺激のアセスメント（**表3-3**）の評価をもとに，NANDA-I看護診断で特定したものである．

　ロイは，4つの様式それぞれについて，**肯定的指標**による類型分類と，繰り返しみられる**適応問題**による類型分類を明らかにしている．看護診断は，ロイ理論で示された「肯定的指標の類型分類」と，「繰り返しみられる適応問題の類型分類」で記述することも可能である．

　ただし本書の事例では，多くの医療職者に共通の言語として認識されつつあることから，NANDA-Iの看護診断を活用している．NANDA-I看護診断には，定義，診断概念や診断指標，関連する因子が明確に記述されているという特徴もある．ロイ理論による類型分類とNANDA-Iの関連については，第5章に表の形でまとめているのでそちらも参照してほしい．

5 目標の設定

　目標の設定は，看護ケアによって達成される行動成果の明確な記述と定義されている（Roy, 2009）．つまり，適応行動を維持・強化し，非効果的行動を適応

行動に変えることを意味する．目標の設定は，介入によって維持・強化し，非効果的行動を適応行動に変えることであるが，目標の記述には，観察すべき行動だけでなく，期待される変化（観察・測定・主観的報告によって確認される）も念頭において設定する．目標が達成されたかどうかを評価する場合，介入によって適応行動を維持・強化したか，非効果的行動を適応行動に変えることができたかが重要な視点となる．したがって，目標は測定可能で，対象者の行動レベルで表現されなければならない．実際，時間枠や期待される具体的な行動などが記述されている．ときには，痛みスケールなどの一般化された尺度が用いられることもある．例えば，「5月3日までに疼痛スケール7が5となる．苦痛の表現が和らぐ」などである．

6 介入

　介入（ケアの選択と実施）とは，「刺激を変化させたり，適応プロセスを強化することによって，適応を促進するために選択される看護アプローチ」と定義されている．ロイは介入を，①刺激と対処プロセスへの介入，②実行可能なアプローチの見極めと分析，③選択したアプローチの実施の3つの視点で解説している（Roy, 2009）．

刺激と対処プロセスへの介入

　行動のアセスメントで非効果的行動がみられる場合，刺激に対して効果的な適応ができなくなっているということができる．そしてその過程で，刺激は対処プロセスに影響を与えているはずである．したがって，介入は，刺激と対処プロセスの両方で行われる．介入の段階で焦点となるのは，目標をどのようにして達成するかということである．目標の設定では，人間適応システムの行動に焦点があてられるのに対し，介入では，行動に影響を及ぼしている刺激，あるいはその刺激に対処する能力に焦点があてられている．そのため，健康問題に対する個人の対処能力をアセスメントすることは，介入をより具体的で効果的にするためにも必要なのである．

実行可能なアプローチの見極めと分析

　介入は実践可能なものを選択する．実行可能な介入をリストアップし，その中から目標を達成できる確率が最も高いものを選択する．この方法をロイ適応理論で適用するにあたっては，「行動に影響を与えている刺激」に関連した対処プロセスを明らかにする必要がある．次に，刺激を変化させたり，対処プロセスを活性化させることで予想される結果を判断する．さらに，それが実際に起こる確率を科学的に推察・推論する．そのためには，生理学，解剖学，病態生

理学，心理学，発達理論，役割理論，相互関係論，ストレスコーピング理論，危機理論，社会学，薬理学などのさまざまな手法を用いる必要があるだろう．そのうえで，適切な介入を考察する．さらに，当事者やその人間適応システムにかかわっている人とも話し合い，介入についての情報を共有する．介入後に，人間適応システムの行動が設定した目標と合致していれば，その介入は有効であったと判断することができる．

選択したアプローチの実施

実行可能なアプローチの見極めと分析によって介入を選択したら，その介入に必要なチーム（例えば，薬剤師，栄養士，医師，検査技師，OT，PT，ST，保健師，など必要に応じて）を組み，刺激の変化やコーピング能力の強化に必要な方法を具体的に決定し，実施する．

7 評価

ロイ理論に基づく看護過程の最終段階が評価である．評価とは，「個人や集団の行動に対する看護介入の有効性の判断」である（Roy, 2009）．ここで看護師は，介入が終わった後の患者の行動を再度アセスメントする．その行動が目標と一致していれば，看護介入が有効であったことが証明されるのである．ロイは評価を，①目標の反映としての評価，②評価で用いられる技能，③看護過程の継続性という 3 つの視点で述べている．

目標の反映としての評価

まず，介入の結果，患者の行動が目標を達成したかを評価する．具体的には，介入によって刺激を変化させた結果について，現在の行動の観察，測定，インタビューを通して明らかにしていく．そこで重要となるのは，効果的に反応できるようにコーピングメカニズムの能力を強化できたか，コーピングメカニズムの活性化を示す行動変化があったか，といった視点である．

評価で用いられる技能

上述のように，介入前と介入後の行動の変化を評価するときには，観察，測定，インタビューが必要となる．看護師は，これらの技能を十分に習得・活用しなければならない．観察や測定に必要な標準値や正常値の知識はもちろんのこと，解剖学，生理学，病態生理，心理学，社会学などのさまざまな領域の理論に対する理解が不可欠である．

第3章◇ロイ適応看護理論に基づく看護過程

表3-6　表3-2の事例における目標，介入，評価

目標	介入	評価
立案日　1月25日 ♯1 非効果的気道浄化 1月30日までに吸引回数に関係なく，呼吸副雑音が消失する 1月30日 目標日変更 2月5日までにとする	O-P 1. バイタルサイン 　（血圧，脈拍，体温，呼吸） 2. 意識状態 3. 顔色，SpO₂ 4. 呼吸音 5. 咳嗽の有無 6. 喀痰の性状，量 7. 喀痰吸引後の呼吸の乱れや脈拍数の変化 T-P 1. バイタルサイン，顔色，SpO₂は吸引後30分に測定を行う（吸引による呼吸や血圧の値の変動を考慮） 2. 声をかけ自力運動を促す．手を握る，深呼吸など 3. 喀痰の吸引（2時間間隔）（水泡音聴取時，SpO₂の低下時，呼吸数，脈拍数の増加時は必須） 4. 気管カニューレの交換（医師の指示により介助） E-P 1. ご家族が面会に来られたら，声かけによる返事反応を促すように説明する	1月30日 S：自発的な言葉はなし （家族の訴え）表情が少し変わるような気がします．わかっていると思います．看護師さんから説明されて顔の表情に気をつけるようになりました O：家族の面会時は喀痰の量は少ない．呼吸数も14回と安定し，脈は60〜70回/分．SpO₂は吸引後，93%となるが1分以内に96%に改善する 　喀痰の吸引によって呼吸音の副雑音は，日中はなくなった．明け方に1回水泡音が聴かれる程度．吸引回数は，10回程度で変化はない A：呼吸音の改善により，気道内に停滞する喀痰の量は減少し，喀痰は気道外に排除されていると判断 　刺激の操作は適切に行われている．目標は本日達成されていないが改善傾向 P：目標の日程変更，他のプランは継続

看護過程の継続性

　　介入が効果的であったと判断されるためには，人間適応システムの行動が設定した目標を達成している必要がある．目標が達成されていなかった場合，看護師はなぜ行動に期待する変化が生じなかったのかを明らかにしなければならない．実際に設定した目標が患者にとって非現実的または受容困難なものであったり，刺激のアセスメントが不十分で介入が効果的に行われていなかった可能性も考えられる．そのため，広い視野で看護過程を継続する必要がある．看護介入に参加したチームメンバーとのカンファレンスも有効である．

　　表3-6は，表3-2，3，5に続く事例の，目標・介入・評価である．この事例では，目標の達成には至っていない．そのため担当の看護師は，設定した目標が患者にとって非現実的ではなかったか，受容困難な介入ではなかったか，刺激のアセスメントは十分に考察されていたか，介入の方法や時間，タイミングは適切であったかを，再度アセスメントする必要がある．すると，表3-6の事例の場合は，設定した目標の達成日が現実的でなかったと評価することができる．また，介入の方法や時間，タイミングを評価する際に，アセスメントされ

た刺激のすべてに漏れなく介入が計画されていたかどうかを確認することも重要である．

8 まとめ

　ロイ理論に基づく看護過程の大きな特徴は刺激のアセスメントにある．刺激の強化や維持に関するアセスメントは，非常に個別的なものとなり，それぞれに有効な介入を導く．その理由として，刺激そのものがきわめて個人的であることや，それに基づいた行動が個人の適応レベルに大きく関係していることなどが考えられる．

　看護過程を進めていくには多くの知識と熟練した看護技術が要求される．特に小範囲理論，中範囲理論に関する知識は不可欠である．ロイ理論に基づく看護過程においては，重要概念の定義を理解したうえで，ロイが提唱している仮説を理解し展開することで実現する．そのためには，ロイ理論の仮説の基礎となっている理論についても理解しておく必要がある．単にロイが述べている用語や様式を表面的に使うだけでは不十分である．より深い理解に基づいて，ロイ理論を看護過程に活用していくことが重要と考える．

　次章では，そうした実践的活用が可能となるように，ロイ理論の4様式およびその各領域について，その詳しい内容を看護過程に沿って解説する．

参考文献

Bertalanffy, L. v. (1968)／長野敬・太田邦昌共訳 (2001)．一般システム理論．みすず書房．

Erikson, E. H. (1967)／岩瀬庸理訳 (2001)．アイデンティティ　青年と危機．金沢文庫．

Erikson, E. H., & Erikson, J. M.(1982)／村瀬孝雄・近藤邦夫訳 (1996)．ライフサイクル　その完結．みすず書房．

Mead, G. H. (1934)／稲葉三千男・滝沢正樹・中野収訳 (1999)．精神・自我・社会 (現代社会学体系 10)．青木書店．

Herdman, T. H. (Ed.). (2008)／日本看護診断学会監訳，中木高夫訳 (2009)．NANDA-I 看護診断　定義と分類 2009-2011．医学書院．

Kelley, H. H., & Thibaut, J. W. (1978)／黒川正流監訳 (1995)．対人関係論．誠信書房．

加藤伸司・中島健一 (2007)．心理学 (新・社会福祉士養成テキストブック 13)．ミネルヴァ書房．

小島操子 (2006)．看護における危機理論・危機介入　フィンク／コーン／アグィレラ／ムースの危機モデルから学ぶ．金芳堂．

黒田裕子 (2005)．NANDA-I 看護診断の基本的理解　心理・社会・行動的領域．医学書院．

Herdman, T. H.・上鶴重美原書編集／日本看護診断学会監訳，上鶴重美訳 (2015)．NANDA-I 看護診断　定義と分類 2015-2017．医学書院．

Lazarus, R. S., & Folkman, S. (1984)／本明寛・春木豊監訳 (1991)．ラザルスの心理学　認知的評価と対処の研究．実務教育出版．

Merton, R. K. (1957)／森東吾・森好夫・金沢実・中島竜太郎共訳 (2007)．社会理論・社会構

造．みすず書房．

境敦史・曾我重司・小松英海 (2002)．ギブソン心理学の核心．勁草書房．

Roy, S. C. (2009)／松木光子監訳 (2010)．ザ・ロイ適応看護モデル　第 2 版．医学書院．

Roy, S. C., & Andrews, H. A. (1999)／松木光子監訳 (2002)．ザ・ロイ適応看護モデル．医学書院．

鈴木敏昭 (2004)．自己意識心理学概説．北樹出版．

4

適応様式の解説

　本章は，これまでに説明した4つの適応様式の特徴を解説したものである．まず，その様式の概説から始まって，行動のアセスメント，刺激のアセスメント，看護診断，目標設定，介入，評価という一連のロイ適応看護理論に基づく看護過程の枠組みにしたがって構成した．各様式をよりよく理解できるように，具体的な記述を心がけている．

　なお，看護診断の詳細については第5章で，ロイの示す適応問題・肯定的な指標と，NANDA-Iの関連を一覧にして示した．また，具体的な事例に基づく看護過程は第7章に示している．

42 第4章◇適応様式の解説

1 生理的様式の理解

重要概念の解説

　ロイは，4つの様式の解説をする前に必ず，重要概念を示し，定義づけしている．この重要概念の理解が不十分であると，誤った解釈で理解する危険性が生じる．そこで，生理的様式の重要概念の中でも頻繁に使われ，ロイ理論の理解に特に必要と考えたものを，酸素化(表4-1)，栄養(表4-2)，排泄(表4-3)，活動と休息(表4-4)，防衛(保護)(表4-5)，感覚(表4-6)，体液・電解質，酸・塩基平衡(表4-7)，神経学的機能(表4-8)，内分泌機能(表4-9)の順で以下に示す．

表4-1　酸素化の重要概念

重要概念	定義
息切れ (shortness of breath)	呼吸困難の客観的表現
1回換気量 (tidal volume)	1回の呼吸で肺から出入りするガスの量．スパイロメーターで測定する．成人では約500 mL
ガス運搬 (gas transport)	酸素が肺胞毛細血管膜から細胞内のミトコンドリアへ移動し二酸化炭素が組織の毛細血管から肺胞毛細血管膜へ移動すること
ガス交換 (gas exchange)	肺胞レベルで酸素と二酸化炭素が肺胞毛細血管膜を拡散によって移動すること．肺胞と肺胞毛細血管の酸素と二酸化炭素の分圧の差により酸素は肺胞から血液へ，二酸化炭素は血液から肺胞へ移動する
換気 (ventilation)	ガスを肺と大気の間で交換する呼吸の過程
クスマウル呼吸 (Kussmaul's respiration)	急速で深い呼吸．代謝性アシドーシスを呼吸性に代償するときなどに認められることが多い
呼吸困難 (dyspnea)	呼吸をするのが困難と感じる主観的な苦痛の感覚
呼吸停止 (respiratory arrest)	無呼吸の時間が長く持続する状態
徐呼吸 (bradypnea)	呼吸回数が10回/分以下の状態
徐脈 (bradycardia)	脈拍数が60回/分以下
酸素化 (oxygenation)	細胞への酸素供給を体内で維持するための換気，ガス交換，ガス運搬の過程
樽状胸郭 (barrel chest)	胸郭前後径が増加し肋骨の走行が水平となる状態．肺の残気量が増加し肺が過膨張となった状態で肺気腫で見られる
チェーン-ストークス呼吸 (Cheyne-Stokes Respiration)	無呼吸を伴う呼吸の深さの変化が周期的に起こる．呼吸中枢の動脈血二酸化炭素分圧 ($PaCO_2$) に対する感受性の低下により起こる．無呼吸の時相では動脈血酸素分圧 (PaO_2) は低下し，動脈血二酸化炭素分圧は上昇する．このような変化が低下した呼吸中枢を刺激し過換気と低二酸化炭素血症を引き起こし結果的に無呼吸が繰り返される
頻脈 (tachycardia)	脈拍数が100回/分以上
頻呼吸 (tachypnea)	呼吸回数が24回/分以上
不整脈 (arrhythmia)	心拍数やリズムが一定でない状態
脈拍のリズム (pulse rhythm)	心拍間の時間
無呼吸 (apnea)	周期的に呼吸が停止する状態．呼吸に伴う気流が鼻孔あるいは口のレベルで10秒以上停止した状態

[Roy & Andrews (1999)／松木光子監訳 (2002)．ザ・ロイ適応看護モデル．医学書院，pp.126-127；Roy (2009)／松木光子監訳 (2010)．ザ・ロイ適応看護モデル　第2版．医学書院，pp.136-137を参考にして作成]

表 4-2　栄養の重要概念

重要概念	定義
栄養 (nutrition)	体組織の維持，成長促進，エネルギー供給のために栄養物を取り入れ，吸収し，利用する一連のプロセス
嘔吐 (vomiting)	胃の内容物が無理に口から出てくること
悪心 (nausea)	吐くことを促す吐き気の感覚として報告される不快な感覚
化学的消化 (chemical digestion)	吸収されるのに十分小さいサイズである分子まで分解されること．消化管の色々な部位の酵素によって達成される
機械的消化 (mechanical digestion)	化学的消化をしやすくするために，咀嚼，混合，撹拌し食物を細かくすること
吸収 (absorption)	消化された食物，ビタミン，ミネラル，水分を体細胞へ運ぶために消化管粘膜細胞から血液やリンパ液へ移動させる過程
空腹 (hunger)	食物に対する身体的ニードに関連して生理的に誘発される感覚
口渇 (thirst)	水分の不足やニードから生じる水分の欲求や渇いた感覚
消化 (digestion)	食物が体内に取り込まれ，体細胞へ運ぶため血液やリンパ液へ吸収されるように準備をする一連の機械的，化学的過程
食欲 (appetite)	食物や水分に対する個人的な欲求や期待
摂取 (ingestion)	食物や流動物を消化管に取り込むプロセス
前進* (propulsion)	消化管の蠕動運動によって食物が移動すること
排便 (defecation)	消化管内容物いわゆる大便の排泄
BMI (body mass index)	身長に対する体重の指数であり肥満の程度を表す．体重 (kg)÷〔身長 (m)〕² で計算される．肥満の閾値として男女ともに BMI＝30 が最も一般的に用いられる

［Roy & Andrews (1999)／松木光子監訳 (2002)．ザ・ロイ適応看護モデル．医学書院，p.149；Roy (2009)／松木光子監訳 (2010)．ザ・ロイ適応看護モデル　第 2 版．医学書院，p.159 を参考にして作成］
＊：ザ・ロイ適応看護モデルでは前進と訳されているが，一般的には輸送能と訳される．

表 4-3　排泄の重要概念

重要概念	定義
下痢 (diarrhea)	糞便が腸内を早く通過するため水分，必須栄養素や電解質の吸収が不十分となり，水様便が異常に頻回に排出される状態
蠕動 (peristalsis)	胃内で消化のプロセスを受けた食物と消化酵素の混合物をさらに混合し撹拌する消化管の動き
腸管からの排泄 (intestinal elimination)	未消化の物質が糞便として肛門から体外へ排出されること
尿失禁 (urinary incontinence)	膀胱からの尿の不随意的な排泄
尿閉 (urinary retention)	排尿することができず膀胱に尿が貯留すること
尿路からの排泄 (urinary elimination)	腎臓が体液の純度と恒常性を維持するために働く濾過により生じた老廃物や過剰イオンの排泄
排尿 (micturition)	膀胱を空にするプロセス
便失禁 (bowel incontinence)	便の不随意的排泄
便秘 (constipation)	腸内の糞便が硬くて容易に通過できない状態，または通常より排便回数が少なくなり不快な症状が生じること．臨床的には週に 3 回以下の通便と定義される
乏尿 (oliguria)	水分摂取に関連して尿の排泄が減少すること．通常，健常者の 1 日の尿量は 500～2,000 mL/日であるが，尿量が 400 mL/日以下となった病態．
膨満 (flatulence)	胃腸管内のガスや空気によって痛みや腹部の張りを感じること
無尿 (anuria)	腎による尿産生能が完全に消失した状態 (100 mL/日未満)

［Roy & Andrews (1999)／松木光子監訳 (2002)．ザ・ロイ適応看護モデル．医学書院，pp.170-171；Roy (2009)／松木光子監訳 (2010)．ザ・ロイ適応看護モデル　第 2 版．医学書院，pp.182-183 を参考にして作成］

第4章◇適応様式の解説

表4-4　活動と休息の重要概念

重要概念	定義
活動 (activity)	日常生活での仕事や自分や他人を損害から守るなどいろいろな目的にかなった身体の運動
活動耐性低下 (activity intolerance)	必要な日常活動または望ましい日常活動を持続や遂行するための，生理的あるいは心理的エネルギーが不足した状態
可動性 (mobility)	自分で動いたり，人に動かされる活動のための基本的生命プロセス
休息 (rest)	エネルギー需要が最小限となるような活動の変化．心身をリフレッシュさせるくつろぎ
姿勢 (posture)	一定の体位における身体各部の解剖学的配置
睡眠 (sleep)	休息のための基本的生命・生活過程であり，これからの活動に備えてエネルギーの回復をはかるため，ほとんどの身体の生理的活動が低下する
睡眠時無呼吸 (sleep apnea)	睡眠中に呼吸に伴う気流が鼻孔あるいは口のレベルで10秒以上停止した状態
睡眠パターン混乱 (sleep pattern disturbance)	不十分な量の睡眠や断片的な睡眠を含む休息の障害された過程．NANDA-Iでは外的要因によって，睡眠の量と質が一時的に妨害されている状態と定義
大脳辺縁系 (limbic system)	視床下部を通じて神経内分泌系や自律神経系をコントロールすることによって基本的な生物的動因や情動反応を支配する脳の領域
非辺縁構造 (nonlimbic structure)	感覚野や運動野と連合系
不使用性後遺症 (disuse consequences)	身体の不活動性により起こる主要な身体機能の変化
不使用性シンドローム (disuse syndrome)	縮小された身体活動による潜在的負の効果であり，特に医学的制限が強いられた場合
歩行 (gait)	歩く様子．ある場所から場所へ移動するための基本的な手段
リハビリテーション (rehabilitation)	人が最大限に身体的，心理的，精神的，社会的，職業的能力を回復させる活動的，精力的なプロセス
レクリエーション (recreation)	他の活動に対して自分を取り戻す場合の活動の変化

［Roy & Andrews（1999）／松木光子監訳（2002）．ザ・ロイ適応看護モデル．医学書院，pp.192-193；Roy（2009）／松木光子監訳（2010）．ザ・ロイ適応看護モデル　第2版．医学書院，pp.206-207を参考にして作成］

表4-5　防衛（保護）の重要概念

重要概念	定義
インターフェロン (interferons)	ウイルスに感染した細胞から遊離される化学物質であり，ウイルスに感染していない細胞を守り感染細胞内でウイルスが増殖する能力を妨害する
炎症反応 (inflammatory response)	第2段階の生体の防御であり，細胞が障害を受けると始まる．炎症性化学物質が血管の拡張や，毛細血管の透過性亢進を引き起こし，好中球や単球の障害部位への遊走を引き起こす
抗菌物質 (antimicrobial chemicals)	インターフェロン，補体，および尿など，体内に侵入する微生物を防御する
抗原 (antigens)	免疫反応を引き起こす蛋白，核酸，大きな炭水化物，脂質などの物質
抗体媒介性免疫 (anti-body mediated immunity)	体液中の抗体を必要とする特異的な防御過程
細胞性免疫 (cell-mediated immunity)	リンパ球やマクロファージを必要とする特異的な防御プロセス

（次頁につづく）

1. 生理的様式の理解 **45**

表 4-5（つづき） 防衛（保護）の重要概念

重要概念	定義
食細胞（phagocyte）	皮膚や粘膜などのバリアを通過して体内へ侵入してきた病原体を取り込み消化する細胞. 好中球やマクロファージなどがある
褥瘡（pressure ulcer）	体重などによる圧迫または圧力とずれ力（剪断力）により血流が阻害されて起こる組織障害
特異的防御プロセス（specific defense processes）	特異的な抗原を標的とする防御プロセス
ナチュラルキラー（NK）細胞（natural killer cells）	ウイルス感染細胞やがん細胞を攻撃し破壊する能力をもったリンパ球の1種
膿汁（pus）	すでに死んでいる細胞や死につつある細胞と生きている病原体や死んでいる病原体の混合物であり, しばしば炎症反応の結果である
発熱（fever）	異常な体温の上昇であり, 細菌の増殖を抑制し, 修復過程を高めるために代謝を亢進させる
非特異的防御プロセス（nonspecific defense processes）	病原体が体内へ侵入するのを妨害し, 病気を引き起こす微生物の広がりを抑制し, 免疫反応を強くする正常な皮膚や粘膜のバリアや細胞や化学物質による防御プロセス. 先天免疫のプロセス
皮膚と粘膜のバリア（surface membrane barriers）	生体における第一線の防御となる正常な皮膚と粘膜
補体（complement）	本来体内にない細胞（ウイルス, 細菌, 腫瘍など）に破壊的な病変を引き起こし炎症反応を増強させる約20種類の蛋白
免疫（immunity）	病気を引き起こす病原体に抵抗する身体の能力. 能動免疫は抗原と遭遇することによって獲得される. 受動免疫は他の人や動物から得られた抗体を投与されることで獲得される短期間の免疫であり, この免疫は記憶細胞に残らない
免疫系（immune system）	異物（抗原）を認識し, 不活化または破壊する機能的システム
免疫能（immunocompetent）	特異的抗原に反応するリンパ球の能力

［Roy & Andrews（1999）／松木光子監訳（2002）. ザ・ロイ適応看護モデル. 医学書院, pp.230-231；Roy（2009）／松木光子監訳（2010）. ザ・ロイ適応看護モデル　第2版. 医学書院, pp.246-247 を参考にして作成］

表 4-6　感覚の重要概念

重要概念	定義
痛み（pain）	患者が痛いと言っていることは何でも, また痛みが起こっていると言うときはいつでも考慮すべき有害刺激についての生物行動学的, 主観的, 個人的な経験である. 急性疼痛は持続時間が短く, 特定可能な原因がありその原因によって持続時間が予測できる. 慢性疼痛は持続的であり持続時間の予測は困難である
運動感覚（kinesthesia）	筋肉と関節の機械的変化から起こる位置覚であり, 静止した状態での四肢の位置覚と四肢が動いている状態での運動覚の両方を含む
過活動（活動亢進）（hyperactivity）	多動性, 注意持続困難, 転導性, 衝動制御低下など一群の行動に与えられた一般的用語であり, 注意欠陥障害, 運動過剰症, 微細脳機能障害などの用語も用いられる
感覚（sensation）	エネルギー（例えば, 光, 音, 熱, 機械的振動, 圧）が知覚となる神経活動に変換されるプロセスである
苦痛（suffering）	生理的困難や心理的困難, またはその両方が持続する状態であり, 個人の統合性が喪失, または喪失の脅威を伴う重度の苦しみの状態

（次頁につづく）

第4章◇適応様式の解説

表 4-6（つづき） 感覚の重要概念

重要概念	定義
検出器（detector）	環境内のある種の構成要素有無を検出する感覚受容器
視覚（vision）	目の周辺構造や視神経伝導路，後頭葉に位置する大脳皮質の視覚野が関与するプロセスで，光エネルギーが検出され，伝達され，解釈される
皮膚触覚（feeling）	体性感覚系が関与する複合的プロセスで，それにより触覚，圧覚，位置覚，熱，冷たさ，痛みを検出し，伝達し，分析する
知覚（perception）	感覚刺激の解釈であり，その意識的な理解である
聴覚（hearing）	耳周辺部，聴神経路，大脳聴覚野が関与する複合的プロセスで，それによって音波が検出され，伝達され，解釈される
変換器（transducers）	環境の構成要素の1つに関わるエネルギーの一部をサンプルとして集め，そのエネルギーを情報を含む電気信号へ変換する感覚受容器

［Roy & Andrews（1999）／松木光子監訳（2002）．ザ・ロイ適応看護モデル．医学書院，pp.254-255；Roy（2009）／松木光子監訳（2010）．ザ・ロイ適応看護モデル　第2版．医学書院，pp.276-277 を参考にして作成］

表 4-7 体液・電解質，酸・塩基平衡の重要概念

重要概念	定義
アシドーシス（acidosis）	動脈血 pH が 7.35 未満の状態（水素イオンの過剰）．これには酸の蓄積と塩基の喪失が関与している
アルカローシス（alkalosis）	動脈血 pH 7.45 より高い状態（水素イオンの欠乏）．これには塩基の蓄積と酸の欠乏が関与している
オスモル濃度（osmolarity）	溶媒の単位重量（kg）で表現される溶媒中の液の濃度
過度（hyper）	過剰または正常値以上を意味する接頭語
カリウム血症（kalemia）	血漿カリウムの正常値は 4.0〜5.0 mEq/L．過度は高カリウム血症，不足は低カリウム血症と呼ぶ
カルシウム血症（calcemia）	血漿カルシウムの正常値は 1.23〜1.35 mEq/L．過度は高カルシウム血症，不足は低カルシウム血症と呼ぶ
再吸収（reabsorption）	腎臓での血液浄化の過程で濾過液から有用物質（水，糖，アミノ酸，イオン）が再び血液中へ吸収されること
体液（fluid）	身体各部の体細胞の中にある細胞内液，体細胞の外にある細胞外液，および関節腔液や心嚢液（サードスペース液）などの全身で利用できない水分など，体内の水分
ナトリウム血症（natremia）	血漿ナトリウムの正常値は 130〜145 mEq/L．過度は高ナトリウム血症，不足は低ナトリウム血症と呼ぶ
電解質（electrolytes）	溶液内ではイオンになる物質．ナトリウム，カリウム，カルシウムなど
不足（hypo）	低下または正常値以下を意味する接頭語
分泌（secretion）	血液から濾過液への物質（水素イオン，カリウムイオン，クレアチニン，アンモニア）の移動（再吸収の逆）
pH	水素イオンの濃度を表す指数，溶液が酸性かアルカリ性かを表す
ホメオスタシス（恒常性）（homeostasis）	生体の安定した内部環境の維持
濾過（filtration）	腎臓の糸球体で起こる受動的プロセスであり，血漿成分は濾過されるが，蛋白質と血球は大きすぎて濾過されず血液中にとどまる

［Roy & Andrews（1999）／松木光子監訳（2002）．ザ・ロイ適応看護モデル．医学書院，pp.290-291；Roy（2009）／松木光子監訳（2010）．ザ・ロイ適応看護モデル　第2版．医学書院，pp.318-319 を参考にして作成］

表 4-8　神経学的機能の重要概念

重要概念	定義
意識 (consciousness)	覚醒 (arousal) と覚知 (awareness) のレベルであり, 環境と自己認識に対する見当識が含まれる
活動電位 (action potential)	細胞内のカリウムと細胞外のナトリウムの移動による細胞膜電位の急速な変化
記憶障害 (memory deficit)	情報を貯蔵し検索することによって経験を処理する能力の低下
昏睡 (coma)	覚醒不能で意図のある応答ができない
シナプス (synapse)	ニューロン相互の接合部. 神経伝達物質の活動の場
神経可塑性 (neural plasticity)	中枢神経系の適応能力. すなわち脳の構造的組織と機能を修飾する能力. 神経系は外界の刺激などによって常に機能的, 構造的な変化を起こしており, この性質を一般に「可塑性」と呼んでいる. 神経の可塑性は大きく3つに分けられる. 1つ目は脳が発生していくときや発達していく段階にみられる可塑性. 2つ目は老化や障害を受けたときなどに神経の機能単位が消失するが, それが補填・回復されていく場合. 3つ目は記憶や学習などの高次の神経機能が営まれるための基盤となっているシナプスの可塑性 (synaptic plasticity) である. 特に神経科学にとっては3つ目が重要で, その機構についても徐々に明らかにされている. 記憶には, 短期記憶と長期記憶があるが, 短期記憶は主にシナプスでの伝達効率の変化により, 長期記憶はシナプス結合の数や形態の変化が影響すると考えられている.
統合的神経機能 (integrated neural functioning)	脳に広く分散しており, なおかつそれぞれが互いに結びついた状態にある各機能の中心としての, 統合された脳の活動
ニューロン (neuron)	情報を神経インパルスのかたちで運搬する神経系の構造的・機能的単位. 細胞体・軸索・樹状突起からなる
認知 (cognition)	感覚が生じていることを意識し, それが何であるかを判断したり解釈したりする過程

[Roy & Andrews (1999)／松木光子監訳 (2002). ザ・ロイ適応看護モデル. 医学書院, pp.308-309；Roy (2009)／松木光子監訳 (2010). ザ・ロイ適応看護モデル　第2版. 医学書院, pp.338-339 を参考にして作成]

表 4-9　内分泌機能の重要概念

重要概念	定義
液性刺激 (humoral stimulation)	体液の組成の変化によってホルモン分泌が開始すること, 例えばカルシウムイオン濃度の低下が上皮小体から上皮小体ホルモンの分泌を促進する
外分泌腺 (exocrine gland)	導管を通して皮膚の外や消化管内へ分泌物を出す. 汗腺や皮脂腺, 肝臓, 膵臓がある
神経性刺激 (neural stimulation)	神経による刺激によってホルモン分泌が開始する. 例えば交感神経系の活動が副腎髄質を刺激しアドレナリンやノルアドレナリンを分泌させる
内分泌腺 (endocrine glands)	導管をもたず産生されたホルモンは腺組織を通る血管中へ拡散する. 甲状腺, 副腎, 下垂体などがある
標的器官, 標的組織 (target organ/tissue)	ホルモンの標的となるには細胞の表面や細胞内に特定のホルモンが結合する受容体が存在する必要があり, ホルモンの種類によって結合する細胞が違う
負のフィードバックメカニズム (negative feedback mechanism)	ホルモンの血中濃度を調節する機序であり, 何らかの刺激でホルモンの分泌が始まると, ホルモンの血中濃度が上昇するとそれ以上の放出を抑制する
ホルモン (hormones)	内分泌腺からの分泌物質で他の細胞の代謝を調節する作用をもっている
ホルモン性刺激 (hormonal stimulation)	他のホルモンによる刺激である. 例えば視床下部から分泌されたホルモンが下垂体前葉を刺激して下垂体ホルモンの分泌を促すこと

[Roy & Andrews (1999)／松木光子監訳 (2002). ザ・ロイ適応看護モデル. 医学書院, pp.346-347；Roy (2009)／松木光子監訳 (2010). ザ・ロイ適応看護モデル　第2版. 医学書院, p.379 を参考にして作成]

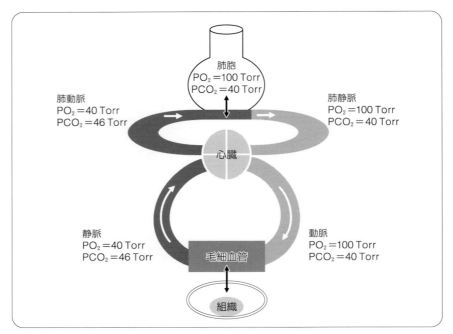

図4-1 体内における酸素（O_2）と二酸化炭素（CO_2）の移動

酸素化

概説

　酸素化はロイ理論における5つの生理的ニードの1つであり，換気，ガス交換，ガス運搬の3つのプロセスから成り立っている．

　肺は空気中の酸素（O_2）を体内に取り込み，体内から二酸化炭素（CO_2）を取り除くことが主な役割であるが，それ以外にも代謝（肺サーファクタントの合成など），血液中の有害物質の除去，血液の貯蔵などの役割をもっている．図4-1に示すようにO_2やCO_2の移動は単純拡散によって行われ，分圧の高いところから低いところへ移動する．肺胞内では酸素分圧（PO_2）が毛細血管内（肺動脈）より高いため血液中へ移動し，さらに組織内のPO_2は毛細血管のPO_2より低いため，O_2は組織内へ移動する．逆に大気中のCO_2は微量であるため，二酸化炭素は血液中から外（肺胞内から大気中）へ移動する．

(1) 換気

　換気とは，大気と肺の間で行うガス交換のことである．肺は風船のような弾性構造であり，縮もうとする力が強い．吸気時は横隔膜や外肋間筋の収縮により胸腔が大きくなるため，胸腔内の圧力が大気圧以下となる．そのため大気圧と同じになるまでガスが肺内に流入し肺胞内へ達する．呼気時には吸気筋が弛緩し胸腔の大きさが元に戻るため，肺は自ら縮む力が働き肺内のガスは大気中へ呼出される．換気の調節は図4-2に示すように，大脳皮質，延髄と脳幹の脳橋下部に位置する呼吸中枢，脊髄経路などの調節器と，呼吸を行う肺，呼吸筋

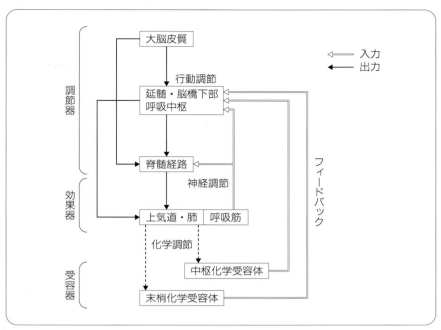

図 4-2 呼吸調節系

［Berger, Mitchell, & Severinghaus (1977). Regulation of respiration (first of three parts). *N Engl J Med*. Jul 14; 297 (2): 92-7. を参考にして作成］

などの効果器，中枢・末梢化学受容体などの受容器から構成されている．延髄・脳橋下部呼吸中枢で生じる呼吸の出力は脊髄経路を下行し，横隔膜や吸気筋にインパルスを伝え換気を引き起こす．その際，吸気自体が上気道・肺あるいは呼吸筋内にある機械的受容器を刺激し，求心性神経経路を介して呼吸中枢に影響を与える．一方，換気とガス交換の結果として決まる動脈血の PO_2, PCO_2, pH は，中枢化学受容体と末梢化学受容体を介して，動脈血の PO_2, PCO_2, pH の恒常性を保つように負のフィードバックループを形成し，呼吸の化学調節に関与する．呼吸は，さらにこれらの自動調節系に加えて，行動調節という側面で，高次の大脳皮質や辺縁系によっても影響される．この行動調節により，意識的に過呼吸を引き起こしたり，長時間の息ごらえをしたりすることができる．また，大脳辺縁系や視床下部などの部位も怒り，恐怖，不安などの感情に際し呼吸パターンに影響を与えることがある．過換気症候群は低 PCO_2 でも過換気が持続し，呼吸調節系の負のフィードバックが機能しない状態であり，行動調節の異常と考えられる．これらの調節系が実際に呼吸に関与する程度は覚醒時と睡眠時で異なっており，また，覚醒時であっても，安静時とさまざまな身体活動をしているときでは異なっている．

(2) ガス交換

ガス交換とは，肺胞に達した O_2 と CO_2 が肺胞毛細血管膜を通して交換されることである．吸入気の PO_2 は 150 Torr であり，静脈血中の PO_2 が 40 Torr

であることから，O_2 は血液中へと移動する．血液中では O_2 はヘモグロビン（Hb）と結合し組織へ運搬される．逆に肺に運搬された CO_2 は，静脈血中では PCO_2 が 46 Torr ある一方で，大気中では微量であるため，血液中から体外（肺胞内）へ移動する．ガスの拡散量は，ガス交換を行う肺胞の面積が小さいほど，肺胞壁が厚いほど（肺胞と毛細血管膜の間隔が広いほど）小さくなり，分圧の差が小さいほどガスの移動は少なくなる．例えば，間質性肺炎など肺胞の壁に炎症や線維化が起きて肺胞壁の厚みが増す病態や，肺炎などのようにガス交換に関与する肺胞の面積が減少する病態では，拡散量は小さくなる．

(3) ガス運搬

ガス運搬とは血液内へ取り込まれた O_2 を組織へ運搬することである．血液中では O_2 は Hb に結合した状態（HbO_2）と血液に溶解している状態（溶解 O_2）で存在しており，98% の O_2 が Hb と結合して運搬される．そして，酸素化された血液は心臓のポンプ作用によって全身の組織へ運ばれる．末梢の毛細血管の PO_2 は約 40 Torr であり，一方で細胞内の PO_2 は 5 Torr であることから，血液中の O_2 は細胞内へと移動する．細胞内では，ブドウ糖と O_2 が水と CO_2 に分解される過程でエネルギー（ATP）が産生される．十分な酸素が供給されている場合の細胞呼吸は有酸素性呼吸（aerobic respiration）と呼ばれるが，酸素が利用できない無酸素性呼吸（anaerobic respiration）では，ブドウ糖は分解され，ピルビン酸を経て乳酸となる．

血圧は血流を評価する最もよい指標となる．血圧は，心臓のポンプ作用の変化や末梢血管の抵抗，全身の血管内の血液量，血液の粘稠度，血管壁の弾力性などに影響される．心拍出量の低下（心不全など）や血管抵抗の増大（閉塞性動脈硬化症など）により血流は低下し，組織への O_2 運搬量が低下する．

組織で集められた CO_2 の 70% は赤血球内に取り込まれ，炭酸脱水酵素の存在により重炭酸塩に変化し，生成された重炭酸塩は血中に戻りナトリウムと結合して炭酸水素ナトリウムとなり運搬される．23% はヘモグロビンと結合した化合物の形となり，7% は溶解 CO_2 として運搬される．

行動のアセスメント

表 4-10 のアセスメントガイドに沿って呼吸器系，循環器系の反応，低酸素の影響を受ける臓器，検査所見からアセスメントする．現在，臨床の場においては SpO_2 が幅広く利用されているが，このデータのみでは酸素化をアセスメントするのに不十分である．例えば，ある人の SpO_2 が 96% と正常である場合も，Hb が 12 g/dL から 6 g/dL へ低下し酸素運搬量が減少していれば，酸素化の障害が存在している．さまざまな行動データを基にした全身のアセスメントが必要である．

表4-10 酸素化の行動に関するアセスメントガイド

行動	アセスメント
呼吸数	呼吸回数 12～18/分，24 回以上は頻呼吸，10 回以下は除呼吸
呼吸のパターン	呼吸のリズムは等間隔で，吸気が呼気より短い チェーン-ストークス呼吸は臨死，重症心不全，薬物過量で認める クスマウル呼吸は代謝性アシドーシスでみられ，呼吸性に代償しようとする反応 慢性閉塞性肺疾患（COPD）では呼気の延長を認める
呼吸機能	1 回換気量は体重 70 kg の人で 500 mL 換気量を測定する方法はスパイロメーター 1 秒率（気管支拡張薬吸入後）70% 以下は COPD と診断 ピークフローメーターは気管支喘息患者のモニターに有用
呼吸音	呼吸音は左右差がなく，副雑音が聴取されない． 【副雑音】 高い断続音はファインクラックル（fine crackle） 低い断続音はコースクラックル（coarse crackle） 高調連続性はウィーズ（wheeze） 低調連続性はロンカイ（rhonchi）
呼吸困難	患者の主観的な訴え．客観的には息切れ
咳	痰を伴う咳（湿性咳嗽），痰を伴わない咳（乾性咳嗽）
痰	色，量，におい
動脈血ガス	PaO_2 の正常値は 80 Torr 以上．PaO_2 60 Torr 以下を呼吸不全と定義 $PaCO_2 \leqq 45$ Torr の場合 I 型呼吸不全，$PaCO_2 > 45$ Torr を II 型呼吸不全と呼ぶ $PaCO_2$ の正常範囲は 35～45 Torr pH の正常範囲は 7.35～7.45
SpO_2	健常者は 96～99%．PaO_2 が 60 Torr で SpO_2 90% 程度となる
脈拍	正常は 60～100 回/分 60 回/分以下を徐脈，100 回以上を頻脈 リズムは等間隔で，間隔が違う場合を不整脈
心音	心尖脈の数，心雑音の有無について聴取
血圧	基準値 120/80．普段の血圧との変化が重要
Hb	正常値：（男）14～18 g/dL（女）11～15 g/dL
皮膚，粘膜，爪床	蒼白やチアノーゼは組織血流の低下を表す
意識	意識レベルの低下
尿量	尿量 30 mL/時以下は腎臓への低酸素症の影響

刺激のアセスメント

　酸素化に関する刺激のアセスメントは呼吸器，心血管，神経系が統合して機能していることを考慮して行う．刺激には気道の開存性，胸郭の構造，呼吸筋の活動，呼吸調節中枢，神経経路，肺胞の血流量，肺胞膜の肥厚や表面積，心臓の機能，循環血液量（出血，脱水），運動，ストレスなどの生理的要因に加えて，大気中の吸入ガスの酸素濃度（高所では酸素濃度が低下する），タバコの煙，アレルゲン，刺激性のガス，温度変化などの環境要因がある．これらの刺激は理学所見や検査（胸部 X 線，CT，呼吸機能検査，心エコー，血液ガス，ヘモグラムなど）により明らかになる刺激もあるが，アレルゲンなどの環境要因はア

セスメントが困難な場合も多い．また，刺激と考えられる要因が，後天的な適応行動により代償されている場合も考えられる．例えば，慢性の呼吸器疾患の人が動脈血 PO_2 で 50 Torr 以下の低酸素状態でも呼吸数や脈拍数の増加を認めず，呼吸困難を訴えない場合があり，このような代償適応反応を十分に理解することが重要である．

代償適応過程

酸素化のニードが不十分である場合は，調節器による自動的な恒常性維持機能と認知器による自発的・行動的な活動による代償が行われる．調節器による代償は，換気量の増加とガス運搬量を増加させることである．代償過程の例として，肺炎により低酸素となった場合，程度が軽ければ呼吸回数と心拍数を増加させることで大気中の O_2 の取り込みを増加，さらに O_2 運搬量を増大させ組織の低酸素を改善しようとすることがあげられる．

酸素化のニードに対する認知器による代償反応の例としては，口すぼめ呼吸があげられる．これは慢性閉塞性肺疾患（COPD）などで気道の閉塞がありガスを吐き出せない人が，口をすぼめてゆっくり空気を吐き出すことで気管支を広げガスが通りやすくする方法である．病気により酸素ニードに適応できなくなった場合は，酸素化の障害が起こる．

障害

酸素化の障害で最も重要なのは低酸素症である．低酸素症は低酸素血性低酸素症，貧血性低酸素症，循環性低酸素症，組織中毒性低酸素症の 4 つに分類される．

(1) 低酸素血性低酸素症

低酸素血性低酸素症は病態生理学的には肺胞低換気，シャント，換気血流比不均等，拡散障害，吸入気酸素分圧の低下が病態として考えられ，表 4-11 に示すような原因が考えられる．

表 4-11　低酸素血性低酸素症の主な原因

病態	主な原因
肺胞低換気	薬剤（麻酔薬など）による呼吸中枢の抑制，脳炎・外傷・出血など延髄の病変，脊髄損傷，ギラン-バレー症候群や重症筋無力症など呼吸筋支配神経の異常，進行性筋萎縮症などの呼吸筋疾患，胸部挫傷，高度肥満，睡眠時無呼吸症候群
シャント（短絡）	肺動静脈瘻，心房中隔欠損症，心室中隔欠損症
換気血流比不均等	慢性閉塞性肺疾患，肺塞栓，間質性肺炎などあらゆる呼吸器疾患に関与する
拡散障害	特発性間質性肺炎，膠原病合併間質性肺炎，石綿肺，サルコイドーシス
吸入気酸素分圧の低下	高地，酸素濃度の低い環境

肺胞低換気は肺胞でのPO_2が減少し，同時にPCO_2が上昇する病態である．シャント（短絡）は，ここでは右室から拍出された血液が肺胞でO_2を取り込むことなく左心に到達する病態をさす．換気血流不均等は血流が非常に少ない肺胞や，換気が非常に少ない肺胞の出現により酸素化されない血液が増加する病態である．拡散障害は肺胞膜の障害，ガス交換面積の減少，肺毛細管血流量の減少など，O_2の移動が障害される病態である．吸入気PO_2の低下する病態は高地（例えば，標高$8,848\,m$のエベレスト山頂ではPO_2は$43\,Torr$となる）でPO_2が低下した環境や低濃度のO_2を吸入した場合など，特殊な状況に限られる．

(2) 貧血性低酸素症

貧血性低酸素症はO_2と結合するヘモグロビンの減少（Hbは$7\,g/dL$あればO_2運搬能は保たれている）によりO_2運搬能が低下する病態であり，貧血や一酸化炭素中毒（CO中毒）があげられる．COはO_2に比べヘモグロビンに対する親和性が$200\sim250$倍強いため，O_2の結合を阻害する．

(3) 循環性低酸素症

循環性低酸素症は組織細胞への血流が低下する病態であり，全身性ショックや局所血流閉塞による組織血流の減少などがあげられる．

(4) 組織中毒性低酸素症

組織中毒性低酸素症は細胞の酸素利用能力が障害された場合に起こり，例としてシアン化合物によるチトクロームオキシダーゼの障害があげられる．

PO_2が$60\,Torr$（SpO_2は90%）程度の軽度低酸素症は生理学的変化をほとんど起こさないが，PO_2が$40\sim50\,Torr$以下に低下すると，臓器障害，特に中枢神経の障害が出現し，頭痛，興奮，嗜眠傾向，意識消失，けいれんなどさまざまな症状が出現する．また，腎機能障害により乏尿が出現する．

看護診断

酸素化では，呼吸器系，循環器系機能に関連した看護診断を行う．以下では，臨床的に遭遇する機会が多い嚥下障害を例に解説する．例えば，脳梗塞後遺症により，嚥下機能が低下した人が口腔内の分泌物を誤嚥し，咳反射による排出が困難な場合，気道を閉塞し酸素を体内に取り入れる機能が障害される．この場合，看護診断は「口腔内分泌物の誤嚥，咳反射低下に関連した非効果的気道浄化」となるだろう．

また，低酸素の状態では酸素供給量の不足が生じ，心拍数が増加する．心臓は激しく動かなければならなくなる．一方で酸素の消費を最小限にするためには休息も必要になる．このように，酸素化では酸素を体内に十分に取り入れることができているか，取り入れた酸素が体内を循環できているかに注目して看護診断を行う．

目標設定

目標設定では，口腔内の分泌物を誤嚥する，咳反射による排出が困難であるという行動が，介入によってどのように変化するかを推察して行う．そうすると，「○月○日までに口腔内の分泌物をむせ込みなく，嚥下できるようになる」または，「○月○日までに口腔内の分泌物を口腔外に吐き出すことができる」という目標の設定になるだろう．

介入

嚥下機能が障害されていることが刺激となっているのであれば，介入では，その管理操作を行う．例えば，嚥下訓練や食事中の体位，嚥下後の強制的な咳の指導などである．さらに体位ドレナージ，痰の吸引を行い効果的な気道クリアランスができるように介入する．

評価

この事例の場合，評価は嚥下機能が改善したか，刺激の管理操作は適切な方法で行われていたか，目標は達成したかを評価する．達成できていない場合は，目標の設定や介入方法を振り返り，医師や他の医療チームと共同して薬物療法，酸素療法などの是非について再検討する．

栄養

概説

栄養は，呼吸に次ぐきわめて基本的なニードである．それは，健康を増進し，病気を防ぐための基礎だからである．ロイは，栄養とは，「身体機能を維持し，成長を促進し，傷ついた組織を回復させるため，人が必要な食物を摂取し，消化吸収する一連のプロセス」と定義した（松木，2004）．その人の活動や身体機能を考慮し，最適なエネルギーや栄養素を体内に取り込むことが必要である．また，身体の統合性と健康を維持するには，よい食習慣を身につけることも重要である．「栄養摂取は，身体の正常な成長に欠かせず，成長や発達のレベルは適応及び健康にとって重要な影響因子である」とも説明している．

栄養には，消化と代謝という重要なプロセスがある（松木，2010）．ロイは，消化を「摂取した食物が体内に吸収され，利用できる化学物質に変換される身体のプロセス」と定義した．消化には，摂取（食物や水分の取り込み），前進（嚥下や蠕動運動），機械的消化（咀嚼，混合，撹拌による分解），化学的消化（酵素による食物の分解），吸収（消化された物質が粘膜を介して消化管から血行やリンパ行への移行）の5つの主要なプロセスがある．また，代謝は異化と同化からなる化学変化とエネルギー交換のプロセスを指している．

行動のアセスメント

消化のプロセスとそれに関連した要因を考慮し，アセスメントする．

食習慣：24時間以内のすべての摂取食物と水分量を記録した食事記録を作成する．栄養所要量の基準を用いて適切さを判断するだけでなく，摂取した食物の種類，摂取した時間，食事の状況，消化のプロセスへの体の反応をアセスメントすることが重要である．

味覚と嗅覚：味覚や嗅覚は，食物に対するその人の反応に影響を与える．舌の味覚受容器（舌咽神経，顔面神経）の機能やにおいの感じ方についての神経学的機能に関する情報も必要である．

口腔の状態：口唇，歯，歯肉，舌を含む口腔の状態を評価する．栄養上の健康や栄養不足を評価することができる．

食欲と口渇：食物や水分への欲求の程度を確認する．食欲は視覚やにおい，食物に対する思いなどの刺激によって影響を受ける．これは，記憶や連想とも関連する．

身長と体重：代謝のプロセスのアセスメントができる．水分バランスや肥満，脂肪過多度（body mass index：BMI）がアセスメントできる．

食物アレルギー：食物による体の不適切な抗原抗体反応である．ある特定の食物摂取によって起こる反応について注意が必要である．

痛み：食物や水分摂取によって起こる痛みを確認する．痛みの程度，持続時間，痛みの発来，部位と範囲，痛みの拡散，痛みの要因，頻度，性質（鈍い痛み，鈍痛，焼けるような痛み，圧痛，刺されるような痛み）などからも，痛みを特定することができる．さらに，治療内容，増悪因子，随伴症状，その人の痛みに対する態度についてもアセスメントを行う．

食物摂取の変調：正常に飲食できない（例えば嚥下障害）の摂取方法についての確認が必要である．また，摂取したものや量，輸液や高カロリー輸液などのアセスメントも行う．

臨床検査指標：血液や尿などによる体の栄養状態の指標の確認が必要である．

刺激のアセスメント

刺激のアセスメントでは，栄養に関連した行動に影響する要因を確認する．特に消化管の解剖学的構造，消化機能，必須栄養素，食物の入手，食事摂取状況，体重に関する認識や認知器効果，文化，薬物摂取状況などがあげられる．

構造と機能の統合：消化器系は，消化管と付属器官からなっており，それらの働きによって一連の生理的・化学的な変化が生じている．また，消化管は神経・化学・内分泌プロセスによって調整されている（調節器サブシステム）．そのため，食物摂取から排泄までのプロセスに関するアセスメントが必要である．

栄養所要量：栄養所要量に影響する要因には，年齢，性別，体格，活動量，体

温，食事，人種，気候，妊娠，内分泌機能などがある．また，必要カロリーに変化をもたらす運動パターンについてもアセスメントが必要である．

食物の入手可能性：例えば，高齢者の場合，店には行けるのか，経済的状況などの情報である．

食事に関する条件：誰が食物の購入や調理をしているかという情報である．

食事を摂るきっかけ：食べる量に影響を及ぼしている内的・外的な要因をアセスメントする．正常な下垂体の機能があれば，「十分である」と内的な信号を送ることができる．しかし，日常生活のストレスなどの外的要因によって過食になる例もあり，情緒や社会的重圧，習慣，嗜好などが個人の飲食行動に影響していないか明らかにする．

認知器効果：個人の栄養に関する知識と食品に対する認識は重要な刺激である．知識はその人が何を食べようとするかに影響を与える．また，宗教や経済，環境問題などによって食事に対する信念（例えば菜食主義）が個人によって異なるので考慮する．

文化：栄養のニードに影響する可能性のある要因として文化をアセスメントする．個人の摂食行動に影響を及ぼす文化的・社会的・宗教的パターンについて知る必要がある．

薬物：食物の摂取や消化の過程に影響する薬物の使用を明らかにする．

体重に対する関心：体重の増減や維持の希望は，食事パターンに影響を及ぼす．

代償適応過程

栄養のニードは，消化と代謝を介して満たされている．また，栄養のプロセスは，調節器と認知器によって統合される．すなわち，栄養のニードに反応する代償能力には，調節器の不随意的なホメオスタシス機能と随意的な認知器の活動が含まれている．しかし，栄養のプロセスが統合されない場合，調節器が代償過程を始動させ，思考と感情をもつ人間は，認知器と活動を通してあらゆる栄養のニードに影響を与える．そのため調節器と認知器の能力は個人にとっての重要な内的刺激となる．

障害

消化と代謝の相互依存関係にあるため，栄養のプロセスで障害が起こることによって適応上の問題が生じることがある．例えば，肥満や食欲不振，悪心と嘔吐である．

看護診断

看護診断を記述する際には，適応を具体的に示し，観察された行動とそれに最も関連する刺激の要約を含める．例えば，身長170 cm，体重80 kgの成人男

性について考えてみる．BMI は 27.6，運動はほとんどしない，仕事で帰宅が遅く，深夜に多すぎる飲酒や食事，必ず甘いものを食べるという習慣がある．食後すぐに眠くなり，2 時ごろ就寝，7 時前には起床する．また，このような生活を変える気はない．この場合，単に摂取カロリーに対して消費カロリーが少ないことが体重増加の要因ではない．少なくとも，食意識の乱れ，過剰な飲酒，食行動の乱れ，睡眠時間の短縮，さらにダイエットが必要であるという認識がないことが原因である．そのため看護診断は，「身体活動量の低下，食意識の乱れ，過剰な飲酒，食行動の乱れ，睡眠時間の短縮に関連した過体重」である．

目標設定

目標設定は，「看護師はケアを受ける人と協力して目標を設定する．すなわち，看護ケアの結果を明確な行動の形で記述する．目標には，それを達成するための行動，期待される変化，達成までの時間（時間枠）が示されなければならない」と説明されている．前述した過体重の事例で，バランスのよい食事をしながら適切な減量（週 400〜900 g）を考えるとすれば，「患者は，3 週間で 2.7 kg の減量（週約 900 g）を達成する」という目標を立てる．また，どうしても深夜の帰宅となるなら，食事の時間と量について考えないといけない．適切な時間に食事をとることが大切であることを知らず，夕食が帰宅後の深夜になっているなら，「2 週間後までに適切な時間に夕食をとることができる」となるかもしれない．患者の行動に直接かかわり，その人の目線から捉えた表現で記述することが大事である．

介入

介入は，刺激を促進・強化するか，刺激を変化させたり排除する行動をとることによって，その刺激を管理する．事例の成人男性が肥満になる要因は，運動をしないことや睡眠不足でもあるが，適切な食事時間や量の摂取ができていないことも問題だった．しかし，仕事で深夜の帰宅になることを改善することはできず，本人の生活を大きく変化させることは難しいようであった．そこで，肥満が健康問題を起こす危険性を理解し，自覚すること，適切な食事時間と量について知るための介入が必要である．また，ダイエットには関心がなかったことから，例えば，自身の健康診断結果などを見ながら，自分の体の状態を理解し，肥満が継続することによって発生する健康問題についても理解する必要がある．また，具体的に体を動かすグループ活動への参加を促すことかもしれない．

評価

あらかじめ目標に掲げた患者の行動に照らして実際の看護介入の効果を判断

第4章◇適応様式の解説

することが評価に含まれる．実際の患者の行動が記述した目標と一致している
ならば，その看護介入は効果があったと言える．もし，一致せず看護介入の効
果がないならば，別の方法を考える必要がある．目標達成に至らないようなら，
行動と刺激のアセスメントをしなおし，他の介入やアプローチを検討する．事
例の場合，患者が3週間後に目標体重に達していればよいが，もし達していな
ければ，介入の仕方を再検討する必要がある．

排泄

概説

　老廃物の排泄は，ホメオスタシスの保持のため重要な機能である．ここでは，
栄養の摂取に伴う排泄について説明している．人間が消化・代謝によって生理
的バランスを保ち生存していくためには，栄養の摂取とともに代謝老廃物の排
泄が必要である．排便とは，消化されなかった物質が肛門から糞便として体外
に排泄されることである．排尿とは，体液の純度と恒常性を保つための腎臓に
よる濾過の結果生じる水分老廃物と過剰イオンの排泄である．

行動のアセスメント

　排便と排尿は，患者の生理的適応のための最優先すべきニードである．アセ
スメントの際には個人差も認識しておく必要がある．

(1) 排便

　普段，口にすることがタブーとされる話題である．そのため，排泄の問題を
扱う際には，患者のプライバシーを守ることが大切である．また，自分自身の
反応にも注意を払うべきである．

便の性状：糞便の量，色，硬さ，回数，におい，努責の観察を行い記録する．
成人の場合，正常では排泄直後の糞便は軟らかく固形で，色は茶色である．便
通は平均的に1日1回あるが，その頻度は個人差がある．

腸音：腸音は小腸と大腸の運動の指標となる．腸音のアセスメントは，その有
無と頻度である．また，大きな高ピッチの音が立て続けに聞こえる場合は，腸
の運動亢進を示唆する．ガスの通過は蠕動が起こっていることを示す望ましい
指標である．

痛み：排便に関連した痛みもアセスメントする．すべての言語的，非言語的行
動，痛みの部位，程度，持続時間，発来を確認する．

検査所見：便潜血検査は腸管からの出血が疑われる．

(2) 排尿

尿の量と性状：1回尿量，24時間尿量の測定を行う．色，透明度，におい，回
数，尿切迫，排尿のための意識的努力について観察する．

排尿の回数と尿意切迫：排尿回数，尿意切迫，排尿の開始や中止に意識的努力

を要する状態には，多くの要因が関与している．尿閉，失禁，放尿の開始や停止の困難，あるいは尿漏れなどを示す行動に対して，これらが患者の日常生活や社会生活の活動に与える影響をアセスメントする．

痛み：排尿に関するすべての痛みをアセスメントする．排尿前後，排尿中などの痛みの出現するタイミングや痛み方などを確認する．

検査所見：定期的尿検査や特別な尿検査の結果と正常値を比較する．

◉ 刺激のアセスメント

　行動のアセスメントにおいて影響を与える因子のデータ収集が必要である．排泄という統合的なプロセスを維持する身体の適応能力，また患者が行動の維持や変化に用いるコーピング方略が含まれる．すなわち，身体の構造や機能を維持する因子，排泄物の性状に影響を及ぼす因子，行動変容や維持に影響を及ぼす対処規制に関する因子など，身体の適応能力に関係する重要な因子をアセスメントする．

健常なホメオスタシスのプロセス：ホメオスタシス（恒常性）は，外的条件と体内の機能の変化に人間が対処するうえで必要な安定した生理学的状態である．食べたものを肛門から排泄するという腸のプロセス，腎臓による血液内の老廃物を除く濾過というプロセスの恒常性が維持できているかをアセスメントする．

食事：食事のタイプと量は排便にも排尿にも影響する．毎日の栄養摂取状況を確認し，食品に含まれる成分などについて確認する．

水分摂取：患者が経口および静脈注射で摂取している量である．尿量への影響だけでなく，体内の水分バランスに関連した水分と電解質バランスに影響を与える可能性についてもアセスメントが必要である．また腸における水分の再吸収と関連した排便にも影響がある．

周囲の環境：排泄に関してプライバシーが守れるかどうかである．プライバシーが守れないことで便秘になるといった問題の発生因子となる．部屋の温度や快適さ，トイレや便器の使用，排尿時に必要な体位などに影響する因子（例えば，男性だと立位がとれない）がアセスメント項目になる．

痛みのある状況：排尿・排便時に痛みや不快感がみられる患者では，痛みを引き起こす因子と痛みに対処するために患者が用いるコーピング方略の両方についてアセスメントを行う．また，そのコーピング方略を患者自身が効果的と感じているかアセスメントする．

排便・排尿習慣：患者の通常の排便・排尿パターンを確認する．排便は，排便のパターンを維持するために患者が用いるコーピング方略をアセスメントする．例えば，特定の食品の摂取やマッサージ，などである．また，排泄に影響

を与えている痛みの原因を患者と一緒に確認することも大切である．そして，患者が問題に対してどのように対処するかをアセスメントし，患者が用いている方法が効果的と考えているかどうかをアセスメントする．また，排便・排尿行動を改善する因子と増悪させる因子についても確認する．

ストレス：ストレスは，排泄において焦点刺激や関連刺激となる．排便や排尿を促進したり妨げたりする身体的・精神的状態についてアセスメントを行う．排泄行動に影響を与える因子には，病気や不安などの身体的・精神的ストレスがある．また，排泄時に痛みを感じた経験が，恐怖感となることもある．

家族の文化や見方：排泄に対する家族の見方や文化によって，排便や排尿のニードや習慣について独特な見方をすることがある．例えば，排泄に関するヘルスケアの選択は，幼いころからの家族的信条や文化に影響を受けやすい．

発達段階：年齢は関連刺激の１つである．患者の年齢は排便に影響を及ぼすので注意する必要がある．例えば，幼少期の子どもでは括約筋のコントロールができないためおもらしをしたり，妊娠中で骨盤底筋が伸展し外括約筋が弱くなっていると尿失禁を起こす．また，高齢男性では前立腺肥大で尿が出にくい，高齢女性では会陰筋の弛緩による筋緊張性尿失禁などの問題が発生しやすい．

疾病：外傷や疾病，手術などによって尿路系，消化器系の正常な構造や機能，調節に影響を与えているかどうかをアセスメントする．例えば，随意的コントロールの喪失をもたらす中枢神経系の障害，括約筋の損傷，出産による会陰筋の弛緩などである．その他，排尿に影響を与える疾患は，前立腺肥大症，性感染症があり，排便に影響を与えるものは，潰瘍性大腸炎，腸閉塞，痔瘻，瘻孔がある．

薬物と治療：排泄に直接影響を及ぼす因子として，薬物と治療，検査がある．例えば，抗生物質の使用による下痢や鉄剤の使用での硬便と色調の変化などである．

◆ 代償適応過程

　排泄のニードに反応する代償能力は，調節器の自動的なホメオスタシス機能と認知器の随意的・意識活動からなる．調節器の自動的なホメオスタシス機能とは，排便のメカニズムである．食物が消化され蠕動運動によって直腸に到達したとき，直腸壁を伸展させることから排便反射が起こり便の排出となる．一方で，排便は認知器によるコントロールも可能である．この場面や場所では排便できない，という認識があると人は随意的に排便をコントロールすることができる．意識的に外肛門括約筋を収縮させ，排便を抑制することができる．すなわち，アセスメントは，排泄機能だけでなく，患者の感情や考えを知る必要がある．

障害

　排便と排尿，およびその他の体からの老廃物排泄の方法は，すべて互いに関連し合っている．そのため，排泄プロセスの一部あるいはすべてが障害されると，適応レベルの変化や適応上の問題が起こり得る．例えば，クローン病では，血便や腹部の痛み，下痢，など日常生活に大きく影響を及ぼす症状を呈する．増悪と寛解を繰返すが，そのパターンは予測できないため患者を落胆させる．その結果，多くの精神的な問題も伴う．また，外科的手術が必要になることも多く，患者の負担は大きい．

看護診断

　排泄の機能を理解し，刺激のアセスメントを行うことにより看護診断を確定することができる．例えば，妊娠中の女性でちょっとした腹圧によって尿失禁が起こる場合，「胎児および子宮内容物に伴う腹腔内圧の上昇，骨盤底筋群の伸展に関連した腹圧性尿失禁」となる．また，高齢者で起こる便秘の場合，義歯が合わず食事量が減っている，咀嚼すると違和感があるので飲み物や軟らかい物ばかりを食べている，運動をしないなどの要因があれば，看護診断は「義歯が十分に合わず食事量が減少していること，食物繊維の摂取不足と運動不足に関連した便秘」となるだろう．

目標設定

　患者にとっての成果という視点から，患者とともに目標を設定する必要がある．例えば，食物繊維の摂取不足による便秘といっても，義歯が合わず，咀嚼が十分にできない高齢者と食事に関する知識が乏しい若い女性では目標の設定が異なる．高齢者の事例では，まずは義歯の状態，口腔のケアが焦点となる．そのため，「口腔ケアが十分に行え，2週間以内に適切な排便パターンが回復する」かもしれない．また若い女性の場合だと，「来週中に食物繊維を多く含む食品を理解する」となるかもしれない．

介入

　刺激のアセスメントであげられた問題を解決していく．高齢者の事例だと，早急に義歯の修理を行い，現在の歯肉に合った義歯に調整してもらう必要がある．そして，口腔内の保清や唾液の状態を観察し，口腔内での科学的・機械的消化が可能である状態を整える．また，少しずつジュースやすりつぶした食物繊維を含む食品を摂取するよう準備する．高齢者であるため，尊厳を守り食事や食事中の楽しさも含めた介入を行う．

評価

目標に記載した行動を患者が達成したかどうかを明らかにする段階である．例えば，1週間や2週間という時間設定は適切だったか，口腔ケアや義歯の手入れによって，どの程度食欲が戻っているかを評価する．もし，目標をクリアできる様子がなければ，アセスメントを見直し，計画を修正する必要がある．

活動と休息

概説

活動と休息は人間の基本的ニードである．活動は，日常生活や，ある目的に役立つ身体運動のことである．しかし，単に身体各部が動くということだけではなく，随意的にスムーズに動かすことができるということを含む．休息とは，エネルギー需要が最小限となるような活動の変化を意味する．睡眠という重要かつ基本的な生命・生活過程を通して達成され，疲労回復にとって重要である．睡眠の必要性を経験している人も多いだろう．睡眠不足で身体的な症状（例えば，重だるさや頭重感など）を感じたり，判断能力や記銘力，計算能力の低下を経験したことがあるかもしれない．睡眠については個人差があり，例えば6時間睡眠をとっていても人によって充足感は異なる．また休息を広範囲に捉えると，身体的不快や不安などの心理的ストレスからの解放をもたらす「くつろぎ」もある．休息は，個人的な事柄であり，何がくつろぎやエネルギー回復をもたらすかは人それぞれによって異なることを理解しておく必要がある．

行動のアセスメント

(1) 活動

活動のアセスメントでは，身体的活動，運動機能のアセスメントを行う．身体を動かすための活動については，構造としての骨格筋・骨格・関節，そしてそれらを構成しエネルギー生産と運搬を行う呼吸・栄養・循環機能，さらには運動の調律をはかる神経や内分泌機能の知識が必要である．

身体的活動：患者の日常の身体活動パターンについて情報を得る．身体的活動の頻度，強度，持続時間について観察する．活動レベルの適切性を判断し，不動状態をもたらす危険の有無を明らかにする．

運動機能：患者の身体活動を判定し，運動不足による影響を明らかにする．機能のアセスメント，筋束と筋緊張，筋力，関節可動性，姿勢，歩行，運動協調性を確認する．

機能のアセスメント：身体機能は，日常生活活動に関係する．例えば機能的自立度評価法（FIM）がある．共通のツールや文言を使い，客観的評価や経時的な比較も行う．

筋束と筋緊張：すべての自動運動には，筋の収縮が必要である．実際に筋肉を

触診するなどして硬さや柔軟性，ふくらみなどでアセスメントする．

筋力：筋力検査には，特定の筋肉を使って動くよう指示する方法，抵抗力を用いる方法などがある．フィジカルアセスメントに関するガイドを参考にして測定する．

姿勢：正しい姿勢は，体の安全を保つ要因の1つである．体重のバランスがよく，運動機能が最良の状態となるような体のアライメントである．正しい姿勢からの逸脱は，何らかの障害を示唆する．

歩行：歩行は，移動する基本的な手段である．また，正しい姿勢で適切に歩行することが安全かつ最大限の可動性を可能にする．そのため歩行時の姿勢，足の運び，上体の保持，バランス，対称性など多くの観察ポイントがある．その他，歩行時に起こる痛みや跛行，不快，転倒の恐怖などを確認する必要がある．

運動協調性：運動協調性は，神経機能と筋骨格機能が正常に働いているかである．その人の活動状態，特にセルフケア活動はこの協調性の影響を受ける．

(2) 休息

休息のアセスメントは，人間の身体的・精神的統合にとって重要である．そのため，基本的な睡眠のメカニズム，睡眠が人間の身体的，機能的なシステムに与える役割について理解しておく必要がある．

毎日の休息の量と質：1日の休息時間と睡眠の質について睡眠中の様子を観察することと本人の評価は最も重要である．

睡眠パターン：寝つくまでの時間，睡眠中の不穏状態（頻回な寝返りや手の動きなど），睡眠中の覚醒回数，早期覚醒，日中の眠気などについてアセスメントする．その人の通常の睡眠パターンと最近起こった変化を関連付けて理解する必要がある．睡眠の状態を知るためには，睡眠日誌を用いるとよいだろう．夜間の睡眠状態を測定するための測定器具もあるので，客観的なデータ収集も可能である．

睡眠遮断の徴候：赤く充血した目，腫れたまぶた，目の下のくま，頻繁なあくびなどがある．不眠は，生理的な疲労や神経筋協調運動の低下を引き起こすだけでなく，広範な易刺激性，集中力低下，失見当識，錯乱などの精神障害の徴候にもなる．これらの重篤度は，睡眠の遮断程度と時間，その患者の既往状態と関係する．

⬤ 刺激のアセスメント

活動と休息の両方に関係する刺激があるので，区別せずに説明する．

身体的状態：活動において，筋骨格系の構造と機能の障害や中枢神経系の疾患は，最も重要な焦点刺激になる．また，痛みや不快感，しびれなどの問題も患者に影響を与える．休息には，病気に対する不安や心配，身体活動の過剰や不足も影響する．睡眠・覚醒サイクルを変化させるような活動（例えば夜勤や過剰

な昼寝など）や症状（痛み，むずむず脚症候群，睡眠時無呼吸など）もアセスメントする．

心理的状態：活動には，動機と知識が関与している．また，心理的ストレスは脳の働きを増加させるため，睡眠や休息がさらに必要になる．

環境：身体的活動を行う場合，自由で制約のない環境が必要である．活動には，気温や周囲の適切な状況（例えば安全性，身体的・個人的援助）が十分得られるかも重要である．

周囲の環境：睡眠には静かで光のコントロールがされている環境が必要である．また，睡眠に関する儀式が，いつも同様できなければ寝付けないこともあるし，不慣れな場所やいつもと違う寝具でも寝付けないことがある．においが気になる人もいるなど個人的な要因もあるので本人に確認することが大切である．

個人的習慣：睡眠に影響する要因の１つに飲酒がある．飲酒はその作用により，入眠しやすくなる人もいるが，アルコールの分解過程で睡眠のリズムが乱れたり，尿の生産がすすみ，排泄のため中途覚醒を余儀なくされることもある．また，アルコールによる筋弛緩作用のため，睡眠時無呼吸がある人はのどの筋力がゆるみ，呼吸がしにくくなることで，十分な睡眠がとれなくなることもある．

発達段階：活動と睡眠の関連刺激に年齢がある．加齢に伴う身体機能の低下や障害をもつ人も増えてくる．また，年齢に伴うメラトニンなどのホルモン分泌の変化に伴う睡眠不全症状を訴える人が多い．

代償適応過程

活動と休息の代償方略には，先天的なものと後天的なものがあるとロイは説明している．先天的な反応とは体内に備わる機能であり，後天的な反応とは経験によって得られる代償方略である．

(1) 運動におけるフィードバック

活動の代償適応過程には，**運動のフィードバック**がある．目的のある運動に対して，目的達成に必要な筋・骨格を動かすために中枢神経からの運動指令が出される．運動指令は，感覚器や神経，過去の学習などから総合的に発せられプログラムされる．例えば，トイレに行きたいという感覚を覚えたとき，脳から運動指令が発せられる．筋・骨格系は運動に必要な筋収縮や伸展の準備がなされると同時に，視覚により最短距離のトイレを探し，使用した経験があれば，どのようなトイレだったか学習した内容を思い出す．そして，より効果的な身体運動を起こす．しかし，以前学習した状況と異なることが起こっている場合がある．例えば，今回は，足を骨折し松葉づえを使っているとする．以前と同じようにその場所まで行けないし，排泄も上手くできない可能性がある．そこで生体システムは，その環境に対処する必要があり，運動負荷の性質や疲労の

程度，利用できるエネルギーの量などの多数の内的因子について，あらかじめ計算しなければならない．これを行うのが，フィードバック制御システムである．また，動作を行っている間に実際の結果について予測することができる．例えば，どのような体位や腕の動きをとれば良いかを推測することができる．この推測は完全に脳の中で行われる．この内部フィードバック制御システムにおいて望ましい結果は，実際の結果ではなく予測された結果と比較される．比較された誤差は行動を修復するのに用いられ，予測の正確度を高める．運動技能を学習することは，体の行動を予測することを学ぶことである．可動性をより効果的なものにするためにフィードバックを用いるこの代償方略は，リハビリテーションにおいて特に重要である．

(2) 後天的リラクセーション反応

　生活のストレスと心配が安眠を妨げることはよく知られている．リラクセーション反応は，休息と睡眠を促す先天的・自律的反応を補強する後天的代償プロセスである．リラクセーション反応を得る方法はいくつかある．昨今，職場でのストレスによるうつ病などの発生が多く報告されるようになり，筋弛緩法や呼吸法を積極的に取り入れるよう促されている．筋弛緩法を獲得する目的は，直接的にストレスの原因や病気に働きかけることよりも，患者に自己制御感を与え，ストレスの影響を最小限に抑えることにある．

障害

　活動と休息のニードが充足できず，適応のための代償過程が適切に機能しない場合，結果として，可動性と睡眠のプロセスが障害される．可動性の障害には，身体的活動の制限，特に医学的制限の結果生じる否定的影響を示して用いられる**不使用性シンドローム**がある．神経系，骨格系，循環器系，呼吸器系，代謝，排泄，皮膚組織の血液循環の低下，感覚・知覚に影響をきたす状況である．睡眠では，**睡眠パターン混乱**があげられる．睡眠に関する正しい知識に基づいてアセスメントすることが必要である．

看護診断

　活動と休息に関係する看護診断は身体可動性の制限，休息が取れない状態を示す．例えば，ある成人男性が昼間の眠気がひどく仕事にならない．朝起きたときの疲れ，夜中しっかり眠れないと訴えがあった．聞けば，夜中のいびきがひどく息が止まっていると妻に指摘されたと話した．健康診断では肥満を指摘されているが放置していたとのこと．そこで看護診断は，「肥満により夜間睡眠中の無呼吸状態の継続，睡眠の質の低下に関連した睡眠剝奪」となるだろう．

目標設定

生理的様式のうちの活動と休息という構成要素における一般的な目的は，正常な成長と発達，回復，整復，エネルギーの再生と生命・生活過程の活性化のために，十分な活動と休息を促すことである．この目標ではバランスが取れていることが重要で，活動は活動のニードと，また休息は休息のニードとバランスがとれていなければならない．事例の場合，「睡眠時無呼吸についての知識を得て来週までに睡眠時無呼吸の検査を受ける計画を立てる」という目前の目標が立つだろう．その後，治療が進む中でアセスメントを行い，長期的な目標である睡眠の充実に向けて段階的にかかわっていくことになるだろう．また，休息のニードが睡眠の時間と質においては十分に充足されているとしても，その患者にはエネルギーのレベルを超える身体的ストレスが続いているとすれば，エネルギーバランスという点から休息の質と量を高める目標を立てることが必要になる．

介入

活動と可動性に対する看護介入には，個人および地域全体の健康増進に重要な意味をもつ健康教育と予防的手段がある．健康教育とは，知識の獲得と動機づけという2つの因子がある．運動の必要性を理解していても日常生活に取り入れることは難しい．具体的な時間や内容を指示し，継続や強化をしていくだけでなく，動機づけが必要である．個々人に合わせた具体的な介入を検討すべきである．

もう1つは，予防的手段である．問題を生じる条件に対し未然に介入し，予防することができる．不動状態を予防するには，正しい身体アライメントの保持，頻回の体位変換，関節可動性の保持，筋力の強化が含まれる．

評価

活動と休息のニードが適応へと変化したかを判断する．目標を達成していない場合は，目標が実現可能な目標であったか，身体状況にあったレベルであったのか，アセスメントは適切にされていたか，看護介入に必要な看護技術やその選択は効果的だったかを行動レベルで判断する．

保護（防衛）

概説

保護の生理的ニーズは2つの基本的な生命過程から成り立つ．1つは非特異的防御プロセスであり解剖学，生理学的，食細胞の作用，炎症によるバリアが含まれる．2つ目は特異的防御プロセスであり特異免疫によるメカニズムが主である．

(1) 非特異的防御プロセス

先天免疫(自然免疫)のプロセスであり,多くの異なる病原体をターゲットにした非特異的な免疫反応である.

解剖学的バリア:解剖学的メカニズムは損傷のない皮膚と粘膜である.皮膚の表皮と真皮は病原体に対してのバリアとなる.皮脂腺から分泌される皮脂には殺菌性のある化学物質が含まれ,常在菌とともに皮膚のpHを3～5に保ち有害な微生物の増殖を防止する.汗腺は発汗,尿酸と尿素の排出を行い体温調節と皮膚の保護を行う.

生理学的バリア:生理的バリアには体温や胃酸のpH,化学伝達物質がある.正常な体温や胃内の酸性の環境は病原体の増殖を防止する.リゾチームという酵素は体内の組織,体液,分泌物中に存在し細菌の溶菌を引き起こす.インターフェロンはウイルスに感染した細胞から遊離され,先天免疫を刺激し,感染していない細胞を保護する.

食細胞によるバリア:好中球やマクロファージなどの食細胞は病原体を貪食し消化する.食細胞は異物を非自己と認識し作用する.

炎症反応によるバリア:炎症の徴候は発赤,発熱,腫脹,疼痛である.細胞が障害されると炎症反応が起きる.細胞障害により炎症性化学物質であるヒスタミンやブラディキニンは毛細血管拡張や血管透過性を亢進させ好中球や単球を炎症部位に遊走させ,障害物質の処理を行う.

(2) 特異的防御プロセス

特異的防御プロセスは前述の非特異的防御の二次的な段階である.特異免疫とも呼ばれる.役割は自己と非自己を識別し,排除し,生体を保護することである.非自己は抗原として認識されるが,これらには病原体,異物,他の個体の組織などがある.体内に侵入した抗原はT細胞による防御(細胞媒介免疫)やB細胞による防御(抗体媒介免疫)により排除される.一度,異物として認識された抗原はT細胞,B細胞に記憶され,再度体内に侵入した場合はより強い免疫応答を起こす.これは獲得免疫と呼ばれる.獲得免疫の例としてはワクチンなどの予防接種による抗体の獲得がある.

行動のアセスメント

(1) 非特異的防御プロセス

最初に保護に関連した解剖学的,生理的バリアや食細胞,炎症反応によるバリアに影響する要因に対し人がどのように対処しているかをアセスメントする.観察された行動が適応行動か非効果的行動か判断するには解剖・生理・病態生理の知識が必要であり,他の生理的様式のアセスメントと関連させて観察,測定やインタビューの技法を用いて行う.

病歴:感染症,予防接種歴など免疫状態に関連した項目について行う.

皮膚：皮膚の視診により色調（紅斑，チアノーゼ，黄疸），顔面，結膜などの蒼白を観察する．病変を認めた場合は色調，外形，分布，直接的な要因があるか二次的な要因があるか観察する．

手術創に関連した疼痛と皮膚の状態：疼痛の有無，疼痛の性質，部位，持続時間について確認する．創部の紅斑や浮腫，排膿を認める場合は色，臭い，量を観察する．

毛と爪：毛髪の分布，量，頭皮の状態（毛嚢胞，ふけ，痂皮の有無），爪の色，形状，厚さ，爪床の状態について観察する．

発汗と体温：汗腺にはエクリン腺とアポクリン腺があり，エクリン腺は全身に分布し体温調整を行い，アポクリン腺は腋窩部と生殖器にあり感情ストレスに反応する．発汗の部位，量，色，臭いを観察する．発熱は免疫システムに病原体などによる脅威が加わったとき，好中球やリンパ球の遊走，内因性発熱物質であるインターロイキン-1 の遊離により起こる．体温測定は先天免疫への影響を測る重要な指標である．

粘膜：最初に口腔，鼻粘膜，眼や腟粘膜の異常や痛みについてアセスメントする．観察は粘膜の色，分泌物，浮腫について，口腔内については乾燥状態，発赤，歯垢，齲歯，舌苔について観察する．

消化器系：胃内は酸性に保たれており，胃液の pH は通常 3 である．経鼻胃管が挿入されている場合は胃液の pH のアセスメントが必要である．また，胃酸の pH を上昇させる H_2 受容体拮抗薬，プロトンポンプ阻害薬の内服状況についてアセスメントする．

炎症反応：炎症のタイプには慢性と急性がある．急性炎症は損傷後の早期に起こる毛細血管透過性亢進，血管拡張，炎症性白血球，化学伝達物質による反応であり，その結果，発赤，熱感，腫脹，疼痛が起こる．慢性炎症は持続的に起こる状態である．炎症部位の外観，分泌物の有無，疼痛などについてアセスメントする．

検査所見：血液，尿，分泌物の検査を行う．炎症反応の程度については血球，CRP を指標にすることが多い．細菌感染についてはプロカルシトニン値も参考にされる．

(2) 特異的防御プロセス

免疫反応の徴候：微熱，リンパ節腫脹，局所の炎症所見，全身の炎症徴候，倦怠感，鈍い痛み，鋭い痛み，嘔気，嘔吐，下痢についてアセスメントする．

免疫の状態：伝染性疾患の既往，予防接種の有無を問診する．白血病や HIV などの病気では免疫による防御プロセスが障害される．

検査：血液検査（白血球数や異常細胞の有無），免疫グロブリン，血清補体のデータをアセスメントする．

刺激のアセスメント

(1) 非特異的防御プロセスにおける刺激のアセスメント

第2段階のアセスメントは刺激について行う．適応の看護過程の第1段階でアセスメントした行動に影響する内的および外的要因についてデータを収集する．これには行動を維持したり変化させたりするために用いる個人の対処方法と体の構造，機能の適応能力や保護機能の調節も含まれる．

環境要因：環境刺激の多くが非特異的防御システムに影響するためアセスメントが重要である．刺激には日光や酸素などの自然界の要素や医薬品など自然界の要素でないものも含まれる．非特異的防御システムに影響する薬物にはカルシニューリン阻害薬などの免疫抑制薬，副腎皮質ホルモン薬などがある．

①皮膚の統合性に対する刺激：極端な温度，過度な日光浴，ツタウルシ，尿，便，石けん，一部の薬品，患者の体位，酸素化など．

②体温や発汗などに対する刺激：部屋の温度，循環する空気，湿度，衣服の厚さ，個人の清潔行動の方法（入浴の頻度，石けんと防腐剤の使用），運動や活動の増加，ストレス．

③粘膜：でんぷんや糖質を多く含む食品の摂取による歯垢や齲歯の増加．

各様式の統合：防御機能は保護以外の生理的様式，または自己概念様式，役割機能様式および相互依存様式の影響を受ける．

他の生理的様式の影響には甲状腺機能亢進症による体温上昇，ショックによる低体温，加齢による皮膚の変化，強皮症などの自己免疫疾患による皮膚硬化，ホルモンバランスの不均衡による毛髪や爪の変化，栄養状態による皮膚，毛や爪への影響，心理状態の変化による発疹，掻痒，座瘡などがある．

認知器の効果：刺激を避ける個人の対応方法が重要である．皮膚と粘膜の健康な状態を保つための清潔行動，口腔内衛生の方法，バランスのとれた食事と十分な水分摂取，日光刺激からの皮膚の保護，化学物質や物理刺激を避ける方法などをアセスメントする．

発達段階：幼児の皮膚機能の未熟さ，老化による皮膚の変化など発達段階で皮膚の機能が変化する．皮膚の老化を防止するケアなどが重要となる．

(2) 特異的防御プロセスにおける刺激のアセスメント

刺激の多くが免疫の特異的防御に影響し，統合性，発達段階，環境要因，認知機能効果に影響する．

各様式の統合性：ストレスは微生物に対する抵抗力に影響する．栄養状態は細胞媒介性免疫，胸腺やリンパ節の機能に影響する．

発達段階：免疫系または特異的防御システムも老化の影響を受ける．老化によるTリンパ球とBリンパ球の産生と機能低下により，高齢者は感染症にかかりやすく重症化しやすい．乳幼児の免疫システムは未熟であり授乳により免疫システムを補う．

環境要因：タバコ，アルコール，薬物（免疫抑制薬，副腎皮質ホルモン薬）により免疫機能は低下する．

認知器の効果：認識，知識および技能が保護の障害となることがある．免疫機能を維持するためには適切な栄養摂取が必要であり，病気の早期発見には知識が必要である．

代償適応過程

保護のニードが満たされない場合は代償過程が生じる．代償適応過程には特異的，非特異的防御過程のすべてが含まれる．例えば炎症は細胞の傷害を回復し，治癒させる適応である．それ以外にも，有害な物質の摂取を控えること，予防接種を受けることも代償の適応である．

障害過程

適応レベルが不完全か代償できないレベルとなった場合は，適応問題が生じる．保護のニードについては8つの障害過程が指摘されている．それらは，皮膚統合性の崩壊，褥瘡，掻痒，創傷治癒の遅延，感染，アレルギー反応，免疫状態の変化に対する非効果的コーピング，非効果的な体温調節などである．

褥瘡は圧迫，ずれ力，栄養不足，組織の酸素欠乏などさまざまな要因が関与している．褥瘡は入院期間の延長，新たな治療など医療コストの増加を招くため適切なアセスメントと看護介入が必要である．

アレルギー反応は，免疫反応が過剰となり患者の健康を損なう病態である．気管支喘息，食物アレルギー，薬剤過敏症などがある．

看護診断

看護診断は行動（適応行動，非効果的行動）と，行動に影響を及ぼす刺激（焦点刺激，関連刺激，残存刺激）とを合わせてアセスメントする．

通常認められる適応問題には褥瘡と掻痒がある．褥瘡は可動性の低下，栄養不良を伴った患者に認めることが多く，この適応問題に関連した看護診断には褥瘡リスク状態がある．この段階で適切な看護介入が行われれば，褥瘡の発生が予防できる可能性があるかもしれない．褥瘡が発生した場合は，皮膚統合性障害，感染リスク状態などの診断となるだろう．肯定的指標は感染がなく皮膚の統合性が保たれているなどがある．

掻痒は皮膚の保護に関連した安楽の変調である．掻痒の焦点刺激には全身性疾患や妊娠による皮膚の障害があげられるかもしれない．その他の影響因子にはアレルギー反応，局所病変，乾燥した皮膚，情緒の混乱などがある．

目標設定

目標には行動，期待する変化，達成までの期限が含まれる．例えば褥瘡を例にとると，目標は，現在の○×○ cm の褥瘡のサイズが，○週間以内に○×○ cm に縮小することとなる．

介入

目標を設定したら，患者が目標に到達するように看護介入を行う．介入は特定された刺激に依存している．看護師は刺激を促進，または増強させたり，また刺激を変換させたり排除するようにマネジメントする．

褥瘡がある患者のケアでは，栄養状態の悪化が刺激になっていれば栄養の改善を行い，組織への負荷が刺激になっていれば体位の変化，体圧分散マットレスの使用などを行う．褥瘡に対するケアには壊死組織のデブリードマン，生食や水道水による洗浄，ドレッシング材の使用などがある．患者教育も重要であり，リスク因子，病因，創傷治癒過程，栄養，製品の選択，治癒の評価について説明する．

評価

評価は，事前に設定した目標のために行った看護介入の効果を評価する．褥瘡に関しては，サイズが縮小していれば看護介入が有効であったと見なすことができる．変化がない場合は設定した目標が非現実的か，すべての刺激が明らかになっていなかったか，適切な別の介入が存在したことが考えられる．

保護の期待される成果は非特異的防御過程と特異的防御過程の統合の維持である．そのためには皮膚の統合性や栄養状態の維持が必要である．

感覚

概説

感覚は外界から入ってくる光，音，熱，機械的振動，圧などにより特有の感覚受容器が刺激を受けて生じる．感覚は適応に重要な役割を果たし，環境の変化と相互作用するために必要な情報を入手する経路である．

感覚は視覚，聴覚，嗅覚，味覚などの特殊感覚と，皮膚や内臓の感覚に分類される．感覚刺激が知覚されるプロセスは，受容器で感覚エネルギーを神経活動に変換し，感覚神経，脊髄を通って大脳皮質へ伝達される．それぞれの刺激は体の部位に相当する皮質領野で判断される．

ロイ適応モデルでは知覚は認知器サブシステムのプロセスとされ，感覚刺激を解釈し意図的な認識であると定義されている．知覚は記憶され，教育や経験などの要因と結びつけられる．すなわち焦点刺激は関連刺激と残存刺激を考慮して処理される．

行動のアセスメント

　感覚のアセスメントも他の生理的様式のアセスメントと関連させて観察，測定やインタビューの技法を用いて行う．健常性と対称性について行う．まず，患者の知能，意識，精神状態に異常がないことを確かめて行う．これらの異常があると，その行動は正確性に乏しくなるので注意が必要である．

視覚：視力の異常について問診する．検査は，視力表による視力検査，視野計による周辺視覚検査，色覚検査，眼圧計による眼圧測定，屈折検査，眼底検査などがある．

聴覚：問診による聴力低下，病歴についての確認．オージオメータによる聴力検査，音の骨伝導と空気伝導を検査するリンネ試験．

皮膚の感覚：表在感覚には触覚，痛覚，温度覚がある．触覚は綿棒や筆などを皮膚に接触させ，感じる程度，部位，左右差について検査する．例えば，四肢の近位部と遠位部にて感じる程度について検査する．痛覚，温度覚についても同様に行う．深部感覚には振動覚，位置覚，運動覚，圧覚などがある．

痛み：痛みは患者本人しかわからないことであり患者の訴えを信頼することが必要である．

　(1) 痛みの記述：部位，性状（鋭い，鈍い，刺すような，差し込むような，うずく，食い込むような，灼けるようななど），強さ，発生時の状況，持続時間について記述する．痛みの強さの評価には0から10までの数値スケール（NRS）を用いる．他にVASやFPSがある（図4-3）．服用している鎮痛薬の種類，鎮痛薬使用による痛みの変化についても記述する．

　(2) 増悪因子：痛みを悪化させる活動や体位，温度，時間帯などの増悪因子や疼痛を軽減させる因子．

　(3) その他の生理的変化の徴候：疼痛の部位の発熱，発赤，腫脹，圧痛．また，悪心，嘔吐などの随伴症状についても記述する．

刺激のアセスメント

　刺激のアセスメントは行動のアセスメントに加え，個人の背景や人生経験を観察して行う．**表4-12**のアセスメントのガイドラインを用いて行う．

表4-12　感覚障害に関わる刺激の看護アセスメントのための質問

1. 感覚障害は一時的なものか，それとも永久的なものか．
2. 障害は最近生じたものか，それとも以前から続いているものか．
3. 複数の障害がみられるか．
4. その人は，機能の喪失をどのようにとらえているか．
5. その人は，現在の環境におかれることでどのような影響を受けているか．
6. その人の知識レベルはどれくらいか，知識を必要としているか，指導を受けるための準備はできているか．

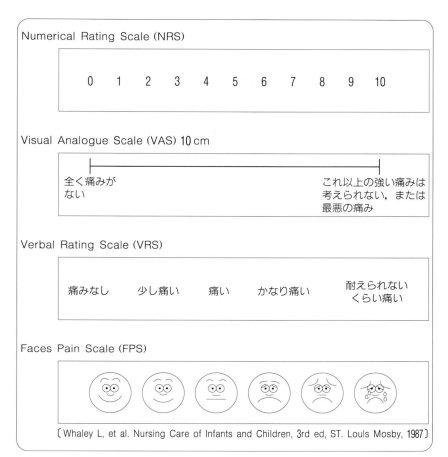

図 4-3　痛みの強さの評価法
[日本緩和医療学会　緩和医療ガイドライン作成委員会 (2014). がん疼痛の薬物療法に関するガイドライン (2014 年版). 金原出版, p.32 より転載]

代償適応過程

感覚プロセスでは代償適応過程の例が多くみられる. 暗順応や明順応がある. 暗順応は長時間明るい場所にいて, その後暗い場所へ移ると, 網膜の光感受性が増加して, 暗い場所でも見えるようになることである. 明順応は, 光感受性の低下である.

障害過程

適応レベルが不完全か代償できないレベルとなった場合は, 適応問題が生じる. 感覚に関係する障害過程では疼痛が重要である.

痛みを引き起こす有害刺激を伝達する受容器は侵害受容器と呼ばれ, 温度刺激, 化学刺激, 機械的刺激に反応する. 痛みには視床, 大脳辺縁系, 脊髄網様体が相互に関与し, 過去の痛みの経験が恐怖, 不安, 注意をもたらす.

痛みには急性と慢性があり, 急性の痛みは持続時間が短く, 原因が特定でき

ることが多い．慢性の痛みは持続的にみられ，原因の特定に困難なことが多い．痛みは疾病や損傷を自覚させるという有用な働きをするが，感覚の障害により自覚が困難となる場合がある．例えば，糖尿病性末梢神経障害の患者では感覚の低下により，外傷や熱傷でも気づくのが遅れ重症化してしまうことがある．

痛覚耐性は一定時間耐えられる痛みの量であるが，個人によって異なり，また同じ人でも状況によって異なる．疼痛などの苦痛は生理的，心理的，社会的，霊的な影響を受けるためその解釈は重要である．

看護診断

看護診断は行動（適応行動，非効果的行動）と，行動に影響を及ぼす刺激（焦点刺激，関連刺激，残存刺激）とを合わせてアセスメントする．

感覚に関する NANDA-I のリストには半側無視，急性疼痛，慢性頭痛，身体損傷リスク状態などがある．半側無視の診断指標には無視側の安全行動の変化，無視側の半皿分の食物を食べられない，無視側の身だしなみを整えられない，がある．身体損傷リスク状態には危険因子に脊髄損傷や糖尿病による感覚の変化があげられている．前述の糖尿病のように末梢神経障害による感覚低下，また視力低下により疾病や損傷を自覚する機能が低下し身体損傷のリスクが高くなる．

目標設定

目標には行動，期待する変化，達成までの期限が含まれる．例えば半側無視の患者に対処する際に，看護師は短期と長期の目標を設定する．目標には手がかりを与えて無視側に注意を促すように援助できるようにすることなどがある．例えば無視側の食べ物を反対側へ置くことなどであり，自分で無視側に目や頭を向けるようにすることである．

米国神経科学看護師協会では，非代償性の感覚障害，特に視覚，聴覚，触覚の障害をもつ個人のために以下の成果基準を設定している．

・個人は，その環境の中で安楽と安全が感じられると述べられる．
・個人は，補助用具や代償的技術を正確に使用できる．
・個人は，熱傷，転落，創傷，圧迫創を受けない．

看護師は次に，目標達成に向け適切な戦略を発展させ，実行するために前進する．

介入

介入は特定された刺激に対して行うが，感覚喪失が焦点刺激となり，感覚喪失は不可逆的である．したがって焦点刺激，関連刺激，残存刺激を含むすべての経験を扱う．

感覚障害をもつ場合の一般的な介入方法として以下を行う．自宅や施設のオリエンテーションを行う．家具，物品，電話，インターホン，警報装置などの配置を，障害の種類，程度に応じて修正する．補助器具や代償技術の提供，自宅，病院などの環境内における危険物の除去や減少といったバリアフリー環境の指導を行う．

痛みは治療抵抗性の健康問題である．薬物，特に麻薬中毒に対する恐怖は痛みの治療を不十分にする要因となるため看護師は医療用麻薬や他の鎮痛薬に対する正しい情報を患者に提供する必要がある．薬物以外の痛みを緩和する方法には体位，温冷浴，シャワーなどの一般的な安楽法がある．患者に有効な緩和方法を確認し，また新たな方法を見つけるように促す．

評価

評価は，事前に設定した目標のために行った看護介入の効果を評価する．感覚障害の患者では，環境の中で安楽と安全が感じられ，補助用具や代償的技術を正確に使用でき，熱傷，転落，創傷，圧迫創を受けないという目標が達成されたかどうかを評価する．

痛みについては，痛みが緩和できたかどうか，治療について理解できたかどうかを評価する．

体液・電解質，酸・塩基平衡

概説

ロイ適応モデルでは体液・電解質，酸・塩基平衡に関する適応は体内環境を一定に保つ恒常性（ホメオスタシス）のプロセスとされる．恒常性の維持には多くの器官が関与しているが，最も重要なのは腎臓である．腎臓の機能は大量の水分の処理，老廃物や過剰な電解質の濾過，必要な物質の尿から血液中への再吸収であり，これらのプロセスを通して血液の浄化と恒常性の維持に関与している．

(1) 体液平衡

体液には血管内液，細胞内液，組織間液（細胞外や腹腔などのサードスペース）がある．水は電解質や非電解質が溶解する溶媒の役割をもっていて，溶けている物質の濃度が細胞内・外の体液の平衡に影響する．腎臓は主に2つのホルモンの影響を受け体液量や電解質の平衡を保つ．抗利尿ホルモン（ADH）は下垂体後葉から分泌され，水の再吸収による体液保持，アルドステロンは副腎皮質から分泌され，尿細管からの水，ナトリウムの再吸収とカリウムの再吸収抑制に関与する．組織間液の増加は炎症，循環不全，低アルブミン血症などが原因となる．体液平衡には口渇中枢も関与し，水分摂取，ADHの分泌，尿量の減少に関与する．

(2) 電解質平衡

体液中の主な電解質はナトリウム，カリウム，カルシウムである．

ナトリウムは，細胞外液量と水分の分布を調整することにより体液と電解質の平衡を保つ中心的な役割をもつ．

カリウムは神経と筋肉の機能と代謝に必要であり，特に蛋白質合成には重要である．カリウムの調整は腎臓にて行われる．

カルシウムは血液凝固，細胞膜の透過性，分泌機能を保つため，また筋肉の興奮に必要である．カルシウムは上皮小体ホルモンとカルシトニンにより調節される．

(3) 酸・塩基平衡

酸・塩基平衡は水素イオン濃度に関連している．水素イオン濃度（H^+）はpHで表され，血液のpHは7.35〜7.45に保たれる．体内のpHを正常に保つ化学的緩衝系には重炭酸系，リン酸系，蛋白質系がある．腎臓はH^+を尿へ分泌し重炭酸イオン（HCO_3^-）を貯留させて調節する．呼吸中枢は換気量を変化させることでCO_2を調整する．例えば代謝性アシドーシスとなった場合は換気量を増加させ，血液のCO_2を低下させpHを上昇させる．逆に代謝性アルカローシスの場合は血液のCO_2を上昇させpHを低下させる．

◗ 行動のアセスメント

患者の病歴を検討した後に系統的にアセスメントする．ロイ適応モデルの生理的様式に関連した基本的ニードと複合的プロセスの理解がアセスメントのためのガイドラインとなる．それぞれの様式も考慮しアセスメントする．

(1) 酸素化

酸素化のニードに関連する行動として呼吸と循環の機能を指標とするものがある．呼吸，脈拍，血圧，皮膚の色調の変化についてアセスメントする．

(2) 栄養

食欲，口渇，嘔気・嘔吐などの症状，舌の状態についてアセスメントする．

(3) 排泄

尿，便の量と性状，腸の蠕動についてアセスメントする．尿量は体液量の重要な指標であり，腸蠕動の低下は低カリウム血症の指標となることがある．

(4) 活動と休息

倦怠感，不定愁訴，眠気，落ち着きのなさ，興奮，怒りっぽいことは非効果的適応の行動指標となる．

(5) 保護

皮膚の温度，弾力性，色調の異常についてアセスメントする．口唇や指先のピリピリ感はカルシウム不足が関係することがある．

(6) 神経機能

好戦性，無関心，錯乱，失見当識についてアセスメントする．

(7) 検査所見

血液と尿の成分，電解質濃度についてアセスメントする．

刺激のアセスメント

行動に影響する要因についてデータを収集する．刺激を明らかにし，さらにその刺激が焦点刺激，関連刺激，残存刺激のいずれかを明らかにする．

(1) 生理的様式の統合

いくつかの生理的様式の統合性の欠如がしばしば障害の原因となる．広範囲の熱傷による皮膚統合性の障害により血管透過性の亢進，細胞外液の喪失が起こり，膠質浸透圧の低下，体内水分量低下，循環血液量の低下，尿量の低下，浮腫が生じる．また，皮膚統合性の低下により感染に対する皮膚・粘膜バリアの機能が低下する．痛みに対する対応も重要となる．その他，転移性骨腫瘍や多発性骨髄腫による高カルシウム血症，腎障害による水素イオン，カリウム，水分の排泄障害，副腎機能低下によるアルドステロンの産生低下はナトリウムの喪失とカリウムの蓄積をもたらす．

(2) 環境因子

気温の上昇，飲料水の不足，脱水などは体液・電解質，酸・塩基平衡に影響する．

(3) 医学的治療

過量の輸液による体液の増加，利尿薬の投与．

(4) 発達段階

高齢者は歯の状態，唾液の減少，食料費の制限，社会的孤立のため栄養状態が悪化し電解質異常をきたす．

代償適応過程

腎臓の機能に関連した調節器サブシステムの働きを例示する．発汗，嘔吐，下痢など水分喪失が多い場合，腎臓は尿の生成を抑制し補正する．水分摂取が多い場合は尿量を増加させる．また，呼吸性アシドーシスにおける，腎臓での（HCO_3^-）の再吸収の増加は代謝性代償である．

体液・電解質，酸・塩基平衡に関連した代償的認知器の反応に人工透析や腎移植がある．

障害過程

適応レベルが不完全か代償できないレベルとなった場合は，適応問題が生じる．

(1) 体液平衡異常

障害には脱水，細胞内水分貯留，浮腫（間質への水分貯留）がある．水はナトリウムの移動に伴って起こる．

(2) 電解質平衡異常

低ナトリウム血症は抗利尿ホルモンの分泌を抑制し尿量を増加させ，高ナトリウム血症は抗利尿ホルモンの分泌を促進し尿量を減少させる．高カリウム血症は心筋の再分極の異常をもたらし，心筋の興奮性を低下させ停止をもたらす．低カルシウム血症は骨格筋のけいれん（テタニー），高カルシウム血症は神経細胞と筋細胞の活動を抑制する．

(3) 酸・塩基平衡異常

動脈血 pH の正常値は 7.35〜7.45 である．この範囲より低下した場合を酸血症（アシデミア），上昇した場合をアルカリ血症（アルカレミア）という．酸・塩基平衡を酸性側に傾かせる原因が $PaCO_2$ 上昇の場合を呼吸性アシドーシス，HCO_3^- 低下の場合を代謝性アシドーシス，アルカリ側に傾かせる原因が $PaCO_2$ 低下の場合を呼吸性アルカローシス，HCO_3^- の上昇の場合を代謝性アルカローシスという．酸・塩基平衡異常が呼吸性の場合は代謝性に代償し，異常が代謝性の場合は呼吸性に代償するが，代償困難となった場合に酸血症やアルカリ血症となる．酸血症は中枢神経系を抑制し，その結果，昏睡や死に至ることがある．アルカリ血症は筋テタニー，けいれん，致死的な呼吸停止をもたらすことがある．

看護診断

看護診断は行動（適応行動，非効果的行動）と，行動に影響を及ぼす刺激（焦点刺激，関連刺激，残存刺激）とを合わせてアセスメントする．ロイは体液，電解質，酸・塩基平衡に関する肯定的適応の指標として，安定した体液平衡のプロセス，体液中の電解質の安定性，酸塩基状態の平衡，効果的な化学緩衝系の調節を提示している．体液，電解質，酸・塩基平衡の安定したプロセスへの適応を示す看護診断には，適切な水分摂取，良好な栄養状態，他の生理的要素の統合性が述べられている．

ロイ適応モデルの中で通常認められる適応問題には脱水，浮腫，細胞内水分貯留，ショック，高または低カルシウム，カリウム血症，ナトリウム血症，酸・塩基平衡異常，pH 変化を調節する緩衝系異常などがある．看護診断を行うために具体的行動と影響を与える刺激を明らかにする必要がある．

目標設定

体液，電解質，酸・塩基平衡異常の目標は平衡状態の回復にある．看護師はこの目標のために，行動および潜在的不適応行動を明らかにする必要がある．

体液量不足の例では，尿量の減少，口渇などの行動が認められる．目標は尿量の増加，口渇の消失となる．時に頻尿のため，意図的に水分摂取の抑制をしている場合があるが，この場合，適切な水分摂取が目標となる．患者がその達成に協力できる現実的な目標を設定する必要がある．

看護介入

目標設定のフォーカスは患者の行動であるが，看護介入は特定された刺激に対して行う．尿量の減少の刺激が経口摂取不足であれば，経口摂取を促すように介入する．

体液，電解質，酸・塩基平衡異常では，多くの場合，経口摂取に変わり経静脈的な水分，電解質の投与（輸液）が必要となる．看護師は点滴部位，器具の確認，静脈への注入が維持されていること，穿刺部位の感染対策を行う．さらに，投与される薬物に対する過敏症，アレルギーについても問診による確認，投与後の患者の状態についてモニターする．輸液の量，尿量など水分出納量についてもモニターする．

評価

評価は，事前に設定した目標のために行った看護介入の効果を評価する．患者の行動が設定された目標を達成していれば，その看護介入は有効と評価する．尿量減少については尿量の増加を認めれば看護介入は有効と判断される．輸液に関しては，輸液量が正確であり，穿刺部位の感染，薬物アレルギーなどの問題がなく安全に行われていれば看護介入は有効となる．行動が不適応である場合は，行動，刺激のアセスメントを行い，目標を再設定することも必要である．

神経学的機能

概説

神経機能は，知覚・情報処理，学習，判断，情動などの認知器の働きや，内分泌など調節器の働きの制御など多くの役割をもっている．神経系の解剖学的な機能単位はニューロン（神経細胞）であり，ニューロン本体の細胞体，他のニューロンからの情報を受け取る樹状突起，細胞体本体からの信号を他のニューロンに伝える軸索の3つの部位から成り立っている．ニューロン同士が連結し，感覚受容器からの情報を受け取り，統合して効果器へと送っている．神経系は脳，延髄と脊髄からなる中枢神経と脳神経，脊髄神経からなる末梢神経から構成される．脳神経は左右12対あり，表4-13のような機能をもっている．末梢神経系は求心性神経と遠心性神経からなり，遠心性神経には自律神経系が含まれている．自律神経系は表4-14に示すように生体のホメオスタシス（恒常性）を維持する役割をもっている．

第4章◇適応様式の解説

表4-13 脳神経

脳神経の番号と名称	機能
Ⅰ．嗅神経	嗅覚を伝える
Ⅱ．視神経	視覚を伝える
Ⅲ．動眼神経	瞳孔の大きさを調節する内眼筋と外眼筋（上直筋,下直筋,内側直筋,下斜筋）の運動を支配する
Ⅳ．滑車神経	外眼筋（上斜筋）の運動を支配する
Ⅴ．三叉神経	顔面の感覚を伝える，咀嚼筋の運動を支配する
Ⅵ．外転神経	外眼筋（外側直筋）の運動を支配する
Ⅶ．顔面神経	顔面の表情筋，涙腺，唾液腺を支配．舌の前半2/3の味覚を伝える
Ⅷ．内耳神経	平衡覚と聴覚を伝える
Ⅸ．舌咽神経	嚥下や唾液の分泌．舌の後半1/3の味覚を伝える
Ⅹ．迷走神経	胸腹部の内臓を支配する副交感性の神経．心拍数の調整，胃腸の蠕動運動
Ⅺ．副神経	胸鎖乳突筋，僧帽筋など頸部の運動
Ⅻ．舌下神経	舌の運動

(1) 認知

　認知とは，人がさまざまな対象を知覚し得られた情報を統合し，それが何であるかを判断したり解釈したりすることをいう．ロイは認知処理に関する看護モデルにおいて，意識の中に覚醒と注意，感覚と知覚，コード化と概念形成，記憶と言語,計画作成と運動反応といった認知処理過程について言及している．そして認知処理過程は，直接的な感覚経験としての焦点刺激と教育と経験の面から得られた関連刺激と残存刺激により，影響を受けるとしている（Roy, 2009）．認知には大脳皮質や皮質下部が関与し，神経機能の統合のために大脳皮質の各領域が相互に関与している．

(2) 意識

　意識とは自分の現在の状態や，周囲の状況がわかっていることをさす．覚醒行動と睡眠には大脳皮質，視床下部を含む皮質下部および脳幹部，また左右の脳と交通している網様体と網様体賦活系の相互作用がかかわっている．網様体賦活系は上行性感覚路，三叉神経系，聴覚系，視覚系，嗅覚系の側枝が入り込み複雑な神経ネットワークを形成しており,この領域の障害は昏睡をもたらす.

◯ 行動のアセスメント

　神経機能に変化が生じた結果，起こり得る行動をアセスメントする．脳神経の支配野や機能に対する知識が必要となる．また，神経機能に影響する感染症や，電解質バランス異常，薬剤の使用などにも注目する必要がある．肝機能障害や内分泌機能障害，代謝機能障害に関する行動も重要である．神経学的機能の行動には，測定判断をするためのスケールが用いられる．例えば，覚醒度の測定にはグラスゴー・コーマ・スケール（Glasgow Coma Scale: GCS）やジャパン・コーマ・スケール（Japan Coma Scale: JCS）を用いる．JCSは3-3-9度

表 4-14 　生体臓器への作用からみた自律神経系の機能

器官	交感神経刺激の作用	副交感神経刺激の作用
眼		
・瞳孔	拡大	収縮
・毛様体筋	軽度弛緩（遠方視）	収縮（近見視）
腺	血管収縮と軽度の分泌	多量の分泌（酵素を分泌する腺では
・鼻		酵素も多量に含む）
・涙腺		
・耳下腺		
・顎下腺		
・胃腺		
・膵臓		
汗腺	多量の発汗（コリン作動性）	手掌の発汗
アポクリン腺	濃い，においのする液の分泌	効果なし
血管	収縮	ほとんど効果なし
心臓		
・心筋	心拍数増加	心拍数減少
	収縮力増大	収縮力減少（特に心房）
・冠動脈	拡張（β_2），収縮（α）	拡大
肺		
・気管支	拡大	収縮
・血管	軽度収縮	拡大
腸		
・内腔	蠕動と緊張の低下	蠕動と緊張の増加
・括約筋	緊張の増加（多くの場合）	弛緩（多くの場合）
肝	ブドウ糖放出	グリコーゲン合成（軽度）
胆嚢と胆管	弛緩	収縮
腎	尿生成低下とレニン分泌	効果なし
膀胱		
・膀胱排尿筋	弛緩（軽度）	収縮
・膀胱三角部	収縮	弛緩
陰茎	射精	勃起
全身の細動脈		
・腹部内臓	収縮	効果なし
・筋	収縮（アドレナリン α）	効果なし
	拡張（アドレナリン β_2）	
	拡張（コリン作動性）	
・皮膚	収縮	効果なし
血液		
・凝固	増加	効果なし
・ブドウ糖	増加	効果なし
・脂質	増加	効果なし
基礎代謝	100％ まで増加	効果なし
副腎髄質分泌	増加	効果なし
精神活動	増加	効果なし
立毛筋	収縮	効果なし
骨格筋	グリコーゲン分解増加	効果なし
	筋力増加	
脂肪細胞	脂肪の分解	効果なし

［Guyton & Hall（1995）／早川弘一監訳（1999）．ガイトン臨床生理学．医学書院，p.775 より］

方式ともいわれ，表 4-15 に示すように覚醒の程度によって分類したものであり，数値が大きくなるほど意識障害が重症となる．さらに対光反射の消失，偏視の有無，筋力低下，痛み刺激に対する反応をアセスメントする．見当識障害については，時間，場所，人，目的がわかるかどうかをアセスメントする．

第 4 章◇適応様式の解説

表 4-15　ジャパン・コーマ・スケール（JCS）

I 群	覚醒している
1	だいたい意識清明だが，今ひとつはっきりしない
2	見当識障害あり
3	名前，生年月日が言えない
II 群	**刺激すると覚醒する**
10	呼びかけで容易に開眼する
20	大きな声，または体をゆさぶることにより開眼する
30	痛み刺激でかろうじて開眼する
III 群	**刺激しても覚醒しない**
100	払いのける動作をする
200	手足を少し動かしたり顔をしかめたりする（除脳硬直を含む）
300	全く動かない
R：不穏，I：糞尿失禁，A：自発性喪失などの付加情報をつける． 例：30-R，3-I，3-A など	

刺激のアセスメント

　神経学的機能に影響する要因は，頭部外傷，脳血管障害，脳髄膜炎などの感染症，神経筋疾患などの神経系疾患などがある．急性の意識障害では低血糖，高アンモニア血症，低酸素血症，高二酸化炭素血症，電解質，アルコールや睡眠薬などの薬物中毒を疑いアセスメントする．問診と血液検査によりある程度明らかにすることができる．慢性閉塞性肺疾患（COPD）患者では増悪時に高二酸化炭素血症による意識障害（CO_2 ナルコーシス）を認めることがあり，原因は二酸化炭素による麻酔作用と髄液内 pH の低下が考えられている．慢性呼吸器疾患では二酸化炭素が増加しても腎機能による pH の調節が働き，意識障害を認めなくなってくる場合があるため，既往歴について家族への問診が重要になってくる．また，ストレスや環境の変化も刺激となる．

代償適応過程

　認知機能と神経機能の代償には可塑性があるか否かが重要である．神経の可塑性とは脳の構造的組織と機能を修飾する能力である．神経の可塑性には脳が発達していく段階，老化や障害により生じた神経の機能の消失が補填・回復されていく場合，記憶や学習などの高次の神経機能が営まれるための基盤となるシナプスの可塑性の存在がある．特にシナプス可塑性は重要で，シナプスの伝達効率の変化やシナプス結合の数や形態の変化が，障害された脳の部位を他の部位が代償する機能に関係し，これはリハビリテーションによって促進することができる．例えば，右利きの人が右片麻痺により障害された場合，左手で食事摂取や文字が書けるようにトレーニングしたり，記憶障害の人が記憶の部分的欠落を埋めるために，作話によりつじつまを合わせ，安心を得るといった行

動である.

障害

　神経機能の障害により適応上の問題が起きる．記憶は情報を保持して蓄える能力であり，顕在記憶と潜在記憶に分類できる．顕在記憶は意識と結びついているが，潜在記憶は意識との結びつきがない．また，記憶には短期記憶と長期記憶が含まれる．長期記憶が数年または一生保持されるが，短期記憶は加齢や脳血管障害，精神的ショックや薬物により影響されやすい．

　例えば，脳内出血では伸展性のない硬い頭蓋内の空間を脳，脳脊髄液，脳動静脈の血液が占有しているため，いずれかの容積の変化が他に影響を及ぼすことになる．出血により生じた血腫が大きければ周囲の脳を圧迫し，唯一の圧の逃げ場である大孔へ脳が引っ張られてヘルニアを起こす．その結果，呼吸中枢のある脳幹部を圧迫し死に至ることがある．神経学的機能の障害は，不可逆的な状態をまねいたり，生命過程に危機的な影響を与える．

看護診断

　神経学的機能では，脳神経系に関係する行動から健康状態を診断する．認知，記憶，意識状態，情緒，知覚，言語，情報処理などである．例えば，脳出血があり，頭痛，嘔気，嘔吐，血圧の上昇という行動が出現したとする．この場合，脳出血による頭蓋内圧亢進が推察され，NANDA-Iの看護診断では「頭蓋内許容量減少」をあげることができる．表現は「脳出血による頭蓋内圧の亢進に関連した，頭蓋内許容量減少」となるだろう．脳神経機能の看護診断は，単に人の表出された行動のみでなく，MRI，CT，頭蓋内圧値などの検査データも重要な診断指標となる．また，脳の損傷などの場合は，断片的な記憶の欠落や認知のズレがみられることがある．この場合，看護診断は「急性混乱」や「慢性混乱」などが考えられる．

目標設定

　目標は，神経機能障害により表出された行動の変化を設定する．この領域は医師との治療的なかかわりが大きいが，看護は原因となる病態の変化を目標にするのではなく，あくまで行動の変化を目標に示すべきである．例えば，「○月○日までに，頭痛や嘔吐が消失したという言葉が聞かれる」や「○月○日までに，自分の名前や家族の名前が言える」などが目標となるだろう．

介入

　介入は，生命過程を示す行動が適応へと向かうように計画される．例えば，意識状態，バイタルサインの変化，対光反射，瞳孔の大きさ，運動反応，頭痛

や嘔吐などの苦痛の有無などの観察である．意識障害が持続する場合は褥瘡，口内炎，無気肺などの合併症の予防が重要となる．また，認知のズレや記憶障害などで今おかれている状況が理解できていない場合もあり，生命維持に重要なラインなどを無意識に引き抜くこともあるため，環境の調整も重要な介入となる．

評価

　脳神経機能障害の場合の評価は，急性期では変化が大きいため，急変の前兆となる行動の観察で適宜評価しなければならない．適切な観察が神経機能障害の可逆性あるいは不可逆性を方向づける場合がある．例えば，脳圧軽減のために治療的に用いられている輸液について，その効果を示す行動を観察することで，治療効果を医師に報告するといったことも可能である．一方，慢性期であれば再出血の徴候はないかなどの観察が適切に行われたかを評価する．また，合併症を予防するための介入評価では，介入は適切であったか，予防できたかなどを評価する．

内分泌機能

概説

　内分泌系は神経系と共同してすべての生体をコントロールし，ホルモンにより構造と機能の成長・発達・代謝・生殖・生体防御を制御している．この制御過程は，調節器サブシステムのコーピングシステムによって行われている．

　内分泌腺には下垂体，甲状腺，上皮小体（副甲状腺），副腎，松果体，胸腺，膵島，性腺（卵巣・精巣）がある．さらに視床下部は神経系の一部であるが，下垂体を抑制ホルモンや放出ホルモンで制御しているため，内分泌腺としてまとめられている．

　内分泌腺からのホルモン分泌を促進する刺激には，他のホルモンの刺激，液性因子による刺激，神経による刺激の3つがある．他のホルモン刺激による促進の例としては，視床下部，下垂体，副腎皮質系がある．視床下部から分泌されたホルモンが下垂体前葉を刺激して副腎皮質刺激ホルモンを分泌させ，さらにこのホルモンが副腎からの副腎皮質ホルモンの分泌を促進する．分泌されたホルモンの血中濃度が上昇すると，負のフィードバックによりホルモン分泌は抑制される．これが液性因子による刺激である．例えば，カルシウムイオン濃度の低下が上皮小体ホルモンの分泌を促進し，血中のカルシウム濃度を上昇させる．そして負のフィードバックにより，血中カルシウムの上昇は上皮小体ホルモンの分泌を減少させる．神経の刺激によるホルモン分泌の促進は，例えば交感神経系の活動が副腎髄質を刺激し，アドレンリンやノルアドレナリンを分泌させることである．このように，何らかの刺激によって内分泌反応が起こる．

1. 生理的様式の理解　**85**

　表 4-16 に，内分泌腺から分泌されるホルモンと主な作用部位とその作用について示す．

表 4-16　主な内分泌腺とそのホルモン

内分泌腺	ホルモン	主な作用	制御機構
松果体	メラトニン	生体活動周期（概日リズム・季節リズム）に関与する	光／闇の周期
視床下部	下垂体後葉から分泌されるホルモンおよび下垂体前葉のホルモン分泌を制御するホルモン（因子）を産生する（以下参照）		
・下垂体後葉	オキシトシン	視床下部で産生されたホルモンを分泌する．子宮収縮を刺激する，母乳分泌を刺激する	子宮の伸展や乳児の哺乳に反応した視床下部などの神経系に制御される
	抗利尿ホルモン（ADH）	腎で水の再吸収を促進する	水電解質異常に反応した視床下部
・下垂体前葉	成長ホルモン（GH）	成長や代謝を促進する（特に骨や筋の成長）	
	プロラクチン（PRL）	乳汁産生を促進する	視床下部からの因子
	卵胞刺激ホルモン（FSH）	卵胞や精子産生を刺激	視床下部からの因子
	黄体形成ホルモン（LH）	卵巣や精巣を刺激する	視床下部からの因子
	甲状腺刺激ホルモン（FSH）	甲状腺を刺激する	血中チロキシン，視床下部からの因子
	副腎皮質刺激ホルモン（ACTH）	副腎皮質を刺激して糖質コルチコイドを分泌させる	糖質コルチコイド，視床下部からの因子
甲状腺	チロキシン（T4）やトリヨードチロニン（T3）	代謝を亢進させる	甲状腺刺激ホルモン（FSH）
	カルシトニン	血中カルシウム濃度を低下させる	血中カルシウム濃度
副甲状腺	副甲状腺ホルモン（PTH）	血中カルシウム濃度を上昇させる	血中カルシウム濃度
胸腺	チモシン	Tリンパ球を成熟分化させる	不明
副腎			
・副腎髄質	アドレナリンやノルアドレナリン	血糖値を上昇させる，代謝を亢進させる，血管を収縮させる	交感神経系
・副腎皮質	糖質コルチコイド	血糖値を上昇させる	副腎皮質刺激ホルモン（ACTH）
	鉱質コルチコイド	ナトリウムイオンの再吸収とカリウムイオンの分泌を促進する	循環血液量ないし血圧の変化，血中ナトリウム濃度，血中カリウム濃度

（次頁につづく）

表4-16（つづき）　主な内分泌腺とそのホルモン

内分泌腺	ホルモン	主な作用	制御機構
膵	インスリン	血糖値を低下させる	血糖値
	グルカゴン	血糖値を上昇させる	血糖値
性腺			
・精巣	アンドロゲン	精子産生を維持させる，男性の二次性徴を刺激して維持させる	卵胞刺激ホルモン（FSH）と黄体形成ホルモン（LH）
・卵巣	エストロゲン	子宮内膜を刺激する，二次性徴を刺激して維持させる	卵胞刺激ホルモン（FSH）と黄体形成ホルモン（LH）
	プロゲステロン	子宮内膜の成長を刺激する	卵胞刺激ホルモン（FSH）と黄体形成ホルモン（LH）

［Marieb（2003）／林正健二他訳（2005）．人体の構造と機能　第2版．医学書院，pp.283-284より］

行動のアセスメント

　生体の**ホメオスタシス**は内分泌系と神経系により調節される．内分泌腺は個々に独立して働くわけではないため，全体的なアセスメントが必要である．各内分泌腺の機能やホルモンの作用を念頭においてアセスメントしていく必要がある．

(1) 構造的発達

　構造的発達のアセスメントでは，まず，骨格系，軟部組織，器官の構造的発達のアセスメントを行う．副腎皮質ホルモン（糖質コルチコイド）の分泌過剰で満月様顔貌（ムーンフェイス）や野牛肩（バッファローハンプ）を認める．また小児期の成長ホルモンの欠乏は低身長をもたらし，小児期の成長ホルモンの過剰は巨人症をもたらす．甲状腺ホルモンの過剰では眼球突出を認め，ヨード摂取不足による甲状腺ホルモンの産生低下では甲状腺腫を認める．

(2) 機能障害

　機能障害のアセスメントでは神経機能，呼吸と循環器の機能，睡眠，栄養，水，電解質，酸塩基平衡，尿量，皮膚の状態などのアセスメントが必要である．高血圧は副腎皮質ホルモンの増加が関与している場合があり，安静時の心拍数の増加は甲状腺ホルモンや副腎髄質ホルモンの増加を予測させる．ホルモンの量を直接検査することは有用であるが，費用を考えると行動からホルモンの過剰や不足をアセスメントし，確認のために検査を行うことが現実的である．

刺激のアセスメント

　内分泌疾患はホルモン分泌機能が亢進しているのか，低下しているのかの2つに分けられ，異常の原因が内分泌腺そのものの障害，または上位の器官の障害によって原発性と続発性に分けられる．例えば副腎皮質そのものの異常には，副腎皮質ホルモンの過剰分泌を引き起こす副腎過形成，副腎腫瘍がある．

上位の器官の異常としては，下垂体腺腫による副腎皮質刺激ホルモン過剰分泌が原因となる．一方でホルモン分泌機能の低下は，自己免疫疾患が原因となることがある．また，内分泌腺は加齢とともに萎縮し機能の低下をもたらすため，発達段階も重要な刺激となる．内分泌機能は遺伝的素因や環境の影響を受けるものがあり，家族歴，人種，環境条件について問診する．医療行為，特に薬剤は刺激となり，例えば副腎皮質ステロイドは長期投与により副腎皮質の抑制をもたらす．こういった生理学的知識は疾患について理解するうえでも重要である．例えば糖尿病の場合，食事療法，運動療法，インスリン療法の相互関係について理解し，治療を行っているかということが刺激のアセスメントで重要となってくる．

代償適応過程

人は有害な外部刺激を受けたときに，視床下部と副腎髄質などの内分泌腺のホルモン分泌や交感神経系の神経伝達活動によってホメオスタシスを維持し，ストレス刺激に耐える反応をもっている．

ロイは，ストレッサーを焦点刺激としている．ストレス反応では，セリエ（Selye, 1976）の理論を参考にしている．セリエは，ストレッサーに対する生体の局所的な適応反応を局所適応症候群とし，ストレッサーに対する生体の神経内分泌メカニズムが関与する全身適応反応を汎適応症候群とした．例えば，細菌感染や暗闇で生じた恐怖というストレッサーは，神経内分泌防御規制を発動させ身体を防御する．これはつまり，副腎皮質ホルモンを分泌させ免疫反応を刺激することで，細菌と戦ったり，瞳孔を散大させ周囲を注意深く見ようとするといったことである．

障害

過剰な刺激によりホメオスタシスの失調をきたした状態である．例えば，糖尿病の患者はインスリンの分泌が欠乏している状態であり，血糖（グルコース）の上昇をきたす．高血糖の状態では腎臓におけるグルコースの再吸収が不十分となり，尿中にグルコースが排泄され，それとともに水分も喪失し脱水状態となる．インスリンが欠乏した状態では，細胞がグルコースを利用できず，脂肪や蛋白質が分解されるため，体重減少や栄養状態の悪化，免疫力の低下を引き起こす．また，脂肪が分解されるとケトン体が増加しアシドーシスとなる．この症状はホルモンであるインスリンの補充により改善される．

看護診断

看護診断は，内分泌機能の障害によって生じる行動に注目して行う．例えば，67歳男性は，右下肢の蜂窩織炎（皮膚の深いところから皮下脂肪組織にかけて

の細菌による化膿性炎症）になったことで，痛みや今後歩けるようになるかどうか不安であった．さらに，些細なことで大声をあげて怒鳴ったり，手でテーブルを小刻みに叩き続けたり，「このままではどうにかなりそうだ」と言っていた．この場合，「ストレス過剰負荷」の看護診断が考えられるだろう．

　神経内分泌系の関与から，怒りや苛立ちに関与するホルモンはアンドロゲンやノルアドレナリンが考えられる．この場合，身体的な苦痛が神経の感覚感受性を刺激して視床下部へ伝わり，副腎皮質刺激ホルモンの放出や交感神経系の活動によりアンドロゲンやノルアドレナリンが分泌されたと推察することができる．

目標設定

　目標の設定は，疼痛に注目すれば，「○月○日までに疼痛がなくなったという声が聞かれる」となるだろう．また，不安や苛立ちに注目すれば，「○月○日までに，病態の予後に対する知識が増えて笑顔がみられる」といった目標も考えられるだろう．加えて，内分泌反応から，疼痛や予後に対する不安が刺激となり怒りや苛立ちという行動を発動させている可能性も念頭におく必要がある．

介入

　介入は，疼痛という刺激を操作管理し，大脳皮質から発動した知覚・感情・思考に働きかけるストレッサーをコントロールする．例えば鎮痛薬の適正な管理や，下肢の位置の工夫，睡眠の確保などである．また，よく話を聞き，不安や苛立ちの原因を明確にし，説明や教育指導を組み込むことになる．

評価

　評価は，目標の達成の判断に加え，内分泌反応がどのように変化したか，ストレス反応からの行動が変化したかを判断する．具体的には，疼痛が軽減したか，苛立ちや怒りの反応は消失したかという点である．それができなかった場合は，ストレッサーは適切にアセスメントされたかなど，行動レベルでアセスメントする．

参考文献

Berger, A. J., Mitchell. R. A., & Severinghaus, J. W. (1977). Regulation of respiration (first of three parts). The New England Journal of Medicine. 297 (2): 92-7.

江本愛子編著 (2004)．アクティブ・ナーシング　実践ロイ理論　活動と休息．講談社．

福田健編 (2010)．総合アレルギー学　第2版．南山堂．

Ganong, W. F. (2005)／岡田安信訳 (2006)．ギャノング生理学　原著第22版．丸善．

Guyton, A. C., & Hall, J. E. (1995)／早川弘一監訳 (1999)．ガイトン臨床生理学．医学書院．

Herlihy, B., & Maebius, N. K. (2002)／尾岸恵三子・片桐康雄監訳 (2004)．ヒューマンボ ディ からだの不思議がわかる解剖生理学．エルゼビア・ジャパン．

菱沼典子 (2006)．看護形態機能学 生活行動からみるからだ．日本看護協会出版会．

加藤伸司・長谷川和夫他 (1991)．改訂長谷川式簡易知能評価スケール (HDS-R) の作成．老年 精神医学雑誌．2：1339-1347．

Marieb, E. N. (2003)／林正健二・他訳 (2005)．人体の構造と機能 第2版．医学書院．

松木光子編著 (2004)．アクティブ・ナーシング 実践ロイ理論 栄養の摂取．講談社．

Metheny, N. A. (2000)／今本喜久子監訳 (2008)．看護のための体液・電解質・輸液管理．メ ディカ出版．

Merzenich, M. M. et. al. (1984). Somatosensory cortical map changes following digit amputation in adult monkeys. The Journal of Comparative Neurology 20; 224 (4): 591- 605.

中木高夫 (2004)．看護診断を読み解く．学研．

NANDA International (2012)／日本看護診断学会監訳 (2012)．NANDA-I 看護診断 定義 と分類 2012－2014．医学書院．

日本緩和医療学会緩和医療ガイドライン作成委員会編 (2014)．がん疼痛の薬物治療に関する ガイドライン (2014 年版)．金原出版．

日本呼吸器学会肺生理専門委員会編 (2008)．臨床呼吸機能検査 第7版．メディカルレビュー 社．

日本呼吸器学会肺生理専門委員会・日本呼吸管理学会酸素療法ガイドライン作成委員会編 (2006)．酸素療法ガイドライン．メディカルレビュー社．

日本死の臨床研究会編 (1995)．全人的がん医療．人間と歴史社．

O'Callaghan, C. A. (2006)／飯野靖彦訳 (2007)．一目でわかる腎臓 第2版．メディカル・ サイエンス・インターナショナル．

小田正枝編著 (2008)．症状別アセスメント・看護計画ガイド．照林社．

大島弓子・滝島紀子 (2005)．アクティブ・ナーシング 実践ロイ理論 排泄の援助．講談社．

Roy, S. C. (1984)／松木光子監訳 (1993)．ロイ適応看護モデル序説 原著第2版．HBJ 出版 局．

Roy, S. C. (2009)／松木光子監訳 (2010)．ザ・ロイ適応看護モデル 第2版．医学書院．

Roy, S. C., & Andrews, H. A. (1999)／松木光子監訳 (2002)．ザ・ロイ適応看護モデル．医 学書院．

堺章 (1995)．目でみるからだのメカニズム．医学書院．

坂井建雄・岡田隆夫 (2008)．系統看護学講座 専門基礎① 解剖生理 人体の構造と機能 [1]．医学書院．

Selye, H. (1976). The stress of life (2nd ed.). New York: McGraw-Hill.

Shapiro, B. A. et. al. (1994)／市瀬裕一監訳 (1995)．シャピロ血液ガスの臨床．医学書院エ ムワイダブリュー．

Herdman, T. H.・上鶴重美原書編集／日本看護診断学会監訳, 上鶴重美訳 (2015)．NANDA-I 看護診断 定義と分類 2015-2017．医学書院．

West, J. B. (1994)／笛木隆三・富岡眞一訳 (1997)．呼吸の生理 第3版．医学書院．

West, J. B. (1998)／堀江孝至訳 (1999)．呼吸の病態生理 第3版．メディカル・サイエンス・ インターナショナル．

2 自己概念−集団アイデンティティ様式の理解

重要概念の解説

　　自己概念様式は，ロイ理論が1976年に初めて公式に発表されて以来，現在に至るまでさまざまな研究が進められてきた．2008年に刊行された，"The Roy Adaptation Model 3rd edition"（邦訳：『ザ・ロイ適応看護モデル　第2版』松木光子監訳，医学書院，2010年）では，個人の人間システムに対応する**個人の自己概念様式**（self-concept mode of the person）に加えて，集団の人間システムに対応する様式として，**関係のある人々の集団アイデンティティ様式**（group identity mode of relating persons）を提唱しており，集団にも適用可能な理論へと発展している（Roy, 2009）．ここでは，その理論開発の過程について述べたい．

　　自己概念様式は，ロイの4つの適応様式の中の1つで，主に人間の心理社会的側面や霊的側面に焦点をあてたものである．ロイ理論が開発された当初，その著書 "Essentials of the Roy Adaptation Model"（邦訳：『ロイ適応看護論入門』松木光子監訳，医学書院，1992年）において，自己概念を「その人がある時点で抱いている自分自身についての考え方や感情の合成物である」と定義している（Andrews & Roy, 1992）．

　　詳細は後述するが，自己概念様式には，身体的自己と個人的自己という2つの下位領域がある．さらに，身体的自己は身体感覚とボディイメージに，個人的自己は自己一貫性，自己理想，道徳的・倫理的・スピリチュアルな自己に分類されている（**図4-4**, p.93）．これらの下位領域は，クームズとスニッグの自己認識理論，クーリー，ミード，サリバンの社会相互関係論，ガードナー，ハヴィガースト，エリクソンの発達理論が含まれ，自己概念様式における理論的基礎となっている．

　　自己概念様式はさらに開発が進められ，"The Roy Adaptation Model 2nd edition"（邦訳：『ザ・ロイ適応看護モデル』松木光子監訳，医学書院，2002年）では，個人としての自己概念，集団としての自己概念が明確に示された（Roy & Andrews, 1999）．この著書では，自己概念様式という様式名は，自己概念−集団アイデンティティ様式に変更されている．この様式の特徴は，人間システムの心理社会的・霊的側面に焦点があてられている点と，個人と集団の両方を説明している点である．

　　しかし，その後さらなる理論開発が進み，最新の理論では，個人の自己概念様式と関係のある人々の集団アイデンティティ様式へと分類されている．なお，同書ではロイの提唱する4つの様式それぞれに対して，集団に対する概念がさらに明確に加えられている．

　　このような過程を経て，自己概念様式には関係のある人々の集団アイデンティティの解説が加わった．よってここでは，個人と集団のそれぞれについて

解説する．臨床で患者と向き合うとき，患者個人を観察するのが重要なのはもちろんだが，患者家族という「集団」に出会うことも多々あるだろう．そして，看護師をはじめ医療職者が所属している施設や地域もまた，「集団」の1つである．このように，誰もが何らかの集団を構成しており，集団に注目する意義も大きい．集団は，相互関係によって形成される．集団が効果的に運営され，発展的な集団であるためには，それぞれの集団にアイデンティティが必要となるのである．

　自己概念様式-集団アイデンティティ様式を理解するためには，その様式で使われる用語がどのような意味をもつのかを知る必要がある．そこで，ロイ適応理論で示されている重要概念を**表 4-17** に示す．

表 4-17　自己概念-集団アイデンティティ様式の重要概念

重要概念	定義
アイデンティティの統合 (identity integrity)	集団および集団員の正直さ，健全さ，および完全性を意味する
外集団の固定観念 (out-group stereotyping)	自分自身の集団以外の人々の集団を，あるタイプの特性に関連づける信念．これらの信念は個人の判断に影響を及ぼす
家族の結合力 (family coherence)	家族員の統一の状態か，一貫した思考の概念
共有アイデンティティ (shared identity)	集団メンバーが環境についての共通の知覚，認知的・感情的指向性，目標と価値の共有に至るプロセス
個人的自己 (personal self)	自己の性格，期待，価値観，価値についての個人の評価を示し，自己一貫性，自己理想，道徳的・倫理的・霊的自己が含まれている
コーピング方略 (coping strategies)	適応を維持するために人が習慣的に用いる反応．日常生活時やストレスの時期に統合性を維持するために人が機能する仕方
コミュニティ（共同体） (community)	互いに近隣に住む，住まないにかかわらず，ある共通の絆をもつ人々の集団．例えば，同じ信仰をもつ人々，あるいは出身国が同じ人々など
コミュニティの結束 (community cohesion)	サポート，信用，および愛情を通しての共同体のメンバーとの結合
シェーマ（スキーマ） (schema)	情報をコード化して表すための構造
自己一貫性 (self-consistency)	一貫した自己機能を維持し，不均衡を避けようとすること．自己に関する観念の組織化されたシステムのこと
自己概念 (self-concept)	個人がある時点で自分自身に対して抱く信念と感情の合成体であり，内的認知と他者との反応についての知覚によって形成される．人の行動を導くもの
自己シェーマ（スキーマ） (self-schema)	過去の経験から導き出される自己についての認知の一般化であり，他者との相互作用の中に含まれる自己に関する情報を処理し，組織化し方向づけること
自己尊重 (self-esteem)	自己の価値についての個人の知覚．個人的自己において顕著にみられる
自己の焦点づけ (focusing self)	全体の人間社会の中にあって個別的な自己でありつづけるという希望，エネルギー，持続性，意味，目的，誇りを浮き上がらせるような仕方で，身体的・個人的自己と接しつづけるプロセス．自己についての覚知 (awareness)，人間と環境の統合の要素である．人間は，思考と感情を通して，自己についての認識に焦点をあてる

（次頁につづく）

第4章◇適応様式の解説

表4-17（つづき） 自己概念-集団アイデンティティ様式の重要概念

重要概念	定義
自己の知覚 （Perceiving self）	環境において，起こっていることを取り入れ，知覚を通じてそれが誰であるかを定義するプロセス．この定義には，どのようにインプット（入力）を解釈するかに基づいている
自己の発達 （developing self）	身体的・心理的・認知的発達．自己に対する他者の反応についての知覚に基づく自己知覚の成長
自己理想（self-ideal）	自分がどのようでありたいか，または何をすることができるかということにかかわる個人的自己の構成要素の1つ
社会的環境（social milieu）	そのグループを取り囲むすべての人工的な環境（その環境もはめ込まれている）について言及すること
社会的文化 （social culture）	そのグループの中の環境あるいは社会的文化的環境特定の部分が社会経済的な状態と特に民族性から成り立っている
集団アイデンティティ（集団同一性）（group identity）	社会的環境と文化，集団の自己イメージ，目標達成に対する共同責任を生み出す関係，目標，価値観の共有をいう
集団文化（group culture）	集団によって合意された期待をいい，これには価値観や目標，関係づけのための規範が含まれる
人生の終焉（life closure）	人生の意味の問題を解決し，やがて訪れる死の現実を受容するプロセスであり，その人が歩んだ人生の締めくくりをいう
身体感覚 （body sensation）	自己を身体的存在として感じ，経験する能力をいう
身体的自己（physical self）	自己の身体的属性，機能，性（セクシュアリティ），健康-疾病状態，外見を含む身体的存在についてのその人の評価，身体感覚とボディイメージが含まれる
精神的・霊的統合（psychic and spiritual integrity）	個人レベルでの自己概念様式の基本ニード．自分が何者であるかを知るという，宇宙の中での統一的感覚．人と宇宙には共通するパターンがあり，宇宙の中で人は統一された感覚を有すると受け止めることができる．意味と目的をもって存在したいというニードをいう
性的不能 （sexual ineffectiveness）	身体的・心理的な要因に関連した非効果的な性行動．性的自己の感覚や攻撃的性行動の減少によって明らかになる
道徳的・倫理的・霊的自己 （moral-ethical-spiritual self）	個人的自己の構成要素の1つ．信念体系，宇宙との関係の中で自分が何者であるかについての評価が含まれる
不安（anxiety）	漠然とした非特異的な脅威によって心が苦しく，落ち着かない状態．個人の自己一貫性の感覚を脅かす
ボディイメージ（身体像） （body image）	自分自身の体についての見方．自分の個人的外見についての見方
モラールの低下 （low morale）	結束へと向かう通常の傾向に問題が生じ，アイデンティティの共有のプロセスがうまく進まない場合に集団が陥る状態．集団の目標または関係にかかわる活動のためのエネルギーが低下することで明らかになる

［Roy & Andrews（1999）／松木光子監訳（2002）．ザ・ロイ適応看護モデル．医学書院，pp.369-371；Roy（2009）／松木光子監訳（2010）．ザ・ロイ適応看護モデル　第2版．医学書院，pp.403-404，p.541を参考にして作成］

個人の自己概念様式

概説

　自己概念は，内的知覚と他者の反応の知覚によって形成されている．そして，自分が抱く信念や感情とあいまったものが行動として現れる．個人の自己概念様式に関する基本的ニードは，人の精神的な統合性といわれている．具体的には，「自分は何者であり」「何になることができ」「どのように存在しているのか」

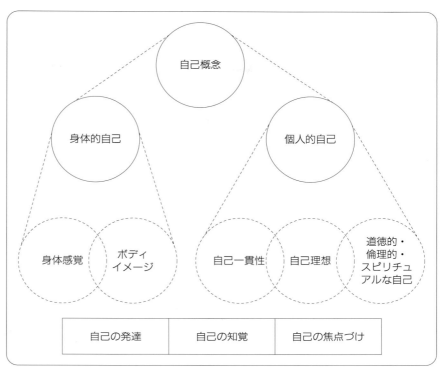

図 4-4　個人の自己概念様式とその理論的基礎
[Roy（2009）／松木光子監訳（2010）．ザ・ロイ適応看護モデル　第2版．医学書院，p.405 より]

を知るニードのことをいう．自己概念は，その人の自分に対する知覚であるため，他者の反応や情動が入り交じることがあり，また無意識な行動にもその人の自己知覚が反映されているので，複雑で非常に個人的なものであるといえる．

　個人の自己概念様式は，身体的自己と個人的自己の構成要素からなる（図 4-4）．この2つの要素は一生を通じて発達する．要素の1つは身体的自己で，身体感覚とボディイメージが含まれる．**身体的自己**は，身体的な特性や機能，性別，外見などを含む自分の身体に関して自己評価することをいう．この自己評価は，身体感覚とボディイメージによって行われる．**身体感覚**とは，個人が体に何を感じるかである．例えば，「私は疲れを感じる」「私は眠気を感じる」「私は空腹を感じる」といった自分自身が感じる自分の身体的な感覚である．**ボディイメージ**とは，自分自身の体や外見についての見方をいう．「私は少し痩せてきた」や「私は身長が高いほうだ」などは，自分のボディイメージを表現したものである．

　もう1つの構成要素は**個人的自己**で，自己一貫性，自己理想，道徳的・倫理的・スピリチュアルな自己から構成されている．**自己一貫性**とは，一貫した自己機能を維持し不均衡を避けるような行動をいう．例えば，「私は必ず自分のことは自分でします」や「私は途中で諦めません」などの行動である．**自己理想**とは，自分がこうありたいという希望をいう．例えば，「私は歩けるようになりた

表4-18 【自己の発達】を導く中範囲理論

ボウルビー (1969)	乳児・両親間の良好なアタッチメント (愛着) を成功させるためのきっかけとなる特質を重要視した
フロイド (1949)	人格形成理論
エリクソン (1963)	発達理論 (12〜18歳：アイデンティティの発現)
ピアジェ (1954)	認知的発達理論
ニューガーデン (1979)	発達理論 (高齢者)
コールバーグ (1981)	道徳的思考と道徳的判断の研究
マーカス (1977)	自己シェーマと自己についての情報処理に関する研究

表4-19 【自己の知覚】を導く中範囲理論

クームズとスニッグ (1959)	自己知覚理論
ルフト (1969, 1984) ベルクラン (2007)	個人の自己知覚を広く理解するための視覚的枠組み：ジョハリの窓

表4-20 【自己の焦点づけ】を導く中範囲理論

レッキー (1945, 1961)	自己一貫性の理論 (一貫した自己組織化の維持)
フェスティンガー (1949)	自己一貫性 (認知的不協和の理論)
アントノフスキー (1986)	自己一貫性 (密着性の理論)
ローゼンバーグ (1965, 1976)	自己尊重
ゾーハー (1990)	創造的自己

い」「私はアスリートになりたい」などの行動である．**道徳的・倫理的・スピリチュアルな自己**とは，信念体系，宇宙との関係の中で自分が何者であるかについての評価をいう．具体的な行動としては，「私がここにいることは，何らかの意味があると私は思う」「どのような理由があっても，両親は大切にするべきだと私は思う」などである．

　ロイ適応モデルによると，自己概念様式の基本的なプロセスは，自己の発達，自己の知覚，自己の焦点づけであり，自己概念，身体的・個人的要素を構成している知識を提供する中範囲理論が，理論的基礎として導き出される（**表4-18〜20**）．

　看護師はこれらの適応レベルを評価するとき，以下に示す中範囲理論を基にアセスメントを進めていくことが重要である．

◉ 行動のアセスメント

　行動のアセスメントは，その人の外見や自己についての言葉，表情，身だしなみ，姿勢などの行動から推察することができる．ロイは，「身体的自己のアセスメントは，適応を促進するうえで最も重要である」と述べている（Roy ＆ Andrews, 1999）．身体的自己をアセスメントするために，看護師はその人が自

分の身体に対してどのように自己知覚しているかを知る必要がある．一方，個人的自己をアセスメントする際は，その人特有の価値や信念，道徳的・倫理的・霊的な思考に注目する．個人の自己概念様式は人の行動を決定するので，行動はその人の身体的自己や個人的自己から発せられている．どちらかといえば，言語的な表出よりも自然に表出される行動に真実が隠されていることがある．

例えば，拒食症の人が「私は少し痩せているのですが，全く気にしていません」と言っていたとする．しかし実際には，身体を見られることを徹底的に拒み，ふらつきながらも入浴や更衣を1人で行い，日々の診療も拒否するようになっていった．なぜなら本人は，その人が子どもの頃から少しふくよかなほうが綺麗だと聞かされており，痩せると魅力がなくなるという思いが根強く残っているからだった．このケースでは，言葉では「気にしない」と言いながらも，その人のボディイメージは「自分は痩せているので魅力的ではない」ため，看護者の助けが必要な場合であっても，「人に見られたくない」という行動として表出される．つまり，個人的自己がもつ価値・信念で自身を評価し，それが身体的自己の行動を規定しているのである．

臨床では，このように表出された言動と実際の行動にずれのある人と接することが少なくない．看護師は，その人の自己概念に早く気づいて介入をする必要がある．そのとき，個人的な感情に左右されない冷静な観察が何よりも重要である．

また，日本には**甘え**や**恥**，**察し**といった独特の文化があるといわれている．謙虚は美徳であり，自分の感情や思いをあからさまにするのは恥ずかしいという概念である．看護師は，このような日本独特の文化を考慮した面接を行う必要がある．つまり，患者が感情を表出しても受け止めてもらえる，恥ずかしいことではないのだと思えるような環境を整えなければならない．また，面接以外でも，患者が自然に発する言葉や行動を人の反応としてアセスメントする能力が必要であろう．

刺激のアセスメント

刺激のアセスメントは，個人の自己概念様式の下位概念である身体的自己と個人的自己に分けて行う．身体的自己は発達する自己のプロセス理論に基づいて7つのカテゴリーに，個人的自己は6つのカテゴリーに分類されている（Roy, 2009）．その一覧を**表4-21**に示す．ここに示されるカテゴリーは一般的な影響因子として示したものだが，人の行動に影響する因子のすべてを包含するものではない．そのため，以下に示す影響因子で説明できないことも起こり得ることは，念頭におく必要がある．

看護師は，これらのデータをもとに注意深く慎重に観察しアセスメントしなければならない．

表 4-21 身体的自己と個人的自己に関係する影響因子一覧

身体的自己		個人的自己	
身体発達	能力と身体機能の発達	人間と環境の相互交渉	お互いの働きかけを行い，両者が変化し，統合と変革が可能となる
認知の発達段階	認知の発達	統一性や統合性へ向けての努力	統一性や統合性に向けての努力を観察する
主要なケア提供者との相互作用	主に重要他者の示す反応	社会的相互作用を通じての確認	社会的相互作用を通じての確認，他者の反応について観察する
他者の反応	他者の反応についての経験，文化，社会的影響を含む	人間と環境の意味についての意識	重要他者が何を自分に期待し，どのような価値観を期待しているのか，その価値観を社会の価値観や現在の状況とどうすれば比較できるかをどれだけ自覚しているか理解する必要がある
成熟危機	心理社会的発達段階		
知覚と自己のシェーマ	他者と環境との相互作用についてのその人の解釈	自己の属性の価値	自己の属性を評価するために用いられる価値観や評価基準を理解する
コーピング方略	適応を維持する慣習的な個人の反応	コーピング方略	日常生活時やストレスの時期に統合性を維持するために人が機能する仕方

代償適応過程

統合的生命，生活過程に問題が生じたときに，調節器または認知器が活性化される適応レベルを代償適応過程という．この代償適応過程の1つに悲嘆がある．

悲嘆の回復は無意識的な成長のプロセスであり，より高いレベルの適応と人間と環境の超越に到達する可能性をもつ．悲嘆のプロセスは，①ショックと不信，②喪失の認識，③喪失への対処の試み，④最終的な回復と解決の4段階からなり，表4-22に示される（Roy, 2009）．

障害

統合的な生命過程・生活過程が損なわれ，その代償過程も機能しなくなったときに障害が起こる．ここでは，代償が困難と思われる性機能障害と不安について解説する．

性機能障害は，性的自己の感覚の不全を訴える場合，または攻撃的な性行動がみられる場合をいう．性的自己の感覚の不全は，疾患，薬剤（抗がん剤）などが生理学的性反応に直接影響する．また，女性に性的な冗談を言ったり，個人情報を聞き出そうとしたり，身体に触れようとするなどの攻撃的性行動として表出されることもある．

不安は，個人的自己に関係するプロセスの障害である．不安は個人の自己一

2. 自己概念-集団アイデンティティ様式の理解　　**97**

表 4-22　喪失に対する悲嘆の段階

予想される行動	一般的な刺激	一般的な看護アプローチ
第 1 段階：ショックと不信 （数分から数日続く） 喪失の事実を受け入れていないことを示す言葉．「うそだ，そんなはずはない」 気が遠くなったような麻痺の感覚を訴える うつろな表情をする じっと座り込み，ぼーっとしている 周囲へほとんど，あるいは全く注意を向けない 日常生活行動を機械的に行う 理性的には喪失を受容し，それに対処する計画を立てたいと言う 喪失をきたした身体部位に目を向けることができない	**焦点刺激** 　苦しみの感情に圧倒されないように自己を防御するニード **関連刺激** 　喪失の知らせの唐突さ **残存刺激** 　喪失を取り巻く他の情況 　一例えば身体的疾患，喪失によって影響を受ける他者を支えるニード	傍らに付き添い，タッチを用いてケアリングの思いを伝える 看護師がいるのは患者を援助するためであることを伝える 看護師は主観的な判断を差し控える 患者がプライバシーを保てるようにする 否認をそのまま受け入れる．患者の否認に同意したり反駁したりしない 現在の気持ちを話すよう患者に言う 重要他者と接触がとれるようにする 患者が生理的ニードを満たせるようにする
第 2 段階：喪失の認識 ため息を洩らす 軽い非現実感を訴える 強い主観的苦悩を訴える 周囲へ怒りを表し，煩わされたくないと言う 泣く 恐怖と不安行動： 　脱力感を訴える 　胸部や心窩部に空虚感を訴える 　咽喉が締めつけられる感じを訴える 　食欲の変調 　体重減少 　不眠を訴える 　組織だった活動ができない 他者に対する精神的距離感を訴える 空虚感 失われた対象を捜し求める 罪障感，恥辱感 喪失の現実について語り始める：「これは本当に起こったことだと思う」 喪失をきたした身体部分に目を向けたり，触れたりし始める	**焦点刺激** 　失われた対象について話したり考えたりすること **関連刺激** 　他の人々の存在 　失われた対象の重要度 　失われた対象に対するアンビバレンスの程度 　苦しみの感情に耐え，それを表出できる能力 　重要他者の反応 **残存刺激** 　悲嘆についての文化的規範	傍らに付き添い，患者の話に耳を傾ける 穏やかに患者に現実を気づかせる 患者がプライバシーを保てるようにする この段階の反応は正常かつ予期されるものであることを患者に告げる 患者の言葉を繰り返したり，言い換えたり，沈黙を差しはさんだりして，患者が感情を表出しやすいようにする 重要他者をサポートするために，上に述べたすべてのアプローチを用いる その人が選択する聖職者に連絡する

（次頁につづく）

貫性の感覚が脅かされたときに起こる，漠然とした非特異的な脅威によって心が苦しく，落ち着かない状態である．不安によって自己概念によくみられる変化には，①性欲と性行動の変化，②自分の体に対する嫌悪，③セルフケアや身だしなみに対する意欲減退，④悲哀感と泣鳴，⑤見せかけの快活さ，⑥感情の

第4章◇適応様式の解説

表4-22（つづき）　喪失に対する悲嘆の段階

予想される行動	一般的な刺激	一般的な看護アプローチ
第3段階　喪失への対処の試み （この試みは精神の内部で起こり，数か月から数年続く） 失われた対象や機能にばかり心が奪われると訴える 悲しみと泣鳴が波のように繰り返される 絶望感 失われた対象と，かつてそれが存在したときのことを語る 健常かつ全体的だった自己についての喪失感を表出する 身体感覚の変調，例えば切断下肢のかゆみを訴える 身体的疾患の発症 日常的なセルフケアを行うようになる．例えば失われた身体部位に目を向ける，触れる	**焦点刺激** 　失われた対象なしの将来についての思案 **関連刺激** 　失われた対象の重要度 　失われた対象に対するアンビバレンスの程度 　信仰 　過去に喪失体験に対処 　した回数と程度 　喪失に対する準備の程度 　身体的・精神的健康の状態 　苦しみに耐えて，それを表出できる能力 　罪障感の程度 　年齢 **残存刺激** 　悲嘆についての文化的規範 　予期しない悲嘆体験そのものについての思案	傍らに付き添い，患者の話に耳を傾ける．悲しみ，罪障感，怒り，無力感などを感じるのは正常であることを患者に告げる 自由回答式質問を用いて患者の感情の表出を促す 看護師は主観的な判断を差し控える 失われた対象のもつ意味について語るよう患者に求める 喪失について語るよう患者に求める．例えば，どのように感じたか，何が支えになったか，どのように解決したか 悲嘆のプロセスを通過するのには時間がかかることを患者に告げる タッチを用いてケアリングの思いを伝える 信仰について尋ねる 患者が望めば聖職者を呼ぶ 重要他者に対しても上記のアプローチをすべて用いる
第4段階　最終的な回復と解決 失われた対象または機能を代償する方法に興味を示す 喪失体験を悲痛感や罪障感なしに語ることができる	**焦点刺激** 　これまでの悲嘆の段階をどれだけ乗り越えられたかその程度 **関連刺激** 　上記の刺激のすべて **残存刺激** 　上記の刺激のすべて	積極的傾聴の技術 新しい機能や関係作りのパターンを形成できるよう患者の問題解決を援助する 看護師は主観的な判断を差し控える 患者の長所や進歩を指摘する

［Roy（2009）／松木光子監訳（2010）．ザ・ロイ適応看護モデル　第2版．医学書院，pp.416-417 より］

否認，⑦放心，⑧否定的な独語，⑨問題についての反芻，⑩怒りの爆発，⑪恐怖・心配事・悩みの訴えなどがある．なお，他の様式について触れると，生理的様式では，①多動，②睡眠障害，③冷たく湿潤な皮膚，④脱毛症，⑤口内乾燥，⑥瞳孔散大，⑦声の震えと高低の変化，⑧振戦，⑨集中力の低下，⑩無月経，⑪呼吸困難，⑫頻脈，⑬動悸，⑭食欲不振または過食，⑮嘔気・嘔吐，⑯腹部膨満，⑰便秘または下痢，⑱頻尿，⑲多汗などが不安を示唆する行動として考えられる．不安が役割機能様式に与える影響は，①意思決定の不能，②単純な課題の達成困難，③責任遂行の困難，④通常の役割に対する関心の減退などがあり，相互依存様式では孤独や孤立感を表出する（Roy, 2009）．

　このような不安行動を誘発する刺激は，脅威の知覚である．個人がある出来事を脅威として認知した場合に行動として表出される．刺激には，①現実の喪失体験あるいは予期される喪失体験，②突然起こるライフスタイルの肯定的あ

るいは否定的変化，③他者からの攻撃，④侵襲的処置，⑤疾病，⑥疾病における予後の不明あるいは致命的な予後，⑦役割機能における突然あるいは極端な変化，⑧家庭生活の崩壊，⑨不安状態の既往，⑩無意識の葛藤，⑪欲求不満，⑫他者の不安の自己への伝播などがある（Roy, 2009）．

看護診断

　個人の自己概念様式に関する看護診断は，健康に関する自己の知覚やイメージ，価値，信念を含む心理社会的な背景からあげられる．例えば，人工肛門を造設した女性が，「こんなところから便を出すなんて汚い体だ」と言って腹部を自ら強打し，人工肛門部を見ようともしなかったというケースを考える．この女性は，便は肛門から排泄されるもので，腹部から便を出すことは汚いことと認識しており，人工肛門を造設している腹部が自分の身体の一部であることを認めようとしていないことが推察される．この場合，看護診断は「人工肛門から排便する自分の体は汚いと思い込んでいることに関連したボディイメージの混乱」となるかもしれない．

目標

　目標設定は，身体的自己や人格的自己を表す行動の変化で記述する．例えば，「人工肛門による排便は腹部を汚染することはなく，清潔に保つことができると言葉に出す」や「人工肛門部のスキンケアを自ら行う」などである．前者は，腹部からの排便は汚いという身体的自己に根差した行動の変化を示し，後者は，人工肛門を造設している自分を受け入れるという人格的自己の変化を示す．

介入

　介入の目的は自己概念における刺激の操作管理であるが，特に精神的・霊的統合という側面から，個人が効果的にコーピング方略を用いて代償プロセスを強化できるような援助を行う必要がある．先の例では，「人工肛門から排便する自分の体は汚い」という認識にどのように働きかけるかを考えなければならない．彼女は人工肛門からの排便というストレッサーを脅威として認知し，その現実を受け入れることができない．その根源には，便が腹部に付着し，自分の体を汚くするという思いから発動していることが推察されるため，それをもとに介入計画を立てる．例えば，人工肛門からの排便による腹部の汚染は稀であり，通常は清潔に処理されることを理解できるように指導して，汚染された体という認識を変えていく．さらに，同じく人工肛門を造設している人の体験を聞く機会を提供するという介入もあるであろう．

評価

　評価は，自己概念がどのように変化したかを判断する．この事例では，ボディイメージの混乱が介入によって変化したかどうかである．個人の自己概念様式では，評価のために介入効果を観察していると，新たな情報が次々と明らかになる場合がある．これは，看護師との関係性が深まるにつれて，患者が自己を少しずつ開示するためである．これらの情報を，フィードバックして行動のアセスメントを入念に繰り返し行うことが重要である．

関係のある人々の集団アイデンティティ様式

概説

　関係のある人々の集団アイデンティティ様式は，集団の参加者が自分たちをどのように認識しているかを表すものである（図4-5）．集団の中の人々の認知は，関係や目標，価値の共有に関するものとして示される．また集団が受け取るフィードバックは，社会的環境や社会的文化によってもたらされる．さらに社会的環境と社会的文化は，集団にもたらされる刺激として作用する．集団アイデンティティ様式の基礎である基本的ニードは，アイデンティティの統合と呼ばれる．集団アイデンティティは関係・目標・価値の共有であり，それは集団の内部で作動し，社会的環境や社会的文化，集団の自己イメージ，目標到達のための共同責任をつくり出す．私たちはこうした定義に含まれるそれぞれの概念を理解することで，集団アイデンティティ様式の構成要素を知ることができる．さらに構成要素を理解することにより，集団アイデンティティの統合過程の理解につながっていく．

　ロイ適応モデルでは，アイデンティティの共有の様式には，2つの過程が明ら

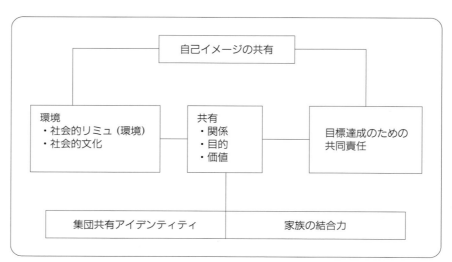

図4-5　関係のある人々の集団アイデンティティ様式とその理論的基礎
［Roy (2009)／松木光子監訳 (2010)．ザ・ロイ適応看護モデル　第2版．医学書院，p.542 より］

かにされている．それは集団共有アイデンティティと家族の結合力である．共有アイデンティティとは，集団の参加者が環境についての共通の知覚，認知的・感情的志向性，目標，価値観に至るプロセスをいう（Roy, 2009）．また集団には小集団から国家，社会などの大きな集団もある．（中略）相互関係や集団として果たしている役割も含まれるからである．家族の結合力とは，多くの場合，家族は人が最初にもつ集団アイデンティティであり，この様式における，それに関連した統合の過程に至るプロセスをいう（Roy, 2009）．集団アイデンティティ適応様式では，家族結合を理解することでアイデンティティの共有をより深く理解することができる．家族とは，相互依存的な構造と機能，関係を持つ統合システムである．家族の構造はメンバーとその集団内でメンバーが担っている責任から成り立っている．家族の関係には，譲り合いの親密な相互作用と必要時の団結の強化が含まれる．また文化は家族結合の1つともいえる．したがって看護師は文化が家族結合とどのような関係にあるかに注目する必要がある．そうすることによって，個人の看護ケアを計画する際に有益となるからである．

行動のアセスメント

　行動のアセスメントでは，集団におけるアイデンティティの共有の評価が含まれる．それは，メンバーの訴えと観察から行う．ロイは，このアセスメントは時間をかけて行うことが必要であって，1回だけの観察や報告で行ってはならないと述べている（Roy & Andrews, 1999）．集団のパターンを理解しなければアセスメントができないからである．

　アイデンティティの共有の評価を行うために，ロイは行動のアセスメントに必要なカテゴリーを3つあげている（Roy & Andrews, 1999）．

環境の知覚：集団のメンバーと非メンバーの境界線を理解する．その集団を構成するメンバーによって目標や価値観が異なるからである．

認知的・感情的指向性：集団は認知的・感情的指向性を共有しているかを理解する．

目標と価値観：集団のメンバーが合意した目標と共有している価値観について観察する．

刺激のアセスメント

　刺激のアセスメントでは，集団におけるアイデンティティの共有に影響を与える特異的な刺激をあげてアセスメントする．

要求と距離：集団が解決すべき問題と，その集団における直接的相互作用の有無を意味する．一定期間同じ場に居合わせることでメンバー間の距離をどのように埋めているのかを観察する．

外部社会環境：集団が相互作用をもつ外部の人，または他の集団の行動に生じた変化を知覚することができているかどうかを観察する．

リーダーシップと責任：集団の中に生じるリーダーシップや責任のパターンを観察する．誰がリーダシップを取っており，誰が裁量権をもっているのかなどである．

集団の参加者のアイデンティティによって，共有されるアイデンティティも異なってくる．それは，前述した集団のアイデンティティに共有の刺激だけで包含されるものではない．

代償適応過程

統合的生命・生活過程に問題が生じたときに，安定器または変革器が活性化される適応レベルを代償適応過程という．この代償適応過程には，認知的不協和，コミュニティの結束がある．

認知的不協和は，集団が困難な意思決定を下したあとに起こる認知的平衡異常を示す．集団のメンバーがさまざまに異なる選択肢に惹かれる場合など，討議中に生まれた疑念や不信によって不協和が生じる．不協和は持続的緊張をまねくため，その緊張に対処するには選択の肯定的な側面に目を向けて，すでになされた意思決定に従っていく必要が出てくる．

コミュニティの結束とは，共通の絆をもつ人々の，集団の特性がメンバーを結合させる度合いのことである．結束性のもととなるものとしてロイは，①メンバーが相互に抱く好感や魅力，②同じ規範と価値観，③目標の効果的な追求，④良好な作業関係の維持（Kimberly, 1997）を紹介している（Roy, 2009）．

障害

集団においても，統合的な生命過程・生活過程が損なわれ，その代償過程も機能しなくなったときには障害が起こる．ここでは，モラールの低下を説明する．

集団におけるモラールの低下とは，結束へと向かう通常の傾向に問題が生じアイデンティティの共有プロセスがうまくいかない場合に集団が陥る状態をいう．例えば，些細な問題について不満が増大し，集団のメンバーが自分の個人的関心事にとらわれるようになる場合で，集団の価値や目標への参画が不活発になり，意欲の減退が起こる．集団のモラールに最も破壊的な打撃を与える要因の１つに，集団の目標達成に向けての責任と責務の分担をリーダーが不公平に決めるケースがある（Roy & Andrews, 1999）．また，リーダーがグループメンバーに相談なしで目標を変えてしまうことも，モラールの低下につながる．

看護診断

関係のある人々の集団アイデンティティ様式に関連する看護診断には，その集団のアイデンティティ共有プロセスがかかわってくる．例えば，あるプロジェクトのために集まった人々は，そのプロジェクトを成功させるために努力した．しかし，そこでリーダーが，「さらに高度な技術開発を行うので，優秀な人材のみをメンバーとする」と言ったとする．この場合，これまで集団を形成していたメンバーは，今までの努力は何だったのかと虚しさを感じ，集団としてのアイデンティティよりも，個人的な利害を考えるようになる．このような状況では，「集団メンバーの無力化に関連したモラールの低下」と診断される可能性がある．

目標設定

目標の設定は，集合体システムの行動に影響を与えている刺激に焦点があてられる．先の例では，具体的には「集団メンバーから，プロジェクト参加の意義を見出したという言葉が聞かれる」や「このプロジェクトは，我々の努力により成功にいたることができ自信につながったという言葉が聞かれる」となるだろう．

介入

介入は，共有するアイデンティティの統合に向けて刺激を管理操作する．そして，集団が効果的にコーピング法方略を用いて代償プロセスを強化できるような援助を行う．例えば，上述した集団では，行ってきたプロジェクトは意味あるもので，この成果があって次の段階に進むことができたのだとメンバーが自覚できるような，リーダーからの説明であったりするかもしれない．

評価

集団のアイデンティティに関する行動を評価する．例えば，集団の構成メンバーは，アイデンティティの共有が図れたか，集団参加の意欲は高まったか，リーダーシップは効果的になされ，集団の統合につながったか，また，個人における自己価値をその集団で高めあうことができたかなどである．

参考文献

Andrews, H. A., & Roy, S. C. (1986)／松木光子監訳 (1992)．ロイ適応看護論入門．医学書院．

Bertalanffy, L. v. (1968)／長野敬・太田邦昌共訳 (2001)．一般システム理論．みすず書房．

Erikson, E. H. (1967)／岩瀬庸理訳 (2001)．アイデンティティ　青年と危機．金沢文庫．

橋本剛 (2005)．ストレスと人間関係．ナカニシヤ出版．

Hersey, P., Blanchard, K. H., & Johnson, D. E. (1996)／山本成二・山本あづさ訳 (2000)．行動科学の展開．生産性出版．

加藤伸司・中島健一 (2007)．心理学 (新・社会福祉士養成テキストブック 13)．ミネルヴァ書房．

Kelley, H. H., & Thibaut, J. W. (1978)／黒川正流監訳 (1995)．対人関係論．誠信書房．

小島操子 (2006)．看護における危機理論・危機介入　フィンク／アグィレラ／ムースの危機モデルから学ぶ．金芳堂．

黒田裕子 (2005)．NANDA-I 看護診断の基本的理解　心理・社会・行動的領域．医学書院．

Lazarus, R. S., & Folkman, S. (1984)／本明寛・春木豊監訳 (1991)．ラザルスの心理学　認知的評価と対処の研究．実務教育出版．

Marriner-Tomey, A. (Ed.). (1989)／都留伸子監訳 (1991)．看護理論家とその業績．医学書院．

Mead, G. H. (1934)／稲葉三千男・滝沢正樹・中野収訳 (1999)．精神・自我・社会 (現代社会学体系 10)．青木書店．

Merton, K. R. (1957)／森東吾・森好夫・金沢実・中島竜太郎共訳 (2007)．社会理論・社会構造．みすず書房．

Piaget, J. (1949)／波多野完治・滝沢武久訳 (1960)．知能の心理学．みすず書房．

Piaget, J. (1964)／滝沢武久訳 (1968)．思考の心理学―発達心理学の 6 研究．みすず書房．

Piaget, J., & Garcia, R. (1987)／芳賀純・能田伸彦監訳 (1998)．意味の倫理　意味の論理学の構築について．サンワコーポレーション．

Roy, S. C., & Andrews, H. A. (1999)／松木光子監訳 (2002)．ザ・ロイ適応看護モデル．医学書院．

Roy, S. C. (2009)／松木光子監訳 (2010)．ザ・ロイ適応看護モデル　第 2 版．医学書院．

境敦史・曾我重司・小松英海 (2002)．ギブソン心理学の核心．勁草書房．

Seeman, M./馬場明男他訳 (1977)．疎外の意味について―疎外の実証的研究．大学教育社．

Seeman, M./池田勝徳・中西茂行・池田広子訳 (1983)．疎外の研究．いなほ書房．

鈴木敏昭 (2004)．自己意識心理学概説．北樹出版．

土居健郎 (1971)．「甘え」の構造．弘文堂．

土居健郎 (2001)．続「甘え」の構造．弘文堂．

内井惣七 (1995)．科学哲学入門　科学の方法・科学の目的．世界思想社．

3 役割機能様式の理解

重要概念の解説

役割とは，集団や社会の中で，ある地位を占めるすべての人に対して，社会が課す価値・態度・行動様式である．役割は他者との関係の中にあり，雇用者の役割は被雇用者との関係の中に，看護師の役割は患者との関係の中にある．それぞれの役割は，関係のある立場にある人に対してその人がどのようにふるまうかについての期待との関係にある．役割機能様式の基本的ニードは社会的統合であり，そのニードは適切な行動ができるように自分が他者とどのような関係にあるか，つまり自分の役割とそれに関連する社会的期待を知ることによって達成される．ロイは，適応システム・全体的システムとしての人間を正確にアセスメントするためには，看護師にとって社会的適応が生理的適応や心理的・霊的適応と同じくらい重要なことであると述べている．

詳細は後述するが役割機能様式には一次的役割，二次的役割，三次的役割という 3 つの役割の下位領域がある．さらに，それぞれの役割行動は道具的行動と表出的行動に分類されている．

ロイ適応看護理論の個人と集団の役割機能様式は多くの学問領域の理論や原理を基盤としている．次に，主な理論家とその理論的概念について述べる．

- パーソンズとシルズ（Parsons & Shils, 1951），パターソン（Patterson, 1996）：役割に対する古典的な構造的アプローチ．役割要件，役割に関わる道具的行動と表出的行動の決定．
- ミード（Mead, 1934），ブルーマー（Blumer, 1969）：役割に対する相互作用的アプローチ．人間は状況を見たままに定義し，その知覚に基づいて行動する．
- バントン（Banton, 1965），エリクソン（Erikson, 1963）：一次的，二次的，三次的役割の記述．年齢に応じた発達段階と役割期待．
- マートン（Merton, 1957）：役割集合の統合について 6 つのプロセスを明らかにしている．
- メレイス（Meleis, 1975），メレイスら（Meleis et al., 2000）：役割の移行には，新たな知識を取り込み，人の行動を変化させ，自己に対する自分の定義を変える必要がある．ロールモデリングを看護介入として記述．移行経験の複雑さについての中範囲理論．
- ロイ（Roy, 1969），クラークとストラウス（Clark & Strauss, 1992）：役割移行における介入として役割手がかり（role cue）を記述し検証した．役割補完（role supplementation）には，明確化，役割取得，ロールモデリング，役割試演（role rehearsal）がある．
- マークスとヒューストン（Marquis & Huston, 2006）：ロールモデル，プ

リセプター，メンターによる役割期待の明確化．

- ランバート（Lambert, 2001）：プリセプターと一緒に活動することで，学生は役割について観察し，知識を取得することができる．役割要求（role demand）を満たすための動機づけを高める環境の中で活動し，その雰囲気にひたる．

- 「より良き世界のための世界協同の視点　Vision Points of the Global Co-operation for a Better World」（2004）：適切な社会的，人類的，道徳的，およびスピリチュアルな価値を刺激し強化するための協同の倫理に基づく変革視点をグループで作成．人が進歩するには集合的意思が必要との信念に基づいている．

これらの理論が示しているように，役割機能様式の目標，つまり社会的統合と役割の明確化を理解するための理論的基礎には，構造の面からのアプローチや相互作用の面からのアプローチ，集合的パターンの面からのアプローチなどがあることがわかる．ロイは多様な理論を融合させることにより，個人としての役割機能，集団としての役割機能を明確に示している．

役割機能様式を理解するためには，その様式で使われる用語がどのような意味をもつのかを知る必要がある．そこで，ロイ適応理論で示されている重要概念を表4-23に示す．

表4-23　役割機能様式の重要概念

重要概念	定義
役割（role）	役割とは，個人が集団の中で占めている地位にふさわしいものとして期待されている行動様式を指す
一次的役割 （primary role）	年齢，性別，発達段階に基づいて社会から個々の人間に与えられた役割をいう．人生のそれぞれの成長期に人がとる行動の大半をこの一次的役割が決定する
二次的役割 （secondary role）	個人が発達段階と一時的役割の期待に応えるために引き受ける役割をいう．例えば，夫，妻，父，母，会社員，教員，看護師，学生などの役割がそれにあたる
三次的役割 （tertiary role）	一時的な役割である．それは，個人の一次的，二次的役割における期待に伴って選択されるものである．例えば，地域のサッカークラブのメンバー，PTAの会長などの役割がそれにあたる．病人役割もそれが一時的なものなら三次的役割に分類される
役割発達 （developing roles）	人のライフサイクルに応じて新しい役割が加わることや従来の役割が使命を終えること，このような役割の変化を通して，人が成熟していくことをいう．これは役割の期待を学習することを伴っている
社会的統合 （social integrity）	個々人にとっての役割様式に対して個人が感じる基本的ニーズであり，それはまた行動するために自分が他者とどのような関係にあるかを知ろうとするニーズである
道具的行動 （instrumental behavior）	人が目標の達成に向けて効果的な手段を選択しながら行う行動のこと

（次頁につづく）

3. 役割機能様式の理解　**107**

表 4-23 (つづき)　役割機能様式の重要概念

重要概念	定義
表出的行動 (expressive behavior)	個人がその役割を遂行するにあたって他者に示す感情や態度のこと
役割期待 (role expectation)	ある役割に対して，他者や社会から期待されている行動をいう．例えば，「先生らしく」や「学生らしく」といわれるものである
役割克服 (role mastery)	個人が役割セットに伴う社会的期待にみあう表出的行動・道具的行動をとれること
役割セット (role set)	個人がある時点でもっている役割の束のことをいう．例えば，母親の役割セット，看護師の役割セットという言い方ができる
役割取得 (role-taking)	個人が相手の役割の領域に現れることを眺めその行動を熟視し，あるいは予想する過程のことをいう．この概念によれば，個人の相互行為は他者の役割についての判断に基づいており，この概念は役割の相互行為の両当事者にとっての意味に焦点を合わせる
役割移行 (role transition)	個人が新しい役割を身につけていく過程をいう．この過程において，個人は適応的な表出的役割行動と道具的役割行動（目標志向的な役割行動）が次第に効果を表していくという経験をする．例えば，1人の看護学生が一定の仕事を任される看護師になっていく場合，このような役割移行があるといえる
役割葛藤 (role conflict)	その人の役割セットの中で，ある役割に対する自分や他者の期待が矛盾すること（役割内葛藤）．あるいはその人の役割セットの中で，いくつかの役割に対する自分や他者の期待が矛盾すること（役割間葛藤）
役割失敗 (role failure)	人のとっている役割に表出的行動や道具的行動が欠けている，あるいはその行動が非効果的な状態
社会化 (socialization)	広い意味で子どもが社会の一員へと変容を遂げていく過程．特に集団において役割期待を習得していく過程
集団の役割機能 (role function for group)	集団組織の目標がどのようにして達成されていくかの一連の行動に焦点をあてる．集団の機能を達成するためにメンバーが行うことに対するフォーマルまたはインフォーマルに開発された期待の構造
役割統合 (role integrating)	集団の機能が遂行されるようメンバー全員の異なる役割を管理する過程．補完的役割を持つ個人や集団のメンバー全員の責任と期待を調節する
役割の明確化 (role clarity)	集団レベルの役割機能の基本的ニード

[Roy & Andrews (1999)/松木光子監訳 (2002)．ザ・ロイ適応看護モデル．医学書院，pp.419-420；Roy (2009)/松木光子監訳 (2010)．ザ・ロイ適応看護モデル　第 2 版．医学書院，p.451，p.575 を参考にして作成]

個人の役割機能様式

概説

　先に述べたとおり，役割機能様式には一次的役割，二次的役割，三次的役割という 3 つの役割の下位領域がある．さらに，それぞれの役割行動は道具的行動と表出的行動に分類されている．次にそれぞれの役割について例を示しながら解説する．

　一次的役割：人は人生のどの時期においても，発達段階の範囲内で性別と年齢による位置を占めている．年齢と性別は，人の生き方に多くの影響を及ぼす

一時的役割の構成要素となる．人生の発達段階は，特にエリクソン（Erikson）とハビガースト（Havighurst）によって述べられており，個人は何ができなければならないかという一般的な説明が示されている．**表4-23**を参照していただきたい．一次的役割は発達段階の「10歳の少女」「25歳の男性」「80歳の男性」などである．

二次的役割：二次的役割とは，人が一次的役割と発達段階に伴った課題を完成させる役割である．人は1つの一次的役割しかもたないが，二次的役割には多数あり，その人の職業，教育，血縁関係などにわたっており，その役割は，獲得された地位であり，時間をかけて発達し克服され，容易に放棄されることのない安定性を有している．例えば，ある32歳の女性は次のような二次的役割をもつことがある．母，妻，娘，看護師，教員などであり，それらの役割は容易に放棄されたり奪われたりはできない役割を含んでいる．

三次的役割：三次的役割は本質的に二次的役割に関連しており，個人が今の発達段階の役割を満たすことに関連したやり方を示す行動である．この役割は通常性質において一時的であり，人が自由に選び，趣味のような活動も含んでいる．例えば，35歳の母親が娘の学校の「PTA役員」であるとか，通学路の「児童の誘導係」「聖歌隊員」「パートタイム店員」など，これらはいずれも一時的なものである．

これらの役割は道具的・表出的行動双方で実施される．道具的行動は「実際的な行動であり，長期的な目標をもつ身体的行動である」．例えば，時間外に仕事をすることは，家族を支えることに関わり，社会的期待に沿っている道具的行動である．他方，表出的行動は情動的な性質をもっており，人が役割に関する感情を表出する相互作用の結果である．例えば，「最近，上司が私に新しい役割を与えたが，とてもやりがいがあり，もっとうまくできるようになりたいと思っているんだ」とその人が役割または役割遂行について自分の感情を表出することなどである．

次に，看護過程の行動と刺激のアセスメント，看護診断と目標設定，看護介入，看護ケアの評価を説明する．その中で，ロイ適応理論の個人の役割機能様式について，この様式の説明と理論的基盤を含めてその概要を示す．

🌑 行動のアセスメント

第1段階アセスメントでは，**表4-24**「発達段階と発達役割に関する社会過程」に示したように，年齢，性別そして発達段階により，その人の一次的役割を確認する．同時に**図4-6**「一次的・二次的・三次的役割が示されている役割セットの例」を使いながら，頭の中でその人が占めているであろう二次的・三次的役割についても考えてみる．役割に関するデータは，本人，家族，友人あるいは病院のチャートやその他の記録物から得られるが，いくつかの情報，特に表出的

表 4-24 発達段階と発達役割に関する社会過程

年齢（歳）	発達段階	社会過程
0～1½	乳児：信頼対不信	社会は個人に貢献する
1½～3½	幼児初期：自律感対恥	社会は個人に貢献する
3½～6	前学習期	社会は個人に貢献する
6～12	学童期：勤勉感対劣等感	個人は社会に貢献し始める
12～18	青年期：アイデンティティの確立対役割の拡散	個人は同僚集団を通じて社会に貢献する
18～35	若い成人期：親密性対孤立	個人は社会の自立メンバーとなり新しい家族を作り社会の継続に貢献し始める
35～60	生殖成人：生殖性対停滞	個人は創造的仕事と次の世代の指導を通じて社会の生存に関わるようになる
60以上	生殖成人：自我の統合性対絶望	個人は従者またはリーダーとなるよう協力できるようになる：時にコンサルタントになる感覚で

［Roy (2009)/松木光子監訳 (2010)．ザ・ロイ適応看護モデル 第2版．医学書院，p.454 より］

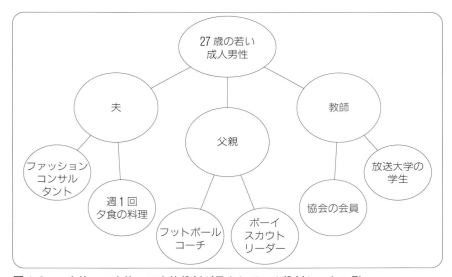

図 4-6 一次的・二次的・三次的役割が示されている役割セットの例
［Roy, S. C. (2009)/松木光子監訳 (2010)．ザ・ロイ適応看護モデル 第2版．医学書院．p.455 より］

役割行動はその人本人から得られるものである．乳児やよちよち歩きの小児以外，ほとんどの人は自分の役割に関する情報を与えることができる．一般的に成熟した発達段階にある人は社会における自分の役割や自分自身に関連する情報を与えてくれる．役割行動の情報を効果的に収集するためには，その人が一番時間をかけていること，その人にとって何がより重要であるかなどの情報をとりながら，その人の役割の序列を明確にしていく．

　一次的役割，二次的役割，三次的役割について，その人に，「この役割をどのようにやっていますか？」と質問することで，道具的役割が明確になるだろうし，また，「このことをやり遂げたときどんな気持ちになりますか？」と尋ねることで，表出的行動を明確にすることができるだろう．

第4章◇適応様式の解説

看護師は，患者役割として期待されている「病気の治療に専念する」ということについても，注意深く患者の道具的・表出的行動を観察しなければならない．例えば，健康回復に向けて行われている治療の理解や指示された薬を確実に服用しているか，運動療法や食事療法を守る行動などがそれにあたる．

看護師は患者に対してこのような行動を観察してのちに，その行動が適応行動か非効果的行動かを判断しなければならない．判断の基準のよりどころとなるものは，患者が示す表出的行動や道具的行動が，社会的役割に沿うことができるか否かということであろう．

ロイは，人は統合された全人的なものとして安定した状態を維持しようとして反応するものだとしている．そのため役割と役割機能のアセスメントは，個人の心理・社会的適応を判断するうえでも，必要欠くべからずのものだと述べている．人が自分の役割についてどのように感じるかということは，自己概念様式についての重要な情報を提供し，また，人が他者とどのように関係しているかは，相互依存様式についての情報も提供している．

刺激のアセスメント

(1) 4つの役割遂行要件

看護師は患者の役割機能様式における行動のアセスメントを終えると，次に患者の行動に影響を及ぼしていると考えられる刺激についてアセスメントを行う．役割機能様式における刺激のアセスメントについては，まず，ニュウエイド（Nuwayhid, 1984）によって記述されている**①消費者，②報酬，③便宜や状況へのアクセス，④協力と協調**の4つの役割要件が十分であるか否かについて検討することから始まる．

まず**①消費者**とは，その人がその役割を遂行することで誰が利益を受けるのかと言うことである．例えば患者がリハビリテーションを行うことで利益を受けることがこのことに当たる．次の**②報酬**とは，その人がその役割を遂行することによってどのような報酬を受けるのかというものである．例えば，これには患者はリハビリテーションを積極的に行うことによって歩行が可能となり，一人で自分の意思で外出ができるようになるといったことである．そして，**③便宜や状況へのアクセス**とは，期待された役割行動を遂行するための環境が十分に整っているかというものである．ここでいう環境とは，物理的な環境，人的な環境，道具なども含んでいる．

例えば脳卒中で片麻痺を有する入院中の患者が，車いすで移動することができる機能レベルであるにもかかわらず，それを行わない場合について考えてみる．この場合は，先述した①消費者と②報酬が刺激となり，患者役割が遂行されていない可能性が十分に考えられるが，物理的環境についても検討する必要がある．つまり，病室の広さやベッドの配置，ドアの開閉の手段，廊下の広さ

など，患者が行動を遂行するにあたり適切な環境であるかどうかも重要な環境要因である．

　もし，このような環境が患者にとって適切な環境でなければ，患者が患者役割を遂行することは困難な状況となる．この場合，看護師はこのような環境を刺激ととらえ，この刺激に対して介入計画を立案しなければならない．

　役割遂行の最後の要件である**④協力と協調**は，人が期待される役割行動を遂行するために欠かせない要件といえる．例えば，退院後に指示された食事指導を守ることができない腎不全の 20 歳の男性患者について考えてみたい．看護師がこの患者の行動に影響を及ぼす刺激として協力協調を査定するためには，患者の置かれている状況が，指示された食事をとる環境であるかどうか，インタビューを行うことが必要である．具体的には，指示された食事を調理するための時間，家庭環境などについてたずねることになる．看護師のインタビューに対して患者は，「両親が病気であること，兄弟が幼いこと，経済的にも自分が働かなければ生活することができないために夜遅くまで仕事をしている．そのためにカロリーや塩分などに注意して食事をとることは，時間的にも大変困難で，家族にサポートを得ることも困難である」と語った．このことから，看護師は患者役割遂行を困難にしている刺激として協力と協調の欠如をあげ，これに対して介入計画を立案し介入することが必要となる．

　以上，4 つの役割機能要件について述べた．患者役割が遂行されていない患者は，これら 4 つの要件がすべて不足しているか，4 つの要件の中でいくつか不足している場合がある．それは，個々の患者の置かれている状況によって異なるため，看護師は患者の状況を注意深く，また正確にアセスメントしなければならない．

(2) その他の刺激

　役割機能様式で述べられているその他の考えられる刺激には，身体の構造と年齢，自己概念と情緒的安寧，期待される行動についての知識，その他の役割，役割モデル，社会規範などがあげられている．以下にこれらの刺激について説明する．

　身体の構造と年齢は，身体的な特徴や年齢がその人にどのような役割がふさわしいかについて，つまり役割の発達に影響するものである．例えば，子どもの頃からサッカーチームに入り身体を鍛えてきた 18 歳の男の子は，プロのサッカー選手になることを選択するかもしれない．交通事故のために車いすで生活することになった 20 歳のある男性は，車いすで大学の授業に出席して単位を取得し，卒業後に車いすでもできる言語聴覚士の仕事を選択し，今でも元気に患者の治療を行っている．このように身体の構造と年齢は，人の役割の発達に影響を及ぼす刺激となる．

　自己概念と情緒的安寧もまた，役割の発達に影響を及ぼす．その人は，将来

どのような職業に就きたいのか，期待しているものは何かなど，その人の自己理想が役割の発達に影響を及ぼしている．また，役割を遂行しようとするとき，その人が「私はきっと期待されている役割行動を遂行することができる」と感じていることが重要である．例えばある看護学生は，大学で学び将来は専門看護師となり病院で働きたいと思っている．そして，自分にはきっとそれができると信じている．このような自己理想と自信が役割の発達にポジティブな影響を及ぼす刺激として考えられる．脳卒中片麻痺患者の場合を考えてみても，「自分は必ず職場に復帰する」という自己理想をもち，そして必ずそれは達成できると信じている患者は，リハビリテーションに積極的に取り組んでいる．このことから，役割機能様式と自己概念様式は密接に関連していることがうかがえる．したがって，患者役割行動が遂行されていない患者の刺激を考えるとき，自己理想や自己一貫性に注目し自己概念をアセスメントすることが必要といえる．

　人がその役割において社会や他者から期待されている行動を示すためには，まずはその役割に期待されている行動についての知識をもっていなければならない．それは，「先生らしく」や「学生らしく」といわれるものの具体的な内容に関する知識といえる．患者の場合は，自分の病気が回復するためには，自分は何をしなければならないのかを具体的に知っておくことが必要である．そして，看護師は患者が患者役割を遂行するために，何を患者に説明すべきかについて知っていることが看護師役割を効果的に遂行することとなる．

　その他の役割が刺激として考えられているのは，ある1つの役割に対する期待が他の役割の遂行を妨げる可能性があることや，一方では，ある役割で学んだ技術が他の役割の発達を促進することがあるためである．例えば，その人に看護師として職場で期待されている行動は，母親としてまた主婦としての役割の遂行を妨げることにもなりかねないというものである．

　個人にとっての役割モデルとなる人の数やその質，反応は，その人の役割の発達の過程に影響を及ぼす．特に重要他者の行動は強い影響を及ぼすことが考えられる．

　声帯を切除し，発声訓練を実施しなければならない患者に役割モデルが効果的に作用した例で考えてみよう．声帯を切除し声を失った患者は，発声訓練をすすめる看護師や家族の促しには応じなかった．しかし，同じ障害をもつ患者会の会長の促しにより発声訓練を行うようになった．これが役割モデルの効果である．患者会の会長は，この患者を訪問し自分の病気や手術について，声を失ったときの気持ち，訓練の具体的な内容，訓練の結果また話せるようになった喜びについて語った．

　また，看護師は，卒業後の継続教育において，新人看護師が先輩看護師を役割モデルとして成長していくことが理解できる．このようなことから，患者が

健康を回復していく過程や人が成長していく過程において，役割モデルの存在の有無は鍵となるといえよう．

最後に社会規範について述べる．ある役割に期待されている行動は，それぞれの社会によって決められている．これを社会規範という．規範は，文化によって異なり，文化は時代によって異なってくる．したがって，患者が生まれ育った時代や場所を知ることにより社会規範が明らかとなり，患者の行動を理解する手掛かりとなるであろう．

以上のような視点から刺激を検討し，刺激が明らかにされたら次に刺激を焦点刺激，関連刺激，残存刺激に分類する．そして，さらにその刺激は，その人に肯定的に作用しているか，または否定的に作用しているかを検討する．

代償適応過程

役割機能様式は，他の機能様式と同様に，代償過程をもっている．一般に，代償するということは平等にしたり，平衡にする力として働く中和作用のある変化の手段を用いる適応の仕方である．適応が障害される恐れがあり役割機能が課題に直面した場合，代償過程が活性化される．効果的な代償適応過程は適応レベルを高め，役割機能を統合させ，平衡に保つ．ここでは代償適応過程の例として**役割移行**と**役割距離**について述べる．

役割移行は，役割発達または役割変更のときに人が通るプロセスである．人は年齢を重ねるにつれて，新しい発達課題に直面し，一次的役割は変化していき，発達課題を達成するために新しい二次的・三次的役割を受け入れていく．ロイは，役割移行とは，情動的・目的志向的役割行動の効果を高める新しい役割における成長と定義している．

看護師が出会うことになる多様な人たちの役割機能様式の適応状態をアセスメントする際には，移行期にある二次的・三次的役割も確認する必要がある．例えば，ある女性が心臓発作を起こした後，復職はできるであろうが，地区役員など三次的役割はあきらめる必要が出てくるかもしれない．メレイス（Meleis, 1975）は役割を移行するには，新しい知識を組み入れ，行動を変化させ，そして社会的背景の中で自分自身についての定義を変化させる必要があると述べている．メレイスら（Meleis et al., 2000）は移行体験の複雑性について中範囲理論を開発し，5つのプロセスを明らかにした．すなわち，①気づき，②取り組み，③変化と相違，④時間の長さ，そして⑤臨界点と重要イベントである．それぞれのプロセスについて，①気づきとは，移行に欠かせないものであり，変化が切迫していることを身体的・情緒的・社会的・環境的に気づくことであり，②取り組みとは，その人が移行によって適応するために選ぶかかわりあいのレベルである．③変化と相違とは，この2つは同じようであるが，変化のすべてが移行につながるものではなく，変化と相違を見極め，新しい状況で

期待されている重要性，程度，ノームなどを総合して見極めることが求められる．さらに，移行には特定の終点があり，④時間の長さがある．移行は予測の変化のサインで始まり，現実の変化の不安定なときを通り過ぎ，そして移行への結論に至るまで続く．最後に，⑤臨界点と重要イベントについてであるが，移行の間，特に混乱や不確実な時期には臨界点がいくつもあることがある．そのため，看護師はさまざまな形で慎重に患者に応じる必要がある．

　役割距離は，役割機能様式における第2の代償過程である．役割距離は，役割に伴う行動が自己概念と相いれないときに現れる．例えば，初めての父親役割のような場合，一見，役割移行の困難を体験しているように見える．しかし，アセスメントを詳細に行ってみると，役割距離における道具的行動の程度と型が，役割移行にある人とは違っていることが明らかになる．例えば，その人は役割に伴う道具的行動を果たす知識と経験をもっているが，そのような道具的行動を示すのはそれがどうしても必要なときだけで，あるいはその課題を果たす人が周囲に他にいないときだけである．このような時看護師の役割は，その人の自己概念への脅かしや不快感を軽減することに焦点を当てる．ある役割行動がその人の自己理想と合わず居心地がよくないときの選択として，役割セットからその役割を削除し（父親役割を役割セットからはずすことは容易でないが），自己が両立できるほかの役割に専念することができるように援助する．もう1つの選択は，自己と距離を置く役割を組み込み自己理想を再検討することである．これが初めての父親役割のような高く価値のある役割であったり，また慢性疾患をもって生きるなどのように避けて通れない重要な道具的行動の場合，その人の役割行動と自己概念との間で感じた矛盾を看護師は確認し対処する必要がある．心身ともに満足のいく生活を送るために自分で選択できるということを知ってもらうことが，その人の適応を促進するために看護師ができる重要な部分である．このような選択は役割距離の状況において，看護師のかかわりによっては個人の成長の機会となるからである．

◉障害

　人がある役割に期待される行動を果たすことができないときにはそこには必ず，非効果的代償レベルが存在する．行動の焦点刺激または直接的原因は，そのときの過程によって違ってくるが，知識や教育の欠如，あるいは役割モデルの不足があって非効果的代償につながる場合がある．ここでは代償が困難と思われる**役割葛藤**と**役割失敗**について考える．

　役割葛藤とは，その個人の役割行動が自分自身の価値信条体系と異なる場合，また個人がいくつかの互いに矛盾する役割期待に同時に遭遇する場合，個人はいずれの行動をとるべきか葛藤に陥る．したがって，役割葛藤には役割内葛藤と役割間葛藤とがある．

役割内葛藤は，自分または周囲の人が自分の期待行動とは相いれない期待を寄せる結果，役割にふさわしい行動を示すことができない状態をいう．例えば，1人の女性マーサはいま生後6週間の赤ん坊の母である．マーサは母親学級に参加し，またインターネットを検索して最近の育児傾向についてよく学んでいる．しかし彼女の母親は古い考え方をもっており，赤ん坊の頭や足は真夏でも温かく覆ったほうが良いと信じている．マーサには母親からの承認は非常に重要である．マーサは母親の期待に合うように努めている．マーサは前後に揺れながら，母親役割について対立する考え方を調和するために自分のエネルギーをすべて注いでいる．この葛藤がある限り，マーサは役割克服を達成できないであろう．

役割間葛藤は，役割セット内に相いれない期待行動を1つまたは複数もつ役割がある結果，適切な目標志向的行動や情動行動を示すことができないときに現れる．この状況ではこの人は競合する役割をもっている．例えば最近昇進したばかりのエリサの例をみてみよう．彼女は毎日10〜12時間働き，役割克服中である．また，エリサは8週間前に男の子を出産し，彼女は自分の生活が全くの混乱中だと感じている．彼女は今後も仕事を続け，自分の地位のコントロールを維持したいと思っている．同時に，子どもとも一緒に過ごす時間をもちたいと考えている．結果的に，彼女は2つの役割の間で分裂し，どちらの役割も克服できていない．

役割失敗は，適応的な情動的行動を示すことができないという点で役割葛藤とは異なる．役割失敗では，その役割をとりたくないと思っていて，そして観察される役割行動はどれも，非効果的なものである．役割失敗の重要な要素はその人の中にその役割をやりたいという要望がないことである．もし，その人が役割について適応的な情動行動を示すなら，その人は一般には役割失敗にはならない．役割失敗では，結果的に，その人は役割を果たさないという結末になる．

看護診断

看護師は，行動と刺激のアセスメントの結果から看護診断を検討する．NANDA-Iによって開発された個人に期待される役割機能様式の看護診断としては，「親役割葛藤」「ペアレンティング障害」「ペアレンティング障害リスク状態」「非効果的役割遂行」「ペアレンティング促進準備状態」などがあげられる．さらに，家族に代表されるような関係する人々の役割機能様式の看護診断としては，「家族コーピング妥協化」「家族コーピング無力化」「家族コーピング促進準備状態」「介護者役割緊張」などがあげられる．

(1) 目標

看護診断を確定したら，次に目標を設定する．目標は，患者に期待される行

動について記述する．また，目標到達の期日も記述する．例えば，知識不足のために指示された薬を服用しない患者の場合は，「患者は2週間以内に，薬に対する知識を十分に理解し指示された時間に薬を服用する」となる．また，19歳で母親となり，サポートシステムも希薄で母親役割に不安をもつ人の場合は，「1か月以内に地域の子育て支援センターに出かけ，他の母親や子育て支援ボランティアの人との関係を構築する」などが目標として考えられる．

(2) 介入

ロイ理論における看護介入の特徴は，刺激のアセスメントで特定された刺激に対して介入計画を立案し介入することである（先に述べた消費者，報酬，便宜や状況へのアクセス，協力と協調の役割遂行要件や，身体の構造と年齢，自己概念と情緒的安寧，期待される行動についての知識，その他の役割，役割モデル，社会規範）．いわゆる刺激を操作・管理するというのがこれにあたる．

そして看護師は，アセスメントで特定した刺激に対して，焦点刺激，関連刺激，残存刺激の順に介入するのではなく，患者のおかれた状況からまず，どの刺激に介入していくことが効果的であるかについて検討する必要がある．

すべての刺激に対して同時に介入する場合，焦点刺激から介入する場合，関連刺激から介入する場合，いずれにおいてもそれは患者の状況と看護師の臨床判断に委ねられる．

(3) 評価

評価は，患者が目標に記載されている行動に達成できたかどうかをみる．目標が達成されている場合は，介入が効果的であったことを意味する．目標が達成されていない場合は，行動と刺激の変化（非効果的行動の増減や焦点・関連・残存刺激の増減）について詳細にアセスメントし，さらに4つの役割遂行要件とその他の刺激に対する介入方法が適切であったかどうかを再度十分に検討することが肝要となる．

関係のある人々の集団役割機能様式

● 概説

集団の適応レベルを決定するのは，集団におけるすべての役割の統合である．ロイは集団をシステムの中で関係をもつ人々と述べており，その中には，家族や特定の目的のために集団を形成する人々，地域社会，共通の目的をもった人々のネットワーク，組織化されたワークグループ，組織，国家，そしてグローバルなコミュニティなどをあげている．この中には多くの役割の人がそれぞれの役割を担い，互いにかかわりのある役割をもっている医療機関などが含まれる．役割は社会の機能的なユニットと考えられており，それぞれの役割は他者との関係の中に存在する．そしてそれぞれの役割の明確化は，集団レベルの役割機能の基本的なニードである．

3. 役割機能様式の理解　**117**

　看護師が集団に対応する際には，フォーマルな役割構造と，インフォーマルな役割構造にも精通しておくことが重要である．集団の役割機能は個人の役割機能と同じく社会化を通して学習され性別や年齢，社会的地位などの要因の影響を受ける．この項では，ロイ適応看護モデルの集団の役割機能様式に焦点を当てている．まず，役割の明確化に役立つ役割期待と相互役割，役割統合の社会化の過程の概要を述べる．次に，集団の役割機能に関する行動のアセスメント，刺激のアセスメント，代償反応については例をあげて説明し，障害については，役割間葛藤，役割失敗，家族介護者役割緊張を取り上げて説明している．続けて，看護診断と目標設定，看護介入の考察を行い，最後に，評価を通して集団の目標が達成されたかどうかケアの各段階を再アセスメントすることについて述べる．

　集団の役割機能様式において，集団の大きさや目的にかかわらず，**役割期待**や**相互役割，役割統合**などは社会化の基本的過程である．社会化は，広い意味では子どもが社会の一員へと変貌していく過程から始まり，性別や社会階級，民族集団のふさわしい価値や基準，習慣，技能，役割を学ぶ過程があり，そして，社会的環境が変化するにつれて，それぞれが知識，態度，価値，必要性，動機，その環境に関する考えや感じ方を習得していく過程へと続く．したがっていずれの集団においても責任力と生産性のある一員であることが期待され，役割期待を学ぶ社会化のプロセスは一生を通じて継続する過程といえる．

　まず，**役割期待**を明確にするための 3 つのアプローチとして，**役割モデルとプリセプター**，そして**メンター**（Marquis & Huston, 2006）について見てみよう．

　役割モデルは，経験豊富で有能であり人の模範となるベテランであるが受け身的な立場である．つまり，初心者である看護師は役割モデルの熟達した立ち居振る舞いを見て，見たままの振る舞いをしようとするし，そのモデルの価値観なども受け入れていく．しかし，役割モデルはこの機能を果たすように任命されてはいないし，模倣させようともしていない．しかし，役割モデルの存在が多くなるほど優れた看護師が生まれる可能性が高くなると研究結果が述べている．

　次に**プリセプター**についてであるが，プリセプターは，能動的で目的をもって割り当てられているベテランであり，初心者を役割期待に社会化する人々である．看護教育ではこの 30 年の間に，高度な臨床現場で実習生のためにプリセプターを任命し，教員の指導を受けながらも，特定の看護場面で臨床の達人たちの指導を受けることができるような実習体制を取り入れている教育機関が増えてきている．任命された臨床プリセプターが力を入れるところは，必要とされる臨床判断を自分で下すことをはじめとして，専門職としての看護師の役割の社会化である．このようにプリセプターは教育者と役割モデルの機能の両方

をもっているが，成功するか否かは状況下でのプリセプターや学生，教員のそれぞれに対する役割期待の明確化にかかっているといえる．同様に，新人看護師や職場を変わった看護師にはプリセプターが割り当てられることが多いが，この場合も，プリセプターは役割モデルと指導を通して新人看護師を社会化させるという重要な役割を担っていると同時に，新人看護師の心の支えになり，職業継続のための学習への影響も与えている．しかし，学生から看護師への成長移行過程を調査した研究は，プリセプターとナースマネジャーはどちらもストレスが多いことを指摘しており，指導役割にあるベテラン看護師が自身の職業継続を可能とするよう職場の支援が重要である（Gerrish, 2000）と述べている．

　メンターは，役割期待の社会化の3つ目のアプローチであるが，これは，割り当てることができる役割関係ではなく，技能や知識，能力を有したカウンセラーや教師，ベテラン看護師などが新人などの初心者との間で，専門的な成長あるいは個人的な成長を助け合うことができる，時間的経過の中での自発的な相互関係であるといわれている．多くの看護師が，エキスパートであれ初心者であれ，エキスパート・初心者関係をもつことによる利益を見出している．初心者にとっての利点は明白であるが，メンターにとっても，その経験を自分の視野を広げるよい機会とすることができ，同時に将来の看護リーダーを育てることで看護界に貢献できる．メンターがいれば，看護師は，創造的に思考し，自分自身や周囲の者に力を与え，キャリア上の成功と看護の専門性を高めるさまざまなスキルを獲得できる（Grossman & Valiga, 2000）．

　次に，集団の役割機能様式における統合的適応の2つ目の基本的過程である**相互役割**について述べる．相互役割は相互交換において持ちつ持たれつの関係であり，集団は結束と統一性を強めることができる．相互役割のある集団は，分業において高度に相互依存関係にあり，個人と集団の共通の責任が生まれ，役割葛藤が緩和されると言われている．

　相互役割の過程を理解する良い例として，ロイは，管理職を引き受ける看護師について述べている．新任のナースマネジャーは少なくとも3つの役割があるとして，リーダー，マネジャー，フォロアーをあげている．これらの役割は実に多くの役割とやり取りするため，複雑である．グレイ（Gray, 2003）はこの複雑な役割を表にして整理した（**表4-25**）．

　表4-25から言えることは，新任のナースマネジャーは目まぐるしく変化する環境の中で多様な役割の人々との活動に支えられていると同時に，他者の役割との相互関係を通して集団の結束と統一性を維持しているといえる．

　最後に，集団の役割機能様式における統合的適応の3つ目の基本的過程として**役割統合**について述べる．集団における役割統合は，集団が機能するようにメンバー全員の異なる役割を処理する過程である．すなわち，役割統合により，

3. 役割機能様式の理解　**119**

表 4-25　リーダーとマネジャー，フォロアーの役割：役割の中でかかわる人との関与過程

役割	かかわる人	役割に関与する過程					
・リーダー	・主導される人 ・同僚	・傾聴 ・発達	・励まし ・指示	・動機づけ	・組織	・問題解決	
・マネジャー	・管理される人 ・管理者 ・スーパーバイザー ・規制機関	・組織	・予算	・雇用	・評価	・報告	・普及
・フォロアー	・スーパーバイザー ・同僚	・従う	・実施	・貢献	・補完的役割		

［Roy (2009)／松木光子監訳 (2010)，ザ・ロイ適応看護モデル　第2版．医学書院，p.583 より］

　補完的役割にある個人同士や集団の全メンバー間の責任や期待が調整されることになる．

　ロイは，マートンが研究によって明らかにした個人の役割セットを統合する6つの過程を解釈し直して，集団の役割統合過程に応用している．第1に，個人はさまざまな立場を比較して，その重要性を評価する．役割が統合された家族では，すべての重要な機能が果たされている．例えば，両親のどちらかが一時期，仕事量を減らして子育ての責任を負う，家族はその後，役割を交代して，もう1人の親が一時期，仕事を制限して子育てをするということなどである．これは，個人の成長だけでなく家族の成長も家族全体の目標であることを示している．第2に，役割セット内における人々の力の差に着目している．古い構造では，エリート集団が集団全体を管理し，指導権や支配権を握る．それに代わるものとしてリーダーシップを持ち回りにする方式である．リーダーシップを持ち回りにすることの利点の1つは，全員がリーダーシップの能力や批判的な考察力を身につけられることである．第3のアプローチは，利益相反に関する法則が働くアプローチである．役割活動が役割セットのメンバーの目に触れないようにした状態である．この利点は，もし，個人が別の役割で活動していることが役割セットのメンバーに知られなければ，その個人は，あまり競争のプレッシャーにさらされないし，不適切な影響力を避けることができる．第4は，役割セット内の役割葛藤に気づいたときの対応である．例えば，同じ役割セット内で同じ時間帯に2つのプロジェクトが計画された場合，役割葛藤が明らかになる．この場合，通常，譲歩によって，解決が図られる．第5は，ある立場の人たちの間で社会的な相互支援を得る可能性があることを指摘している．例えば，集団は互いに支援を提供する可能性があり，薬物リハビリテーション・プログラムを受けている10代の少年少女の親など，ある人々が支援団体を作っているのを活用することができるなどである．最後の第6は，うまくいっていない役割を捨てたり，特定の役割関係を断つこともあるというアプローチである．これは，残った役割セットの役割期待の間で，より大きな成果を上げ

る可能性を狙ったものである．また，大きい集団で2つの役割活動があり，統合の問題が起き，両方の活動が重要であるとなった場合，集団を2つに分けたほうが，それぞれの目標をより効果的に達成でき，協力し合うこともできる．統合が問題で集団を2つに分けたことで，結果として，両方の集団とも，より効果的になり，共通の目標が達成できることがある．

🔎 行動のアセスメント

　集団の役割機能様式では，看護実践は家族や組織，コミュニティ，社会などの人々に関連するシステムに焦点を当てる．ここでは，ロイ適応看護モデルに基づく看護過程6つの段階について述べるが，刺激のアセスメントの後に「代償適応過程」と「障害」の項を挿入し，次の段階の「看護診断」へ進みやすいようにしている．ここで取り上げる集団はさまざまの集団を想定している．

　ロイは集団レベルでの役割機能様式のアセスメントの視点について次のように述べている．看護師は役割統合の成功と満足につながる行動をアセスメントし，また，主なアセスメント方法は，役割行動の直接的観察と，役割の遂行と役割セットの統合がうまくいっているかどうかに対するグループメンバーの認識を聞くことである．看護師は役割遂行がうまくできている場合，メンバーが集団の目標を達成する行動を実施している場合の行動パターンをアセスメントする．さらにロイは，統合や調整の役割に対する満足度に関するパターンもアセスメントすることが重要であると述べている．

　これらの細かいアセスメント視点は，相互役割が機能しているか，分業は適切であるか，メンバーは各自の仕事をしているか，集団内に役割セットがある場合メンバーは集団内外の役割に対する期待に適合できているかかどうか，同じ役割期待に何度も応じることを心地よいと感じているだろうか，役割葛藤や役割緊張が生じたときにそれを明らかにすることができるだろうか，役割交渉が必要なときにそれにかかわる人が全員交渉に含まれているだろうか，集団は役割の終結を心地よく感じることができるだろうかなど，役割期待や相互役割，役割統合など社会生活の適応に関する行動が含まれている．

🔎 刺激のアセスメント

　集団の役割機能様式のアセスメントにおいて考慮すべき影響因子としてロイは次の3つをあげている．1つは集団メンバーがもつ役割セットの複雑さであり，2つめは集団の発達段階，3つめは安定器と変革器の過程である．

　まず1つめの役割セットの複雑さについては概説の中で述べた**表4-25**の示す役割をもつナースマネジャーのことを思い出してほしい．この例は，3つの相互役割と管理職というこのポジションの役割セットの複雑さを表している．また，他の役割として学校の教員の例を見てみると，多くの学生を相手にしてい

るほかに，教師の役割に関連して多くの集団との関係があり，集団の中には，管理職や他の教員，父母・教師集団などがあり，各集団のメンバーの役割セットの全体を示したときには膨大な数になる．役割の数に加えて，役割セットには複雑さというさらに深刻な特性もある．このような役割セットの複雑さが集団の役割過程の行動に影響を与えている．

　影響因子の2つめとしてロイは集団の発達段階をあげ，ワーチェル（Worchel, 1996）の開発した集団の発達段階を用いている．ワーチェルは，集団が直面する発達段階と課題は，その集団のタイプや目的などによってさまざまであるとしながらも，集団の発達段階を6段階に区分している．集団の役割行動をアセスメントした結果，明らかになった問題の刺激をアセスメントするときの視点を与えてくれるものである．第1段階は，集団形成の初期に集団メンバーが疎外感を感じたり，集団の中で影響力のない無力さを感じたり，参加率も低く，不満の段階と名づけられた．第2段階は，集団メンバーの1人による賃金が不公平であるなどの感情的な爆発で起こることがあり，それをきっかけに集団の中の不満が表面化する可能性のある段階である．第3段階では，メンバーはグループの定義に焦点を当て，定義することで自分の役割を明らかにすることが可能となり，集団活動の特徴が組み込まれる段階である．第4段階は，集団の生産性に関係しており，集団は目標を設定し，目標達成に向けて計画を立て，メンバーをその能力やリーダーシップによって区分する段階である．第5段階は個人の段階と呼ばれ，メンバーは自分の貢献と努力を認めてほしいと思っている段階である．第6段階は衰退の段階といわれ，個人のニードに注意が払われるようになり，集団は個々人にとって重要でなくなる段階である．そしてその集団は新しい不満の時期，第1段階のほうへ流されていく．

　次にロイは，影響因子の3つ目として，安定器と変革器の過程をあげている．安定器とは，集団の目的達成を可能にする集団の価値観や目的であり，メンバーが相互的な役割を果たすための安定化の力として働く機能を有している．具体的には，日常生活活動が集団の目標に向かうときは，安定器の強さが効果的に示されているといえる．また，変革器とは，集団の問題解決能力や意思決定能力であり，メンバーの中に存在し，集団の役割機能の有効性を決定する要因である．例えば，医療活動のためにロビー活動にかかわっている集団が，法的な通知を受け新しい課題が出てきたときには，役割を調整して統合し，役割期待の難しい問題を解決するために集団は協議し意思決定をするなどで，集団の役割統合の力となる．

代償適応過程

　ロイ適応看護モデルでは，集団の代償過程を「統合過程が脅かされることによって安定器と変革器が活性化される適応レベル」としている．ロイはグード

（Goode, 1960）の理論を用いて役割緊張の代償過程を次のように述べている．つまり，役割緊張は，役割の細分化，委譲，役割の拡大，バリアの適用，緊張緩和などによって役割セットを調整し，集団内の役割が明確にされることで，役割遂行の責任意識が高まるのを助ける．さまざまな代償過程があるが，ここでは**ロールプレイ**と**役割交渉**について述べる．

ロールプレイとは，ある状況で，人がどのような行動をとることが期待されているかを示す動きをアドリブで演技するよう集団のメンバーに奨励する心理劇である（Lowenstein, 2001）．ローウエインスタインは，登場人物の役をとるメンバーに数分与えてウォーミングアップさせ，自分が演じる役の気持ちにさせると有効であると述べている．ロールプレイの練習は，ウォーミングアップ，ロールプレイ，分析の3部分からなり，分析には他の部分の2倍くらいが適切とされている．例えば，ナースマネジャーは，スタッフに割り当てられた役割を入れ替えてロールプレイをやってみることもできる．そして，役割のない他のメンバーは，登場人物がどのように演じるかを観察し，働いている力学を分析する役割を担ってみる．このような練習で，ユニットのスタッフが実際に担う役割をきちんと果たすのに役立ち，さまざまなスタッフのことをよりよく理解できるという副次的な利点もあるとロイは述べている．

2つ目の集団の役割機能様式における代償過程は**役割交渉**である．ロイは，役割交渉を「役割を明確化する必要性が高まり，役割調整を刺激する代償過程」と説明している．

集団の目標は，集団の適応レベルを高め，集団の安定と成長を高めることであるが，集団の活動によっては，新たな課題の追加により役割を明確化しなければならない問題が起きて，役割の追加などが起こり調整をより必要とすることがある．それぞれがその状況にどう貢献できるかを知ることによって役割交渉が成功する．ロイは役割交渉に成功することによって，集団の適応レベルを向上できるとしている．

障害

ロイは，集団において代償過程がうまくいかず，その結果，役割を明確化できず，さらに集団の役割機能を適応レベルにできない場合，集団の役割機能は，障害適応レベルになると述べている．また，相互役割が欠如し，役割期待を果たしていないメンバーがいる集団では，集団が効果的に機能できなくなる．集団の役割を適切に統合できない要因は多くあるが，その中でも**役割間葛藤**と**介護者役割緊張**は，特に注目すべき役割失敗要因としてロイは次のように説明している．

集団レベルの**役割間葛藤**は，集団内の異なる役割期待が人々の間で矛盾しているときに起き，集団内目標は達成できないことになる．ロイはこの役割間葛

藤をわかりやすくするために1人の，昇進したばかりの電気技師の女性の例を用いて説明している．彼女は生後8週間の男児の母でもあり，電気技師との2つの重要な役割の間で大きな葛藤を抱えている．彼女は職場での新しい地位と役割を守るために，夜遅くまで仕事をしているが，プロジェクトチームは彼女に相互役割の責任を迫り，同僚からのプレッシャーが大きい．一方，家族も大きな影響を受けている．彼女の家族も身近な拡大家族も，彼女に伝統的な母親役割を果たしながら新しい職場での役割にも満足してほしいと期待している．現実には，家族の状況はより深刻な状況であるかもしれない．

チン（Chinn, 2008）は，地域社会に貢献するリーダーシップに関する研究で，集団は葛藤を変容する方法が学べることを知るべきだと次のように提言している．チンは，葛藤は集団全体の責任であると主張し，集団内に習慣化すべきこととして，リーダーをローテーションで交代するという意識をはぐくむこと，多様性を尊重するやり方を実行すること，批判的な省察を行うことと述べている．さらに，批判的省察について次のように詳しく説明している．集団の誰かが葛藤を要約する，集団が完全な理解に至るプロセスについて集団の各自が意見を言う，責任を具体的に示す，各自が自分の見方や気持ちを知る，メンバーが自分の望むことをいう，批判的な省察に前向きに対応することなどがステップであると述べている．さらにチンは，葛藤が変容すれば，深いコミットメント，洞察，態度の変化をもたらすような集団の決定が可能となると述べ，集団の成長を示唆している．

渡邊香織・喜多淳子（2004）は，女性の社会進出に伴う職場の現状を経済的側面からとらえ，27.3% の女性が月経痛のために仕事を休んだり量を減らしているという報告をあげ，労働の経済損失を年間約3800億円と推計している．また月経前症候群（premenstrual syndrome）の影響による生産性の低下率は3〜16%と報告し，これを，作業能率の低下による職業人としての役割失敗と述べている．このように月経周辺期症状の有訴率が高いにもかかわらず医療機関への受診率が低いという現状をあげ，看護が取り組む課題の1つは，働く女性への健康教育を強化することであると提言している．症状があっても女性が主観的判断ができるだけの知識をもち，月経周辺期症状を受容できるようになると，適応状態であると述べている．

次に，ロイが集団の役割を適切に統合できない要因としてあげている**介護者役割緊張**について述べる．ロイは，役割緊張について「役割を担う個人が，役割ストレスに直面したときに経験する苦悩の主観的状態」と説明し，役割義務があいまい，不愉快，困難，葛藤などの苦悩をあげている．看護師が医療の現場で目にする状況の一例は，この家族介護者の役割緊張の問題である．家族の適応を促進するための看護が取り組む重要課題の1つである．中年の人々は，年上の世代と年下の世代に挟まれて，親は長生きし，高齢になるに従って複雑な

第4章◇適応様式の解説

表 4-26　介護者役割に影響する要因・刺激・結果

介護者役割に影響する因子・刺激
・高齢者の健康状態の深刻さ
・介護者とケア受給者の関係と居住調整
・介護経験の期間
・介護者の別の役割や責任
・介護者の全体的なコーピングの有効性
・介護者の年齢と性別
・介護が必要な世帯数
・他者からの援助や支援・家族や社会福祉機関
・身体ケアに関する課題を実施するのに必要な情報
介護者役割で起こりうる結果
・経済的困難
・介護者の不眠や身体的健康の衰えなどの身体症状
・介護者や他の家族員の挫折や不全感，不安，無力感，うつ状態，自責の念などの情緒の
　変調と情緒症状
・時間や自由の制限
・社会活動からの孤立感
・プライバシーの低下
・人生の出来事に対するコントロール感の消失
・介護に対応するために起こる遅刻，欠席，早退などの仕事上の責務への障害

［Roy（2009）/松木光子監訳（2010），ザ・ロイ適応看護モデル　第2版．医学書院，p.596 を参考にして
作成］

医療のケアが増え，さらに，叔父や叔母の世話，ときには祖父母の世話もある．
高齢の親の役割は，今では一般的になっており，互いに満足できる関係である
場合もあるが，ストレスにもなりうる．介護の役割に影響を与える要因・刺激・
結果を表 4-26「介護者役割に影響する要因・刺激・結果」に示す．

　ロイは，介護者の役割緊張を抱える家族に対して，家族の緊張とその影響を
理解するために，看護師の介入が状況を改善すると述べている．例えば，看護
師は介護者に介護以外の活動や役割を継続するよう励まし，社会とのつながり
の継続を勧めたり，地域社会のリソースを家族が利用できるように，また，介
護者のストレスによる複雑な感情に対応できるよう家族カウンセリングに紹介
するなど看護師の役割を述べている．

看護診断

　集団の役割機能様式に看護診断を適用する際には，集団の行動と刺激のアセ
スメントの結果から診断を慎重に行う必要がある．ロイは，NANDA インター
ナショナル（NANDA-I）の看護診断名（Herdman & 上鶴，2015）と，ロイ適応
看護モデルに沿った集団の役割機能様式の適応の肯定的な指標とよくある適応
上の問題を表 4-27 のように，示している．

　家族や地域に代表されるような関係する人々の役割機能様式の看護診断とし
ては，「家族コーピング促進準備状態」「家族コーピング妥協化」「家族コーピン
グ無力化」「家族機能障害」「家族機能促進準備状態」「家族機能破綻」「地域社会
コーピング促進準備状態」「非効果的地域社会コーピング」などがあげられる．

3. 役割機能様式の理解 **125**

表 4-27　集団の役割機能様式の看護診断カテゴリー

適応の肯定的指標	一般的な適応上の問題	NANDA-I の看護診断名
・役割の強化 ・役割期待の社会化の効果的過程 ・集団の目標達成への期待の形成 ・相互役割の効果的過程 ・労働配分における高度の相互依存 ・役割統合の効果的過程 ・個人の補完的役割と関連役割の責任と期待の調整 ・集団の要求を満たすためにすべての役割を遂行する際の柔軟性 ・役割発達のための十分なメンタリング	・役割混乱 ・役割期待の不適当な社会化 ・集団内の役割不全 ・役割責任の非効果的な交換 ・集団の目標の決定責任の非均一的な配分 ・役割間葛藤 ・家族介護者役割緊張またはその他の役割緊張 ・集団の成長ニードを満たすには不適切な役割発達	・家族コーピング促進準備状態 ・家族コーピング妥協化 ・家族コーピング無力化 ・家族機能障害 ・家族機能促進準備状態 ・家族機能破綻 ・地域社会コーピング促進準備状態 ・非効果的地域社会コーピング

［Roy (2009)／松木光子監訳 (2010)，ザ・ロイ適応看護モデル　第 2 版. 医学書院，p.601 を参考に作成］

🔎 目標設定

　看護過程のそれぞれの段階は行動と，その行動に影響を及ぼしている刺激，あるいはその両方に焦点を当てている．看護診断を記す際には，その記述の中に行動と刺激の両方を含める．

　目標設定の段階では，行動に焦点を当てる．目標には，達成すべき行動を明記する．そして目標達成までの期限を記す．集団の役割機能の問題には短期のものと長期のものの両方がある．したがって目標を設定する際には，短期目標と，長期目標の両方に注目する必要がある．

🔎 介入

　ロイは，看護過程の介入の段階では目標設定の段階で特定した行動に影響を及ぼしている刺激に焦点を当てるとしている．刺激の管理が介入であり，この介入には刺激を修正すること，強めること，弱めること，取り除くこと，維持することが含まれる．

🔎 評価

　看護過程の最後の段階では，看護介入の効果を評価して判定を行う．ロイは，看護介入の効果は，適応行動，すなわち目標に記されている行動が達成されたかどうかに関して判定を行うと述べている．効果的な看護介入とは，目標に記されている行動が起こるような看護介入である．集団の目標が達成されていない場合，看護師は家族または集団と協力して別の介入または方法を探す必要がある．これは行動と刺激を再アセスメントして，看護過程のほかの段階にも戻り，再評価する必要がある．

参考文献

Chinn, P. L. (2008). Peace and Power: Creative leadership for building Community (7th ed.). Sudbury. MA: Jones & Bartlett.

Grossman, S., & Valiga, T. (2000). The new leadership challenge: Creating the future of Nursing. Philadelphia: F. A. Davis.

Lowenstein, A. J. (2001). Role Play. In Bradshaw, A. M. J. & Lowenstein, A. J. (Eds.), Innovative teaching strategies in nursing and related health professions (4th ed.). Boston: Jones & Bartlett.

Herdman, T. H.・上鶴重美原書編集／日本看護診断学会監訳，上鶴重美訳 (2015)．NANDA-I 看護診断　定義と分類 2015-2017．医学書院．

松木光子訳．役割機能理論．松木光子監訳 (1981)．ロイ看護論 —— 適応モデル序説．メヂカルフレンド社．

森　東吾，他訳 (1994)．社会理論と社会構造．みすず書房．

Roy, S. C. (2009)／松木光子監訳 (2010)．ザ・ロイ適応看護モデル　第 2 版．医学書院．

Roy, C., & Andrews, H. A. (1999)／松木光子監訳 (2002)．ザ・ロイ適応看護モデル．医学書院．

冨永健一 (1986)．社会学原理．岩波書店．

渡邊香織・喜多淳子 (2004)．文献的検討による月経周辺期症状の仮説的看護介入モデルの構築．神大医保健紀要．第 20 巻．

4 相互依存様式の理解

重要概念の解説

　　相互依存様式では，人と人または人と社会の相互作用を通して，関係の統合を目指す．相互依存の関係は他者に提供することと他者から受け取ること，すなわち，他者（他集団）と授受を行うことを中心概念とする．

　　例えば，鎌倉時代の「ご恩と奉公」を思い浮かべていただきたい．源頼朝は，武士（御家人）に領土を与え，領土支配を許可した．一方の御家人は頼朝に対して，緊急時の軍役，内裏や幕府の警護や軍役の奉仕などの任務に就いた．相互依存様式は，このように両者が相互に利益を与えあう互恵的な関係をいうものと考えられる．このバランスがちょうどよければ適応行動として，不均衡が生じれば非効果的行動として現れることとなる．

　　ロイはこれまで，個人と集団の相互依存様式を明確に分けることなく説明してきた．しかし，『ザ・ロイ適応看護モデル　第2版』（松木光子監訳，医学書院，2010年）では，個人の相互依存様式（同書第16章）と関係のある人々の相

表4-28　個人の相互依存様式の重要概念

重要概念	定義
愛情の充足 (affectional adequacy)	個人の関係の統合の基本的なニードに関連する2つあるプロセスのうちの1つであり，効果的な関係やコミュニケーションを通して愛情，尊敬，価値を授受するためのニードが満たされる
疎外 (isolation)	個人や他者から疎遠にされたり，離れ離れになったという状況や感情．重要他者が愛情や関係の贈り手として期待されたことに応じなかったときに感情は発現する
発達の充足 (developmental adequacy)	個人の関係の統合の基本的なニーズに関連する2つのプロセスのうちの1つ．関係における学習や成熟は発達のプロセスを通して達成される
相互依存 (interdependence)	個人の相互依存は，関係の愛情や発達に対するニードを満足させることを目指す，人との親密な関係と定義される
養育能力 (nurturing ability)	成長-生産ケアと注意の提供を含む
関係の統合 (relational integrity)	相互依存様式の基本ニードである．関係における安全の感情
重要他者 (significant others)	その人に最も意味のある，または最も重要なことを与えてくれる個体（人，物，生物など）
サポートシステム (support system)	その人が愛情の充足と発達の充足を達成するために関係する人々やグループや組織
寄与行動 (giving behaviors)	重要他者あるいはサポートシステムに対して擁護を与える，あるいは供給する行動
受容行動 (receiving behavior)	重要他者あるいはサポートシステムからの擁護の受容と受諾，同化の行動

[Roy & Andrews (1999)／松木光子監訳 (2002)．ザ・ロイ適応看護モデル．医学書院，pp.460-461；Roy (2009)／松木光子監訳 (2010)．ザ・ロイ適応看護モデル　第2版．医学書院，pp.482-483を参考にして作成]

第4章◇適応様式の解説

表 4-29　関係のある人々の相互依存様式の重要概念

重要概念	定義
関係の相互依存 (relational interdependence)	人々のシステムのダイナミックな相互関係
関係システム (relational systems)	関係する人，家族やクラブ，ネットワーク，協会，組織といった相互依存関係に参加するという観点から，関係の統合に対するニードを満足させる目的のヒューマンシステム
状況 (context)	関係のある人々の相互依存様式における3つの構成要素の1つ．外的刺激と内的刺激をいい，外的刺激では，例えば，経済的・社会的・政治的・文化的刺激がある．一方，内的刺激には，グループの存在に対する使命や目的 (ヴィジョン，目指す方向)，関連する価値 (行動のための信念を認めることや原則，ガイドライン)，目標などがある
下部構造 (infrastructure)	関係のある人々の相互依存様式の3つの構成要素のうちの2つ目．集団のシステムの中に存在する手続き，過程，システムに関連し，これらを通してシステムの目標は達成される
集団員の能力 (member capability)	関係のある人々の相互依存様式の3つの構成要素のうち3つ目．集団内の個人の知識，技術，コミットメントに関連する能力
発達の充足 (developmental adequacy)	関係のある人々の相互依存様式の関係の統合における基本的ニードに関連した3つの統合過程の1つ．発達のプロセスを通して達成された学習と成熟である
関係の充足 (relational adequacy)	関係のある人々の相互依存様式の関係の統合の基本的ニードに関連する統合された生命過程の3つのうちの1つ．重要他者とサポートシステムとの相互関係における授与的そして寄与的行動を含む
資源の充足 (resource adequacy)	関係のある人々の相互依存様式における関係の統合の基本的ニードに関連する3つの統合された生命過程の1つ．相互依存過程を通して達成された物理的空間，財政，提供，コミュニケーション，安全といった資源に対するニード

［Roy (2009) ／松木光子監訳 (2010)．ザ・ロイ適応看護モデル　第2版．医学書院，pp.608-609 を参考にして作成］

互依存様式 (同書第 20 章) に分割して説明している．したがって，その理論モデルも刺激も原書第 2 版 (邦訳：『ザ・ロイ適応看護モデル』松木光子監訳，医学書院，2002 年) とは異なった説明の仕方になっている．

　本項もこれにならって，個人の相互依存様式と関係のある人々の相互依存様式とに分け説明を行うが，まず最初に表 4-28, 29 でこの様式の重要概念を列挙する．

個人の相互依存様式

概説

　個人の相互依存は，関係の愛情や発達に対するニードを満足させることを目指す，人との親密な関係と定義される．そして，個人の相互依存による関係は重要他者とサポートシステムの 2 つのカテゴリーに分けられる．

　重要他者はある個人に最も意味のある，または，最も重要なことを与えてくれる個体であり，時にそれは両親や配偶者，友人，家族だけでなく神仏，動物

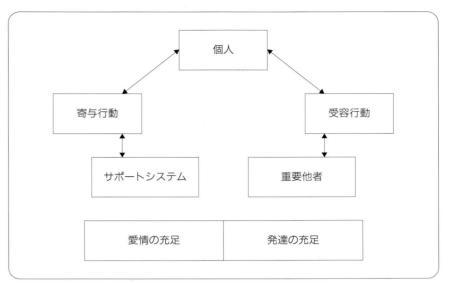

図 4-7　個人の相互依存様式の理論的基盤
［Roy (2009)／松木光子監訳 (2010)．ザ・ロイ適応看護モデル　第2版．医学書院，p.485 より］

でもあり得る．重要他者はある個人に愛され，尊敬され，価値があるとされると同時に，その個人を愛し，尊敬し，価値があると思ってくれる存在である．重要他者は，「あなたの人生にとって最も大切な人は誰ですか」という質問によって明らかとなるだろう．

サポートシステムは，ある個人が目標を達成するため，または，ある目的を達成するために関連している人々，集団，組織を含んでいる．個人の相互依存様式の理論的モデルを図 4-7 に示す．家族などの重要他者から受け取る行動（受容的行動）と提供する行動（寄与的行動）に加えて，親類や友人，クラブ，協会，作業グループ，より大きな社会サービスシステムの構成要素といったサポートシステムからもたらされる受容的行動と寄与的行動は，**愛情のプロセス**と**発達のプロセス**という 2 つの中範囲理論に基づいている．

愛情の充足とは，愛情，尊敬，価値，養育，知識，技能，コミットメント，才能，所有物，時間，忠誠心を相手に与えると同時に，これらを相手からも得ていることをいう．したがって，この愛情の充足のプロセスにおいて行動をアセスメントするためには，寄与的行動と受容的行動の 2 つの行動に着目する必要がある．寄与的行動には，例えば，他者の世話をすること，タッチング，身体的・心理的援助の提供，思慮深いジェスチャーを演じることなどが含まれる．

愛情の充足を達成するプロセスは言語的スキル，非言語的コミュニケーション能力，他者の感情や態度を認識するといった相互関係の多くの構成要素を含んでいる．**発達の充足**とは，相互関係における学習と成熟に関するプロセスである．生涯を通して，自立と依存の面で発達し推移していく．学習と成熟のバランスのちょうどよい加減が適応や関係の統合に影響する，とロイ (2008) は

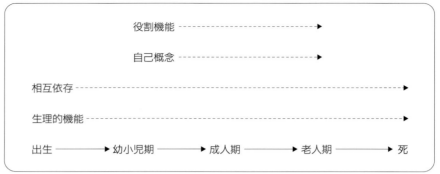

図4-8　誕生から死における個人の4つの適応様式
[Roy (2009)／松木光子監訳 (2010). ザ・ロイ適応看護モデル　第2版. 医学書院, p.489 より]

述べている.

　またロイは,ランデル,テドロー,ファン・ランディンハムの研究 (Randell, Tedrow, & Van Landingham, 1982) を引用し,生まれたときには,子どもは生理的様式と相互依存様式という2つの適応様式を身につけているとしている (Roy, 2009).他にも,乳幼児のタッチや身体的な接触,絆の形成のプロセス,愛情のニードについて多くの研究がなされ,その必要性が明らかとなっている.乳幼児では,相互作用を通して自己概念が芽生え始め,最終的に役割の学習をすることとなる.またランデルらは,人は人生の最期に近づくにつれ,逆の順序であきらめていくと述べている.つまり,役割や自己概念をまず先にあきらめ,それから,相互依存様式や生理的様式をあきらめることになる.人の一生は生理的存在と相互依存的存在から始まり,そして終わるといえよう (図4-8).

　関係の発達や維持については,自立と依存の点から多くの調査・研究がなされている.エリクソン,セルマン,フロム,ハヴィガースト,マズローによる研究は,関係の統合の発達や維持の理解を容易にする.エリクソン (Erikson, 1986) は8つの成長段階における発達課題を明らかにし,その年代にあったやり方により心理社会的課題を再統合する必要性を述べている.セルマン (Selman, 1990) は,友情について信頼と相互性,親密性,嫉妬,葛藤とその解決,友情形成と解体の問題の観点から子どもの理解を調べ,レベル0からレベル4までの5段階に分けて説明している.ハヴィガースト (Havighurst, 1972) は,乳幼児から成熟した成人までの各段階において達成すべき発達課題を明らかにしている.そしてフロム (Fromm, 1956) は,愛とは感情と行為であり,私たちは互いに愛し,援助するニードと愛され,援助されるニードをもっていると述べている.

行動のアセスメント

　ロイ (2009) は,個人の相互依存関係はその人全体の適応における最も重要な

部分であると述べている．そして，看護過程を行う際，看護師はその人の愛情と発達の充足の基本的なプロセスに関連する行動と刺激を注意深くアセスメントしなくてはならないとしている．

看護師はその人に出会ったときから個人の相互依存様式のアセスメントを始め，自発的にその人が示すであろう行動を捉える．そして快適な状況が作られたのち，看護師は愛情の充足にかかわる行動の深いアセスメントを行う．これらを通して，関係の中の明らかな重要他者やサポートシステム，寄与的行動と受容的行動を同定する．

看護師はまず，重要他者とサポートシステムを明らかにする．「重要他者は誰だろうか」「彼・彼女のサポートシステムは誰（何）だろうか．また，どの程度まで頼っているのだろうか」「その人はどのようなグループ，協会，組織に属しているのだろうか」．これらの情報は相互依存や愛情の充足の点で重要である．

いくつかの質問は寄与的行動と受容的行動を明らかにするのに有効である．例えば，「あなたは重要他者に対するケアリングをどのように表現しますか」「あなたに対するケアリングや愛情を重要他者はどのように表現しますか」である．また，その個人と他者がいるときの非言語的コミュニケーションの観察も重要であり，お互いに触れ合っているだろうか，見つめ合っているだろうか，贈り物をもらっているだろうか，冗談や会話を共有しているだろうかといった点に注意を払う必要がある．

寄与的行動は具体的に次のような言葉の中にみることができる．「私はいつも彼を愛していると言うわ」「私はいつも彼のお弁当を作っているの」など．一方，受容的行動は「彼が私の背中をなでてくれるのがうれしい」といったの言葉の中にみることができる．

◖ 刺激のアセスメント

ロイ（2009）は，愛情の充足や発達の充足をアセスメントする場合の刺激として，①関係についての期待とニードの認知，②両者の養育能力，③自己尊重（self-esteem）のレベル，④相互行為における技能と種類，⑤物理的環境における他者の存在，⑥関係についての知識と関係を促進するための行動，⑦発達年齢と発達課題，⑧重要な人生上の変化の8つをあげている．

(1) 期待

ロイは，関係において人が抱いている期待はその関係の質に影響を与えるとも述べている．ある人が愛情の表現として時間をともに過ごすこと，お互いの身体と身体の触れあい，誕生日を覚えていることなどを期待していた場合，相手はこのような期待に気づき，その期待に応えることが重要と述べている．さらに，両者がお互いの期待を明確に示し，それを伝えることができれば，お互いの関係は強化されるとしている．

例えば，今日があなたの誕生日と仮定してみよう．あなたは，あなたの恋人が誕生日を覚えているか，どんなプレゼントを用意してくれているかなど，いろいろな期待をするのではないだろうか．一方，あなたがこの恋人と同じ立場であったらどうだろうか．あなたは，恋人の誕生日を覚えており，プレゼントを用意し，サプライズなイベントを企画したりと，恋人の期待を予想し，それに応えようとするのではないだろうか．期待と相手からの反応が一致するか，または，期待以上のものであれば，お互いの関係は強化されるだろう．一方，相手の反応があなたの期待以下のものであれば，例えば，あなたが誕生日を迎えたというのに，恋人はあなたの誕生日そのものを忘れていたりしたら，あなたは，今後，恋人との関係を躊躇するかもしれない．

相互関係については，ケリーとティボー（Kelley & Thibaut, 1978）の相互依存理論，役割期待交換モデルなど社会心理学の知識が，一層，アセスメントを深めるものと思われる．池上ら（2007）は，相互依存理論を人と人の相互作用から得られる成果を報酬とコストとの差によって捉えている．相互作用を継続するかどうかは，成果をその人の固有の基準に照らし合わせることで判断される．成果がこの基準を上回れば満足が得られ，相互作用を続けようとするというものである．このように，相互関係に関する理論を用いて期待やニードに対して十分に注意を払うことは，アセスメントのうえで非常に重要といえるだろう．

(2) 養育能力

養育の能力もまた関係の質に影響している（Roy, 2009）．そして，乳幼児期に母子間の密接な結びつきや，小児期にふれあいや言葉による愛情表現を経験した人は，容易に成人期の愛情の関係に移行できるとしている．母子間の物理的距離や分離，言語による否定によって母子間の密接な結びつきを遅くに経験したり，最小限の結びつきしか経験していない人は，友情や愛情の関係を築く方法を学習することに援助を必要とする．また，幼少期に両親を失うことや信頼している人からの虐待といったことを経験した人は，のちの養育能力の発達が妨げられるとしている．このように養育の能力は人と人との相互作用の基盤となるため，十分にアセスメントされなくてはならない．

(3) 自己尊重のレベル

さらにロイ（2009）は，自己尊重のレベルも相互依存関係に影響するとしており，人は自分と同じ程度の自尊心をもった人と友情や愛情の関係を結ぶ傾向があるとしている．自尊心の低い人は同じように低い人と関係を形成し，さらに自尊心を低めるような価値観を強化させていく．一方，自尊心の高い人は同じように高い人と関係を構築し，さらに自尊心を強化させていく．このように，自尊心が高い人ではさらに高くなるような，反対に，自尊心が低い人では一層低くなるような円環型のプロセスが続いていくことになる．このように，個人が他者との相互関係を構築する際には，自己をどのように捉えているかがかか

わっているといえる．したがって，相互依存様式をアセスメントする際には，自己尊重のレベルにも注目しなくてはならない．

(4) コミュニケーション能力

コミュニケーション能力は愛情の充足と関係の統合に密接に関連している（Roy, 2009）．また，境界のないコミュニケーション能力（オープンコミュニケーション能力）をもち，順応的で，はっきりと物事が言え，他者の言語的・非言語的行動に敏感な人は関係性を強化できるとしている．このように，他者との相互関係を構築し，維持するためにはコミュニケーション能力は必要不可欠といえる．したがって，看護師は個人のコミュニケーション能力にも焦点を当てたアセスメントを行わなくてはならない．

(5) 他者の存在

ロイ（2009）は，物理的環境の中での他者の存在は相互依存関係に影響を与えるとしている．例として，友人や恋人同士が長期間離れ離れになっていると，関係を維持していくことが難しいことは容易に想像できるだろう．これは同様に母親と赤ん坊との関係にもいえ，母子の絆においてもお互いの存在はきわめて重要である．

関係の成立には，近接性（proximity）が関連しているといわれている．近接性は物理的に遠くにいる人よりも近くにいる人のほうが親しくなりやすいことを意味する．遠距離恋愛が難しいのはここに理由があるのかもしれない．ロイ（2009）は，他者の近くにいることができれば，どのような関係であろうと，より効果的に関係が維持されると述べている．したがって，個人の相互関係に対して，誰が身近にいるのかなど，その人の周囲にいる他者の存在も含めてアセスメントしなくてはならない．

(6) 生活の大きな変化

人は発達する際，革新的に生活を変える出来事を経験する．例えば，離婚，重大な病気，重要他者の死，サポートシステムの変化などがそうである．これらがその人の相互依存や適応に与える衝撃は強烈なものである．ロイ（2009）は，効果的または非効果的な適応をするかどうかは，このような出来事に対するその人の対処能力によるとしている．したがって，他者との相互関係に影響したと考えられる出来事やその人のもつ対処能力をアセスメントすることも重要になる．

代償的適応過程

ロイは複雑な適応ダイナミクスを，調整器サブシステムと認知器サブシステムによる対処プロセスとして概念化している．代償過程は適応レベルを表す．そこでは統合された生命過程への難題に対応するため，認知器-調整器が活性化する．個人の相互依存様式に関連する代償的プロセスは，しばしばサポートシ

ステムを含んでいる．その例として，ロイ（2009）は不利な条件にある若者のためのメンターシップ（mentorship：リーダー養成）プログラムとアルコール依存症の人々を援助するプログラムをあげている．その他にも業界や労働組合，学校や議会といった社会サービスプログラムも関係の統合の達成に対する援助を提供するとしている．

障害

統合されて代償的な生命過程が不十分なとき，結果として，障害されたプロセスが生じる．適応問題は適応の障害されたプロセスである．愛情の充足と発達の充足は相互に関連しあっているので，適応問題は相互依存の1つまたは両方のプロセスの障害によって引き起こされる．その例としてロイ（2009）は，①分離不安，②孤独感，③物質依存，④攻撃性をあげて説明している．

(1) 分離不安

分離不安とは，重要他者との分離に関する痛烈な精神的不安である．この状況に対する焦点刺激は，現実的に脅かされた重要他者からの分離であって，相互依存様式において障害された過程として論じられる．これをより深く理解するには，ボウルビィ（Bowlby, 1979）の母子関係論，エリクソンの発達課題などを参考にしてほしい．

(2) 孤独感

孤独感は，乳幼児期から老年期の人まで，経済的に恵まれている人から貧しい人まで，共通の適応問題として存在する．孤独感に対する免疫をもつ人は誰もいない．たとえ，満足のいく関係の経験をもつ者でも孤独感や疎外を経験する．疎外とは他者から疎遠にされたり，離れ離れになったという状況や感情である．この存在や接触の喪失は，他者から必要とされておらず，無価値であり，評価されていないという感情を導く．つまり，その中に孤独感の根源がある．なお，孤独感についてはペプロウの孤独感に関する記述を参照してほしい．同時に，ソーシャルサポートに関する知識も相互依存を理解するうえで重要となると思われる．

(3) 物質依存

物質依存は依存行動と非効果的な関係の統合に関連する差し迫った出来事である．現代社会は薬物志向が強く，さまざまな形の物質依存者も増えてきている．この問題の根源，動態，影響は複雑である．しかし文献の中には，この問題とロイ適応看護理論のいう相互依存のニードの未充足との間に関連があるとするものもある．現代社会の複雑さは高いレベルのストレスを与えると同時に，個人の対処を助けるための親密な他者との関係を少なくさせる．

このような状況では，愛情，尊敬，価値における他者との関係の基本的ニードが増大する．重要他者やサポートシステムの欠如を通してこのニードが未充

足であるならば，あくなき切望の状態となる．

(4) 攻撃性

攻撃性に対する制御の効果的パターンをもたないとき，他者をコントロールするためのニードを示す一般的な行動パターンを発展させる．つまり，攻撃性の問題は依存と自立のバランスに対するニードの未充足から生じる．依存が強調されれば受動的行動が顕著になり，自立のほうにバランスが傾けば攻撃性が顕著となる．

看護診断

相互依存様式の看護診断の方法は他の様式と同様である．1つの方法は影響を与えている刺激とともに行動を述べる方法である．もう1つは，NANDA-I看護診断名を用いる方法である．看護診断は，適応行動と非効果的行動の両者を反映できる．

ロイ（Roy, 2009）は原著第3版において，高齢ながらコミュニティの中で生活しており，夫には認知機能の低下を示す徴候がみられるというエドワーズ夫妻を例に説明している．エドワーズ夫人は在宅で夫の介護を行うつもりである．

この夫婦の状況から，ロイは，適応的な看護診断として，「夫に対する深い愛情，能力に対する自信，そして，重要他者やサポートシステムからの支援，にかかわる，知的障害を患う夫の在宅ケアへのコミットメント」をあげている．また，非効果的な看護診断として，「必要とする自由や安全を提供されない環境のために増大する攻撃性，情緒不安に関連した損傷のリスク」をあげている．さらにエドワーズ夫人について，「エドワーズ氏の睡眠障害による疲労困憊」「知的障害を患う人を支援するための効果的なアプローチと行動に関する知識のなさに関連した夫の機能的能力の減退に対処する能力への不安」の2つの看護診断をあげている．

要約ラベルを用いた看護診断では，「環境と環境がエドワーズ氏に与える影響との間の適応的相互関係を確実にするためには不十分な居住環境におけるサポートシステムと資源」をあげている．

目標

多くの相互依存の問題には，急性的段階と慢性的段階の両側面がある．ゆえに相互依存様式の目標設定には，長期目標と短期目標の両方が含まれており，両者には焦点となる行動，期待される変化，目標が達成されるべき時間枠が記載されなくてはならない．

ロイ（Roy, 2009）はエドワーズ夫妻の例について，短期目標として「1週間以内に，エドワーズ氏の攻撃行動の発現が減少する」，長期目標として「1か月以内に，エドワーズ夫人と家族が，エドワーズ氏をケアする際に，より一層高まっ

た安全と支援の感覚を表現する」「適切な環境の影響があるように居住環境を充実させた後に，エドワーズ夫妻は，自身の表現と行動を通して QOL の向上を確認する」をあげている．

● 介入

ロイ理論において，介入の段階は目標設定で明らかとなった行動に影響する刺激に焦点を当てる．つまり，介入は刺激を操作することといえる．これには刺激を改めること，増加させること，減少させること，取り除くこと，維持することが含まれる．

ロイ（Roy, 2009）はエドワーズ夫妻の例について，相互依存様式の行動の刺激として，アプローチの方法，睡眠障害，環境からの影響，知識レベルの4つをあげている．介入はこの4つの刺激に対して行われる．

最初にロイは，エドワーズ氏の攻撃的な行動へのアプローチ方法に着目している．ファビアーノ（Fabiano, 1993）の，「知的障害のある者の攻撃行動は環境に起因する」という論述を用いながら，攻撃行動をコントロールするには，根本的な問題を明らかにするとともに，攻撃行動の再発防止のために何ができるか見つけ出すことだと説明している．そして，介護者は被介護者に対して直角に座り，同じ目の高さでコミュニケーションをとり，タッチングをし，穏やかに話しかける，というファビアーノ（1993）が推奨する対応方法をとりあげ，これらのアプローチ方法を家族に伝えることが，エドワーズ氏の攻撃行動を減らすための介入であるとして立案している．

次に，ロイは，エドワーズ氏の睡眠障害によるエドワーズ夫人のストレスと疲労に焦点を当て，エドワーズ夫人の睡眠が確保できるようにナイトケアプログラムの利用を介入にあげている．エドワーズ夫人のサポートシステムを充実させることにより，エドワーズ氏の介護を継続でき，十分な休養もとることができる介入計画であるとしている．

また，ロイはエドワーズ氏の環境からの影響に対し居住環境の充実が必要と考えている．ザイゼルら（Zeisel et al., 1994）のアルツハイマー病患者に対する8つの環境デザインのパラメータ（出口の確保，徘徊できる散歩道，パーソナルな空間，さまざまな活動ができる共有空間，屋外での自由，住宅規模，自律性の支援，感覚上の理解）をあげ，家族にこれらのパラメータに注意を向けさせることによって，安全と安心を提供し，QOL を高め，ストレスを軽減し，生活をよりよくコントロールできるとしている．ロイは住宅改装の介入を立案し，庭の3か所をフェンスで囲い，正面に鍵のかかるドアを設けることで，エドワーズ氏が屋外で過ごすことができるとしている．

そして，知識レベルに対して，エドワーズ氏のケアについてサポートが得られるように，地元のアルツハイマー協会を紹介することも介入として立案して

いる.

⦿ 評価

　評価は個人の適応行動に関する看護介入が効果的であったかの判断を含む.
つまり，目標設定で記載された行動が達成されたかどうかである.行動が目標
通りであれば看護介入は効果的であると判断できるが，目標に到達できなかっ
た場合には，看護師は行動と刺激のアセスメントをやり直し，新たな介入やア
プローチを明らかにしなくてはならない.

　ロイ（Roy, 2009）は，エドワーズ夫妻の例について，「1週間以内に，エドワー
ズ氏の攻撃行動の発現が減少する」ことを目標とした.エドワーズ氏の家族の
修正したアプローチにより氏の攻撃行動の回数が減少すれば，エドワーズ氏の
家族に攻撃行動を引き起こす要因に関する情報を伝えるという介入は効果的で
あったと判断できる.すなわち，エドワーズ夫人が，エドワーズ氏の攻撃行動
が以前は同じ期間に10回みられていたものが3回になったと回答したならば，
介入は効果的であった判断できる.一方，攻撃行動の回数が不変，もしくは，
増加した場合，この介入は非効果的であったと評価されるであろう.

　長期目標の1つは，「1か月以内に，エドワーズ夫人と家族が，エドワーズ氏
をケアする際に，より一層高まった安全と支援の感覚を表現する」であった.エ
ドワーズ夫人からは「夫は好きなときに外に出られるようになり，不穏や興奮
はみられなくなった.見当識のレベルは向上し，他の人をより認識するように
なった」の回答があったとしている.さらに，この目標には，睡眠障害の刺激が
含まれている.この刺激への介入に対する評価は，ナイトケアプログラムの使
用である.ナイトケアプログラムの開始時刻は午後8時であったが，それより
も先にエドワーズ氏は就寝していた.エドワーズ夫人にとってプログラムの開
始時間にエドワーズ氏を連れて行くことは難しく，開始時間前には施設に入る
こともできなかった.これらのことから，ロイは，この介入は効果的ではなく，
エドワーズ夫人の疲労とストレスは解消できなかったと評価している.そこで，
再度，アセスメントを行い，エドワーズ夫人が就寝できるよう，健康保険を使
用して週5回の夜間の在宅ケアスタッフの利用を始め，息子と娘が残りの2夜
を手伝う計画に修正している.あわせて，この介入計画の評価はおよそ2週間
後であると，評価の時期も含めて計画を立案し直している.

　もう1つの長期目標は「適切な環境の影響があるように家庭環境を充実させ
た後に，エドワーズ夫妻は，自身の表現と行動を通してQOLの向上を確認す
る」である.これについて，ロイは，エドワーズ夫人においてはQOLアセスメ
ントツールの使用によって評価できるとしている.また，エドワーズ氏におい
ては，不穏の減少，社会的に不適切な行動の減少，向精神薬の使用の減少，体
重の増加，ユーモアの感覚の回復，意識レベルの向上などによって評価できる

としている．このように，介入の成果としてどのような言動があらわれるかをあらかじめ決定しておくこと，NANDA-I看護診断では診断指標となる言動がどのようなものであるかを決定しておくことが評価の際に必要といえよう．

関係のある人々の相互依存様式

様式の概説

関係システムについては，すでに多くの書物が紹介している．**関係システム**とは，家族やクラブ，ネットワーク，協会，組織といった相互依存関係にかかわる人の観点からみたヒューマンシステムであり，関係の統合のためのニード，すなわち関係，発達，資源を満足させることを目指す．ロイ（2009）は，これらのニードが満たされれば，関係の統合，つまり，関係のある人々の相互依存様式の基本的ニードは達成されると述べている．

集団における関係システムにおいては，相互依存モデルを用いてみることができる（Roy, 2009）．これはアンドリュースら（Andrews et. al., 1994）が提唱したモデルであり，状況，下部構造（複合的な社会構造の構成要素となるような下位の社会構造），集団員の能力によって構成されている（図4-9）．この3つの構成要素は，行動や刺激のアセスメントをする際に重要な情報を与えてくれる．

状況は関係に影響する外的刺激と内的刺激をいう．外的刺激では，例えば，経済的，社会的，政治的，文化的刺激があげられる．一方，内的刺激には，グループの存在に対する使命や目的（ヴィジョン，目指す方向），関連する価値（行動のための信念を認めることや原則，ガイドライン），目標などがある．

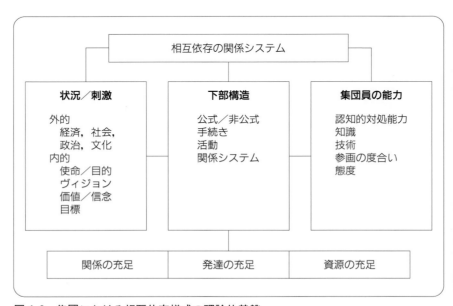

図4-9　集団における相互依存様式の理論的基盤

［Roy (2009)/松木光子監訳 (2010)．ザ・ロイ適応看護モデル　第2版．医学書院，p.611 より］

下部構造は，集団の中にある関係のプロセス，発達のプロセス，そして資源のプロセスといった適応にかかわるプロセスである．この３つのプロセスは適応レベルに影響を与える．**集団員の能力**は，グループに参加している人自身と知識や技術，参画の度合い，態度といった認知的対処能力をいう．

統合された適応レベルにおいて，集団のプロセスの構造と機能は，システムのニードを達成するため，そして適応を作り出すために働く．関係的相互依存の３つの基本となる過程をロイ理論では，関係の充足，発達の充足，資源の充足と呼んでいる．

(1) 関係の充足

友人間，家族間などに関係のダイナミクスがあるように，コミュニティ，職場，組織，そして国家など，すべての集団に関係のダイナミクスは存在する（Roy, 2009）．集団の相互依存関係においても，個人のときと同様に重要他者とサポートシステムが存在する．グループの場合の重要他者とは，グループにとって最も意味のある，または最も重要なものを授受する他のグループである．例として，政府，警察機関，ヘルスケアシステムなどがある．サポートシステムには，集団が目標を達成するため，またはある目的に到達するための人や他の集団や組織が含まれる．サポートシステムとの関係の意義は，重要他者の関係の意義と同じ効力をもつというわけではない．

(2) 発達の充足

ロイ（2009）は，発達の充足は集団における学習と成熟に関連したプロセスであるとしている．集団は寿命を通して，依存と自立によって発達と変遷を経験する．この依存と自立のバランスの適切さが関係の統合の達成に対する適応や能力に影響する．集団の場合，状況，下部組織，集団員の能力は重要な構成要素である．グループの発達段階についてはさまざまな研究がなされている．タックマンとジェンセン（Tuckman & Jensen, 1977）が提唱した「形成（forming），混乱・対立（storming），統一（norming），機能（performing）」の組織進化のモデルは，ファシリテータの育成などのビジネスシーンでも使用されている．これは，組織は「形成」された後すぐに機能するものではなく，形成後に「混乱・対立」が起き，それが落ち着いてから「統一」が進み，そして「機能」するというモデルである．

発達段階の中には職場の相互関係に応用されたものもある．ロイ（2009）は，従業員はエリクソンが提唱した発達段階に似た形で発展的に進化していくとしている．これは，従業員が新人（依存）からエキスパート（自立）になるためには，リーダーシップ・アプローチによって新人のニード，要求，能力が補足される必要があることを示している．看護界では，ベナーの初心者から達人（エキスパート）への発達の研究が有名である．

(3) 資源の充足

　資源の充足は，物理的空間や資金供給，供給，コミュニケーション，安全といった資源に対する関係システムのニードとして定義される（Roy, 2009）．資源の充足は関係の統合を達成するために必要である．これらの資源は相互依存プロセスを通して獲得される．ある程度のレベルの資源は関係を支援し維持するために，また，集団が発達したり，成熟したり，使命に到達するためにも必要である．マズロー（1970）はニードの階層（ヒエラルキー）を示し，下位のニードが充足されなければ，それよりも上位のニードを充足できないとしている．つまり，生理的ニードや安全のニードが満たされなければ，他者との関係を含むその上のニードに向かうことはない，ということを示している．集団にも同様のことがいえ，集団の生理的ニードが満たされなければ，さらに上位のニードは充足されない．

　人と環境との関係も注視しなくてはならない．環境を守ることは，基本的な生理的ニードや安全のニードを満足させる能力である資源の充足を保護し，促すことになる．そして，さらに上位のニードの充足へと向かう．

　資源の充足には財政的資源と援助関係の2つの因子が強く関連している．不十分なレベルの財政的資源は集団の活動しつづける能力を奪っていく．家庭では十分な収入がなければ，家族員に食物や衣服を与えることは困難となる．集団も同様で，財政的資源が不十分であれば運営を正常に行うことはできない．昨今の金融危機による企業の倒産が代表的な例といえるだろう．貯蓄資源もまた財政的充足の重要部分となる．例えば，家族では，貯蓄資源は家族のための家の購入資金となるかもしれないし，野球チームでは貯蓄資源はユニフォームの購入資金にあてられるかもしれない．組織，共同体，社会集団は継続中の活動を支援するため貯蓄資源に大金の拠出を求めることがある．不十分な経済状況がずっと続くと，全体のシステムの統合は危険にさらされ，非効果的な行動という結果になる．

行動のアセスメント

　すでに述べたように，内的・外的刺激の形で受けたインプットは適応を維持するための機能である対処プロセスを活性化させる．関係のある人々の相互依存様式における，集団のアセスメントのためには相互依存の3つの基本的生命過程，すなわち**関係，発達段階，資源**の状態に注目しなくてはならない．

　まず，看護師は最初に集団がより大きな状況にどれだけ適合しているかを考える．具体的には，①どの集団が関係のある集団がもつ機能において重要か，②関係のある集団はより大きな組織の一部分か，③相互作用の大部分は誰または何とともに生じているか，④他の参加者は特定の出力のために集団に依存しているか，⑤集団は特定の入力のために他の参加者に依存しているか，⑥他の

集団は重要他者あるいはサポートシステムとして機能しているか，といった視点でアセスメントを行う．そしてこれらから得られた情報は，刺激に関連する情報とともに，関係システムの適応レベル，つまり統合されたか，代償的か，適応問題かを決定する基盤となる．また，行動のアセスメントでは，明らかとなった組織や集団に対する寄与的，受容的行動について考える．つまり，おのおのの集団から何を受け取っているのか，逆に何を与えているのかという視点でアセスメントを行う必要がある．

　集団のアセスメントにおいて重要なことは，現在の集団の発達段階である．家族では，子どもがいない，小児がいる，10代の子どもがいる，子どもは成人しているなど，どの段階にあるのか．より大きな組織においては，例えばコミュニティでは，誕生してどれくらい存続しているのか．集団に変化はあったか．危機に遭遇しているか．また，図4-9の関係システムの3つの構造の視点から，内的状況は共有された使命，ヴィジョン，目標を明らかにしているか．それらはフォーマルか，それともインフォーマルか．下部構造，言い換えれば，関係のプロセス，発達のプロセス，資源のプロセスの3つのプロセスは集団の発達段階に支援的か否か．集団員の能力の観点から，集団の参加者の知識レベル，技術，コミットメント，態度はどうか．以上の点に注目する必要がある．

　看護師は，資源の側面から集団の活動を支援する資源の財源を確立する必要がある．その集団は自己資金であるか，政府は財政的支援をしているか，その集団は他者への資源の供給に責任をもっているか，関係システムのための効果的機能へ提供するために，資源は適当であるか，といった点をアセスメントする必要がある．

　さらなる関係システムの行動のアセスメントは，安定器または変革器の活動の証拠があるかどうかについて注目する．どんな行動が集団の維持の証拠であるか，何が構造とプロセスを確立しているのか，参加者が集団の目標を達成する活動とは何か，変革器サブシステムの観点から変化と成長の証拠は何か，以上の点についてアセスメントを行う必要がある．

◯ 刺激のアセスメント

　ロイ適応看護理論の第2段階のアセスメントは内的・外的刺激を明確にすることである．刺激は，第1段階のアセスメントにおいて明らかとなった行動に関してアセスメントされる．看護の目標は統合を促進することであるため，混乱した統合の行動，または非効果的行動に注目する．同時に，適応行動も集団が維持，強化されるために重要であるので注視する．刺激が明らかとなったら，看護師は焦点刺激，関連刺激，残存刺激に分類する．関係システムに対して相互依存様式の3つの構成要素（状況，下部構造，集団員の能力）は，一般的に影響する刺激を明確にする枠組みを与えてくれる．

(1) 状況

状況において，外的刺激は関係システムを取り囲む経済的，社会的，政治的，文化的影響から生じる．何が関係システムが存在する経済的環境なのか，集団が存在するための目的を支援するため，金銭上のそして別の十分な資源があるか，以上の点からアセスメントを行う．内的状況では集団の使命，ヴィジョン，価値，原理，目標，計画を包含しているかどうかをアセスメントする．

(2) 下部構造

下部構造とは，フォーマルあるいはインフォーマルな手順，活動，システムである．また，関係システムの発達段階は刺激として重要である．発達段階は，集団がいかにその目標を達成し適応を促進するかにおいて，役割機能と同様に相互依存に対し重要な影響を及ぼす．刺激のアセスメントではさらに深くシステム，資源，相互関係がアセスメントされる．下部構造の中には，集団に影響する重要な刺激である資源のプロセスが存在している．

(3) 集団員の能力

集団員の能力は集団員の知識，コミットメント，態度である．組織的変化に関する知識は関係システムにおいて重要な影響を及ぼす．グループダイナミクスやそれに関連する要因について，集団員がより多く理解すれば，組織や他の集団における発達は，一層効果的で効力のあるものとなる．

代償適応過程

個人のときと同様に制御プロセスは集団の機能の中心に存在する．関係システムの観点から，ロイとアンウェイ（Roy & Anway, 1989）は制御メカニズムを，安定器サブシステムと変革器サブシステムに類別した（第2章参照）．集団には2つの大きな目標が存在し，1つは安定であり，もう1つは変化である．したがって，安定器という言葉はシステムの維持を目指す構造やプロセスを述べるために使用される．関係のある人々の相互依存様式にかかわる安定器サブシステムは，関係システムの状況と下部構造を含んでいる．安定器サブシステムには確立された構造と日々の活動があり，それによって参加者が集団の最初の目的を成し遂げ，社会の共通目的に貢献している．

もう1つの制御プロセスは変革器サブシステムである．このサブシステムには変化と成長のための構造とプロセスとがある．変革器サブシステムにはさらに高いレベルへの変化のための認知的，感情的戦略がある．例えば，組織の中の戦略的計画活動，シンクタンク，チーム育成セッション，社会機能が変革器戦略を構成する．関係のある人々の相互依存様式に関連した変革器代償過程は，重要他者とサポートシステムを含んでいる．関係の相互依存の統合されたプロセスや代償プロセスが，効果的またはポジティブな適応を生み出すのに不十分であれば，適応問題が生じるという結果となる．

障害

　集団においても相互依存様式では，自立と依存のバランス，すなわち表出される寄与的な行動と受容的な行動のバランスがちょうどよい状態であれば適応に，寄与的行動もしくは受容的行動のどちらかに偏り不均衡となれば適応障害になる．

　ロイ（2009）は，集団における適応障害として汚染と攻撃性の2つの例をあげて説明している．汚染の適応問題は社会全体の観点からみた集団の相互依存過程の障害を表す．環境との関係の統合は，特に基礎生理学的ニードと安全のニードに関連するため，資源の充足の点で必要不可欠である．現実に世界の多くの土地で，環境汚染は膨大な資源の問題と健康問題とを引き起こしている．一方で，集団における攻撃性は社会を反映する．例えば，横暴（horizontal violence）は，同じ関係システムまたは集団の中で，攻撃性，破壊工作，暴力が他者に向けられることをいう．また，攻撃性の究極の形は世界の多くの地域に影響を与えているテロ行為である．

看護診断

　集団における看護診断も他の様式と同様に行われる．すなわち，1つの方法は影響を与えている刺激とともに行動を述べるという方法である．もう1つの方法は，看護診断名を用いる方法である．ロイ（2009）は，米国を襲ったハリケーン「カトリーナ」の例をあげている．カトリーナの上陸前に政府の避難要請が出されたとき，特定の介護団体が避難しないことを決め，救助と避難に集中していた集団に厳しい選択を迫った．ロイは行動と影響する刺激の記述によって構成された看護診断の例として，「州によって発令された総避難の指示に対立し，避難を行わないと決定した団体」をあげ，行動は介護団体の姿勢であり，影響する刺激は避難要請であると説明している．

　またロイは，集団における相互依存の適応の肯定的指標の類型および適応問題の類型を明らかにしている（Roy, 2009）．適応の肯定的指標は，関係の充足，発達の充足，資源の充足の3つであり，適応問題は孤立，非効果的発達，不十分な資源，汚染，攻撃性の5つである．このうちの孤立，非効果的発達，不十分な資源は，関係の統合の非効果的適応を反映している．看護診断については，第5章にロイのあげた適応の肯定的指標と適応問題ならびにNANDA-I看護診断との対比表を掲載しているので，そちらを参照願いたい．

目標設定

　ロイ理論における看護過程の各段階は，個人のときと同様に，集団の行動，行動に影響する刺激，またはその両者に焦点を当てる．目標設定の段階では行動に焦点を当てる．個人の相互依存様式と同じく，関係のある人々の相互依存

様式の問題にも急性的段階と同様に慢性的段階もある．このように相互依存様
式の目標設定には，長期目標と短期目標の両方が含まれており，両者には焦点
となる行動，期待される変化，目標が達成されるべき時間枠が記載さなくては
ならない．

　ロイはハリケーン「カトリーナ」の例について，以下のように目標を設定して
説明している．まず，給水の観点から短期目標を「1時間以内に，1日分のボト
ル入りの水が介護団体に空輸される」としている．焦点となる行動は水の供給，
期待される変化は1日分の供給であり，時間枠は1時間以内である．一方，長
期目標は「1週間以内に特定の救援機関から介護団体への救援物資の提供」と
している．行動は供給物資の有効性，期待される変化は特定の救援機関，時間
枠は1週間以内である．ロイは，この目標は「孤立」の適応問題を明らかにする
として特徴づけられるとしている．

介入

　ロイ理論において，介入の段階は目標設定で明らかとなった行動に影響する
刺激に焦点を当てる．つまり，介入は刺激を管理することといえる．これには
刺激を改めること，増加させること，減少させること，取り除くこと，維持す
ることが含まれる．

　ロイ（2009）は「カトリーナ」の例に対して，以下のように説明している．救
援物資の支給に関連する要因は，必要物資の適切な供給源の明確化である．焦
点となる介入行動は，救援機関に必要な物資を供給する能力をもつ組織を確認
することであろう．物資の供給源が確認されたら，被害を受けた状況に対する
援助のために相互依存関係が確立する．必要物資の供給能力を確立することが
介入の焦点となる．以上が，資源の充足の要求を達成する目的の相互依存関係
の簡単な例である．

評価

　評価には，集団の適応行動に関する看護介入が効果的であったかの判断が含
まれる．つまり，目標設定で記載された行動が達成されたかどうかである．行
動が目標どおりであれば看護介入は効果的であると判断でき，目標に到達でき
なかった場合には，看護師は行動と刺激のアセスメントをやり直し，新たな介
入やアプローチを明らかにしなくてはならない．

　「カトリーナ」の例では，供給物の不足が関与する行動となる．介入が実施さ
れ，計画の成功は供給物の不足が解消されたかによって明らかとなる．また，
救援機関が物資の供給源をもっているか，他の不足が予測されるか，といった
視点からの評価も必要になるであろう．

参考文献

Andrews, H. A., Cook, L. M., Davidson, J. M., Schurman, D. P., Taylor, E. W., & Wensel, R. H. (Eds.). (1994). Organization transformation in health care: A work in progress. San Francisco: Jossey-Bass.

Benner. P. (1984)／井部俊子訳 (2005). ベナー看護論　新訳版—初心者から達人へ. 医学書院.

Bowlby, J. (1979)／作田勉訳 (2002). ボウルビィ母子関係入門. 星和書店.

Erikson, E. H., Kivnick, H. Q, & Erikson, J. M. (1986)／朝永正徳・朝永梨枝子訳 (1997). 老年期—生き生きしたかかわりあい. みすず書房.

Fromm, E. (1956)／鈴木晶訳 (2007). 愛するということ. 紀伊国屋書店.

Havighurst, R. J. (1972)／児玉憲典・飯塚裕子訳 (1997). ハヴィガーストの発達課題と教育. 川島書店.

Kelley, H. H., & Thibaut, J. W. (1978)／黒川正流監訳 (1995). 対人関係論. 誠信書房.

池上知子・遠藤由美 (2007). グラフィック社会心理学. サイエンス社.

ピープルフォーカスコンサルティングハイパフォーマンスチーム研究会 (2008). チーム・ビルディングの教科書—組織力向上のための最強メソッド. 秀和システム.

Randell, B., Tedrow, P., & Landingham, v. J. (1982). Adaptation Nursing: The Roy conceptual model applied. St. Louise: Mosby.

Selman, R. L. & Schultz, L. H. (1990)／大西文行訳 (1996). ペア・セラピィ—どうしたらよい友達関係が作れるか　Ⅰ巻. 北大路書房.

Roy, S. C. (2009)／松木光子監訳 (2010). ザ・ロイ適応看護モデル　第2版. 医学書院.

Roy, C., & Anway, J. (1989). Roy's adaptation model: theories and proportions for administration. In Henry, B., Arndt, C., de Vincenti, M., Marriner-Tomey, A. (Eds.), Dimensions and issues of nursing administration. St. Louise: Mosby.

Roy, S. C., & Andrews, H. A. (1999)／松木光子監訳 (2002). ザ・ロイ適応看護モデル. 医学書院.

Tuckman, B. W., Jensen, MAC. (1977). Stages of Small-Group Development Revisited. Group & Organization Management. 2 (4): 419-427.

5

看護診断の解釈および用語の解説

　本章では，ロイが示す適応の肯定的指標と適応問題の類型と，NANDA-I による看護診断名の関連 (Roy & Andrews，1999; Roy，2009) をもとに作成している．適応の肯定的指標と適応問題には，それぞれに科学的根拠に基づく解釈を加え，NANDA-I 2015-2017 の看護診断には，その定義を記載し，一覧表を完成させた．この表は，ロイの示す適応の肯定的指標と適応問題の解釈と，NANDA-I 看護診断の定義を照合し，ロイ適応看護理論を実践の場で容易に活用できるように筆者らが考案したものである．

148 第5章◇看護診断の解釈および用語の解説

1 ロイ適応看護理論とNANDA-I看護診断

　ロイ理論に基づく看護過程とは，ロイ理論の実践にほかならない．第3章でも簡単に触れたが，ロイ理論に基づく看護過程では，適応の肯定的指標と適応問題の類型を参考にして看護診断を行っている（Roy & Andrews, 1999; Roy, 2009）．しかし，現実的には電子カルテ（看護支援システム）の導入によって，多くの臨床現場ではNANDA-Iの看護診断が組み込まれている．黒田ら（2005）によると，看護部門における電子カルテシステム稼働状況に関する2005年の実態調査では，同時点で電子カルテによる看護支援システムが稼動している施設は115あり，稼動予定・準備中の施設は700以上であった．もちろん，すべての施設がNANDA-Iの看護診断を取り入れているわけではないにしても，調査後10年を経過した現在，さらに電子カルテの導入施設は増加していると推察される．

　こうした時勢を考慮すると，ロイ理論に基づいて看護過程を展開しながらも看護診断ではNANDA-Iを使用しているという現場も少なくないだろう．ロイ自身も看護過程を説明する際に，それぞれの様式ごとに，適応の肯定的指標の類型と適応問題の類型，そしてNANDA-Iの看護診断名を表にした（Roy & Andrews, 1999; Roy, 2009）．

　筆者らは，この表を実践の場でより容易に活用できるよう独自に編集を行い，次ページ以降の表にしてまとめた．4様式それぞれについて，①適応の肯定的指標とNANDA-I（促進準備状態）の関係，②適応問題とNANDA-Iの関係に分けて表を作成している．さらに，ロイの示す適応の肯定的指標と適応問題の類型に対しては科学的根拠に基づいた解釈を併記し，NANDA-Iの看護診断名については『NANDA-I 2015-2017』に準拠させ，その定義も加えて一覧化した．

　ここで示す表は筆者らの解釈によって作成されており，各様式に関連する診断を完全に網羅したというものではない．むしろ今後多くの方に使用され，研究的開発が進むことで追加修正が繰り返されることを期待している．また，実際の使用にあたっては，ロイの示す類型とNANDA-Iの看護診断名が常に1対1対応するわけではないこと，同じ用語が使われていても必ずしも同じ意味とは限らないことに注意する必要がある．

　ロイ理論に基づいた看護過程の展開に，科学的に開発された共通言語であるNANDA-Iを効果的に織り交ぜることで，より確かな看護ケアを実践できるはずである．そうしたケアを実現するための一助として，以下の表を活用して欲しい．

2 生理的様式

酸素化

● 酸素化の肯定的指標

NANDA-I看護診断	定義
掲載なし	

肯定的指標	肯定的指標の解釈
安定した換気のプロセス Stable processes of ventilation	酸素の取り込み、炭酸ガスの排出という換気の過程が安定していること
安定したガス交換パターン Stable pattern of gas exchange	ガス交換の周期が安定していること
良好なガス運搬 Adequate transport of gases	ガスの運搬が良好に行われていること
適切な代償過程 Adequate processes of compensation	酸素の需要に対して呼吸数の上昇、脈拍数の上昇などによって必要量を供給しようとすること

酸素化の適応問題

適応問題	適応問題の解釈	NANDA-I看護診断	定義
低酸素症 Hypoxia	生体の組織が必要とする酸素を十分に供給できない状態をいう。吸入気酸素分圧の低下、肺胞低換気、シャント、拡散障害による肺毛細血管への酸素取り込みの低下や、酸素と結合するヘモグロビンの減少による酸素運搬能の低下、組織細胞への血流の低下、細胞の酸素利用能力の障害があげられる。また、組織の酸素需要の増大に酸素供給が不足する場合もある	ガス交換障害 Impaired gas exchange	肺胞-毛細血管膜での酸素の過剰や不足、およびまた、肺胞-毛細血管膜での二酸化酸素排出の過剰や不足がみられる状態
		自発換気障害 Impaired spontaneous ventilation	エネルギー貯蔵量の減少によって、生命維持に必要な自律呼吸が維持できなくなっている状態
ショック Shock	全身的に組織灌流が不十分なることである。原因として出血、敗血症、心拍出量の低下、外傷、アナフィラキシーなどがあげられる	非効果的呼吸パターン Ineffective breathing pattern	吸気と呼気の両方またはいずれか一方が、十分に換気できていない状態
		窒息リスク状態 Risk for suffocation	吸入する空気が十分に得られなくなりやすく、健康を損なうおそれのある状態
換気障害 Ventilatory impairment	肺胞の換気量の低下による炭酸ガスの排出と酸素の取り込みのバランスが保たれなくなった状態	誤嚥リスク状態 Risk for aspiration	気管や気管支に、消化管分泌物・口腔咽頭分泌物・固形物・液体が入りやすく、健康を損なうおそれのある状態
不十分なガス交換 Inadequate gas exchange	ガス交換とは、肺胞に達した酸素と炭酸ガスが肺胞毛細血管膜を通じて交換されることである。その過程が不十分であること	非効果的気道浄化 Ineffective airway clearance	きれいな気道を維持するために、分泌物または閉塞物を気道から取り除くことができない状態
組織灌流の変調 Altered tissue perfusion	ショック、心拍出量の減少による組織血流の低下	末梢性神経血管性機能障害リスク状態 Risk for peripheral neurovascular dysfunction	手足の循環、感覚、運動の機能が破綻しやすく、健康を損なうおそれのある状態
不十分なガス運搬 Inadequate gas transport	ガス運搬とは、血液内へ取り込まれた酸素 (O_2) を組織へ運搬することである。酸素運搬にはヘモグロビン (Hb) が重要な役割を果たしており、血液中では酸素は Hb に結合した状態 (HbO$_2$) と血液に溶解している状態 (溶解 O_2) で運搬される。貧血や血流の低下が関係する	乳児突然死症候群リスク状態 Risk for sudden infant death syndrome	乳児が突然死するおそれのある状態
酸素ニードの変化に対する代償過程の機能不全 Poor recruitment of compensatory processes for changing oxygen need	酸素ニードの変化に対し、換気量の増加や拍出量の増加などの代償過程が不十分な状態である。例えば労作時に酸素や心拍数が増加し、酸素吸入量や運搬量を増加させている	人工換気離脱困難反応 Dysfunctional ventilatory weaning response	人工呼吸器の換気補助レベルを下げることができず、ウィーニングが中断し長期化している状態
		心拍出量減少 Decreased cardiac output	心臓の拍出する血液量が、体の代謝要求に対して不十分な状態
		活動耐性低下 Activity intolerance	必要な日常活動または望ましい日常活動を持続や遂行するための、生理的あるいは心理的なエネルギーが不足した状態

活動耐性低下リスク状態 Risk for activity intolerance	必要な日常活動または望ましい日常活動を持続や遂行するための、生理的あるいは心理的エネルギーが不足しやすく、健康を損なうおそれのある状態
出血リスク状態 Risk for bleeding	血液量が減少しやすく、健康を損なうおそれのある状態
非効果的末梢組織循環 Ineffective peripheral tissue perfusion	末梢への血液循環が低下し、健康を損なうおそれのある状態
心臓組織循環減少リスク状態 Risk for decreased cardiac tissue perfusion	心臓（冠動脈）の血液循環が減少しやすく、健康を損なうおそれのある状態

栄養

栄養の肯定的指標

NANDA-I 看護診断	定義
栄養促進準備状態 Readiness for enhanced nutrition	栄養摂取パターンにおいて，さらなる強化の可能な状態

肯定的指標	肯定的指標の解釈
安定した消化プロセス Stable digestive processes	体細胞に送られるために，食物が体内に取り込まれ，血液やリンパに吸収される一連の機械的，化学的過程が安定していること
身体需要に適した栄養パターン Adequate nutritional pattern for body requirements	身体が必要とする適量の必須栄養素をきちんと摂取，吸収できていること
食事摂取の変調があっても代謝および他の栄養ニードは満たされている Metabolic and other nutritive needs met during altered means of ingestion	食物と水分を消化管に取り込むプロセスに変調があっても，経管栄養などによって代謝や他の栄養のニードが満たされている状態

栄養の適応問題

適応問題	適応問題の解釈
悪心・嘔吐 Nausea and vomiting	吐き気を伴う気分の悪さを表現するもの。胃の内容物を口から排出することで、不快感の一種である ・放射線療法、化学療法などに伴う嘔気・嘔吐、口腔内の不快感に関連する
栄養が身体の必要量より多い、またはより少ない Nutrition more or less than body requirements	代謝上必要とされる以上に栄養を摂取し、過剰な体重増加をきたしていること、または、代謝上必要とされる栄養量に対して、不適切な栄養摂取および代謝のために体重減少をきたしていること
標準体重より20〜25%以上または以下の増減 Weight 20% to 25% above or below average	標準体重より20%以上が肥満、25%以下は痩せである
食欲不振 Anorexia	食欲の喪失、あるいは減退している状態 ・熱傷(急性期後)、感染、がん、薬物依存などに伴い、カロリー摂取が十分にできない ・脳心筋障害、神経筋障害、ALS、筋ジストロフィーなどに伴う嚥下障害のためにカロリー摂取が十分にできない ・クローン病、乳糖不耐などに伴う栄養吸収障害に関連する ・蛋白質・脂質の代謝障害、ビタミン貯蔵障害としての吸収障害に起因する(コルチゾン状態、ネオマイシン、ピリメタミンなど) ・うつ状態、ストレス脆弱性、社会的孤立、アレルギーに続発する ・咀嚼に関連する(あわない義歯、欠損した歯、虫歯など) ・発達的要因として乳児/幼児においては、先天性心疾患、低出生体重児、口唇口蓋裂に関連した嚥下障害や嚥下困難、呼吸困難、疲労など ・脂肪便症、乳糖不耐症などに続発する食事制限や食欲不振、消化吸収不良など ・母親の知識不足や情緒的愛情の不足などに関連した不適切な摂取状況 ・高齢者においては、代謝の低下やエストロゲン値、骨密度(女性)の低下に関連する

(次頁につづく)

NANDA-I看護診断	定義
誤嚥リスク状態 Risk for aspiration	気管や気管支に、消化管分泌物・口腔咽頭分泌物・固形物・液体が入りやすく、健康を損なうおそれのある状態
口腔粘膜障害 Impaired oral mucous membrane	口唇、軟部組織、口腔前庭、中咽頭の損傷がある状態
嚥下障害 Impaired swallowing	嚥下メカニズムの機能の異常で、口腔・咽頭・食道の構造や機能の欠損を伴う状態
肥満 Obesity	体脂肪の蓄積が、年齢別・性別による標準値と比べて異常もしくは過剰で、過体重を上回る状態
過体重 Overweight	体脂肪の蓄積が、年齢別・性別による標準値と比べて、異常もしくは過剰な状態
過体重リスク状態 Risk for overweight	体脂肪の蓄積が、年齢別・性別による標準値と比べて、異常もしくは過剰になりやすく、健康を損なうおそれのある状態
肝機能障害リスク状態 Risk for impaired liver function	肝機能が低下しやすく、健康を損なうおそれのある状態
栄養摂取消費バランス異常:必要量以下 Imbalanced nutrition: less than body requirement	代謝に必要な量を満たすには栄養摂取量が不十分な状態
摂食セルフケア不足 Feeding self-care deficit	自分のために食事行動を行う、あるいは完了する能力に障害のある状態
母乳分泌不足 Insufficient breast milk	母乳の分泌が低下した状態
非効果的乳児哺乳パターン Ineffective infant feeding pattern	乳児の吸啜能力または吸啜/嚥下反射の調整能力の障害で、代謝ニーズに対して経口栄養摂取が不十分な状態

(次頁につづく)

● (つづき) 栄養の適応問題

適応問題	適応問題の解釈
食物摂取方法の変化に対して、非効果的なコーピング Ineffective coping strategies for altered means of ingestion	従来行ってきた摂取方法を何らかの原因で変更したときに、効果的に対処できない状態 ・神経性食欲不振症、神経性過食症などの精神疾患に起因する

NANDA-I看護診断	定義
非効果的母乳栄養 Ineffective breastfeeding	乳児や幼い子どもに、母乳を乳房から直接与えることが難しく、乳児/子どもの栄養状態が危うくなっている状態
母乳栄養中断 Interrupted breastfeeding	乳児や幼い子どもに、母乳を乳房から直接与える連続性が遮られ、母乳育児の継続や乳児/子どもの栄養状態が危うくなっている状態
母乳栄養促進準備状態 Readiness for enhanced breastfeeding	乳児や幼い子どもに、母乳を乳房から直接与えるパターンにおいて、さらなる強化の可能な状態

排泄

● 排泄の肯定的指標

NANDA-I看護診断	定義
排尿促進準備状態 Readiness for enhanced urinary elimination	排泄ニーズを満たす排尿機能のパターンが、さらなる強化の可能な状態

肯定的指標	肯定的指標の解釈
排便プロセスの効果的なホメオスタシス Effective homeostatic bowel processes	体内環境を一定に保とうとする効果的な排便過程
安定した排便パターン Stable pattern of bowel elimination	排便周期、便の量、質などが正常であること
尿生成の効果的プロセス Effective processes of urine formation	腎における尿生成の過程が適切であること
安定した排尿パターン Stable pattern of urine elimination	排尿周期、尿の量、質などが正常であること
排泄の変調に対する効果的なコーピング方略 Effective coping strategies for altered elimination	水分摂取、マッサージなど排泄の変調に対する適切な対処処方略

排泄の適応問題

適応問題	適応問題の解釈	NANDA-I 看護診断	定義
下痢 Diarrhea	糞便が腸管内を短時間で通過することにより、水様便あるいは無形便を頻回（1日3回以上）に排泄している状態 ・消化吸収不良あるいは炎症に関連（胃腸炎、過敏性大腸炎、大腸がん、消化性潰瘍、潰瘍性大腸炎、クローン病など）、甲状腺機能亢進症に続発する腸蠕動の亢進による ・ダンピング症候群による ・感染症に関連する（細菌性赤痢、腸チフス、コレラ、ウイルス性肝炎など） ・肝機能障害や腎不全に関連 ・薬物療法の副作用に伴う（甲状腺薬、がん化学療法薬、緩下剤、抗菌薬など）に続発 ・大腸への手術侵襲に続発 ・ストレスや不安など精神的要因 ・刺激性食品の摂取や飲料水による ・環境や食生活など環境要因の変化 ・乳幼児の場合、母乳に関連	下痢 Diarrhea	軟らかい無形便の排出がみられる状態
		知覚的便秘 Perceived constipation	便秘だと自己診断し、必ず毎日排便すべく、下剤、浣腸、坐薬を乱用している状態
		便秘 Constipation	通常の排便回数が減り、排便困難や不完全な便の排出や、非常に硬く乾燥した便の排出を伴う状態
		便秘リスク状態 Risk for constipation	通常の排便回数が減り、排便困難や不完全な便の排出や、非常に硬く乾燥した便を排出しやすく、健康を損なうおそれのある状態
		慢性機能性便秘 Chronic functional constipation	1年のうち3か月以上続くような排便回数の減少または排便困難が起こさている状態
膨満 Flatulence	胃や腸管にガスや空気などが停滞もしくは貯留した状態	慢性機能性便秘リスク状態 Risk for chronic functional constipation	1年のうち3か月以上続くような、排便回数の減少または排便困難が起こりやすく、健康を損なうおそれのある状態
便秘 Constipation	大腸の停滞のために、排便回数の減少（週2回以下）や硬く乾燥した便を排泄している状態 ・神経支配の障害、子宮筋の損傷、体動不能に関連する（脳血管発作、脊椎損傷、神経筋疾患など） ・代謝の低下に起因（肥満、糖尿病、下垂体機能低下、甲状腺機能低下など） ・痔核などによる排便痛を伴う ・肛門括約筋の弛緩や肛門管内の圧の高いことに起因（経産分娩後や慢性的な緊張状態など） ・薬物療法の副作用による（鉄剤、抗精神病薬、硫酸バリウム、抗コリン薬、麻酔薬、利尿薬、抗パーキンソン薬など） ・緩下剤の常用 ・放射線療法に起因する粘膜炎 ・運動不足、ストレス、妊娠などに関連して腸蠕動が低下した場合 ・偏食により、食物繊維が不足 ・水分摂取が少ないことに関連 ・不規則な排便パターンや便意に鈍感である状況	便失禁 Bowel incontinence	不随意の排便を特徴とする、通常の排便習慣が変化した状態
		腹圧性尿失禁 Stress urinary incontinence	腹腔内圧を上昇させる活動に伴い、突然の尿もれの起こる状態
		反射性尿失禁 Reflex urinary incontinence	ある程度予測可能な間隔で、膀胱が一定容量に達したときに、不随意の排尿のある状態
		切迫性尿失禁 Urge urinary incontinence	強く切迫した尿意を感じた直後に、不随意の排尿が起こる状態
		切迫性尿失禁リスク状態 Risk for urge urinary incontinence	強く切迫した尿意を感じた直後に、不随意の排尿が起こりやすく、健康を損なうおそれのある状態
		機能性尿失禁 Functional urinary incontinence	通常は自制できる人が、トイレに間に合わず、不随意の排尿を回避できない状態

診断名	定義	診断指標・関連因子
溢流性尿失禁 Overflow urinary incontinence	膀胱の過拡張に伴う不随意の排尿	
排尿障害 Impaired urinary elimination	尿を排泄する機能に障害のある状態	
排尿促進準備状態 Readiness for enhanced urinary elimination	排泄ニーズを満たす排尿機能のパターンが、さらなる強化の可能な状態	
尿閉 Urinary retention	膀胱を完全に空にすることができない状態	
排泄セルフケア不足 Toileting self-care deficit	自分のために排泄行動を行う、あるいは完了する能力に障害のある状態	
消化管運動機能障害 Dysfunctional gastrointestinal motility	消化管の蠕動運動の亢進、減弱、無効、または欠如が起こている状態	
消化管運動機能障害リスク状態 Risk for dysfunctional gastrointestinal motility	消化管の蠕動運動の亢進、減弱、無効、または欠如が起こりやすく、健康を損なうおそれのある状態	
便失禁 Bowel incontinence	排便機能の障害により不随意に便が漏出する状態	・糖尿病や肛門、直腸の損傷による肛門括約筋の障害。乳幼児の場合、母乳に関連 ・肛門括約筋の随意調節不能に起因(脊髄損傷、脳血管発作、多発性硬化症など) ・結腸切除術や放射線直腸炎に関連したレザーバー機能の障害に関連 ・抑うつ状態や認知障害などに伴い、直腸刺激を認識したり、解釈したりすることが困難
尿失禁 Urinary incontinence	排尿機能の障害により、不随意に尿が漏出する状態	・腹圧の上昇に伴って排尿がある(起立時、くしゃみをするとき、咳嗽時、重いものを持ち上げるときなど) ・膀胱排出口の機能不全に関連 ・肥満、妊娠、個人衛生のため腹筋の筋力低下 ・出産や急激な体重減少に伴う骨盤筋の筋力低下 ・高齢に伴う筋肉の緊張の喪失に関連 ・脊髄損傷、腫瘍、感染により切迫感や尿意、膀胱の充満感などの感覚が消失した状態 ・急激な尿意を伴う不随意の排尿をきたした状態により膀胱容量の減少に関連 ・感染、外傷、神経炎、尿道炎などにより膀胱容量の減少に関連 ・腹部の手術や導尿カテーテル挿入による場合 ・小児や高齢者においては、膀胱容量が少ないためも生じやすい ・排尿する前にトイレに到着するのが困難または不可能であるためにも失禁してしまう ・排泄信号の消失や排泄信号を認識する能力の障害に起因するもの(脳の損傷・感染・腫瘍、脳血管障害、脱髄性疾患、認知症など) ・薬物療法(免疫抑制剤、抗コリン薬、抗精神病薬など)により、膀胱筋の緊張低下に関連 ・トイレまでの環境整備上の問題 ・高齢者では運動感覚や知覚の消失に関連 ・不随意排尿によって、慢性的な排尿不能をきたしている状態 ・前立腺肥大、膀胱頸部狭窄、尿管腫瘍など括約筋の遮断に起因 ・脊髄損傷、脳の損傷、多発性硬化症、脳血管性障害などによる排尿筋の機能不全に関連 ・膀胱の充満や尿意充満感を感じることなく、持続的に尿の流出が起こる状態 ・完全尿失禁は他の尿失禁が除外された後にのみ使用

(次頁につづく)

●（つづき）排泄の適応問題

適応問題	適応問題の解釈
尿閉 Urinary retention	尿が膀胱内にたまっているにもかかわらず排尿ができない状態 ・前立腺肥大、膀胱頸部狭窄、尿管瘤など括約筋の遮断に起因 ・脊髄損傷、脳の損傷、多発性硬化症、脳血管性障害などによる排尿筋の機能不全に関連 ・薬物療法に伴い膀胱の排出障害を生じた場合（抗ヒスタミン薬、テオフィリン、抗コリン薬など） ・ストレスや不快感情に伴う排尿筋の機能不全に関連
排泄の変調に対する非効果的なコーピング方法 Ineffective coping strategies for altered elimination	従来行ってきた排泄方法を何らかの原因で変更したことに効果的に対処できない状態 ・協調運動の欠如、筋力の低下、局所または全身の麻痺によるもの、筋肉の萎縮・拘縮、視覚障害、四肢の機能の障害 ・ギプス、点滴などの装具によるもの、術後の疼痛や疼痛認知障害、疲労、混乱、疼痛などに関連

活動と休息

● 活動と休息の肯定的指標

NANDA-I看護診断	定義
睡眠促進準備状態 Readiness for enhanced sleep	休息や望ましいライフスタイルの維持をもたらず，自然で周期的な相対的意識の停止パターンが，さらなる強化も可能な状態

肯定的指標	肯定的指標の解釈
可動性の統合的プロセス Integrated processes of mobility	自分で動いたり人に動かされる活動のための基本的生命・生活過程をつかさどるすべての機能の統合されたプロセス
不活動状態の間に代償運動プロセスを適切に動員すること Adequate recruitment of compensatory movement processes during inactivity	種々の目的に役立つ身体運動ができない状態である間に代償運動過程を使用すること
効果的な活動と休息のパターン Effective pattern of activity and rest	活動と睡眠の質，量が適切である状態
睡眠の効果的なパターン Effective sleep pattern	睡眠の量，質が適切である状態
睡眠状態の変調に対する効果的な環境の変化 Effective environmental changes for altered sleep conditions	睡眠状態の変調に対して適切な睡眠がとれる環境に変えること

活動と休息の適応問題

NANDA-I 看護診断	定義
身体可動性障害 Impaired physical mobility	自力での意図的な身体運動や四肢運動に限界のある状態
活動耐性低下 Activity intolerance	必要な日常活動または望ましい日常活動を持続やや遂行するための、生理的あるいは心理的エネルギーが不足した状態
活動耐性低下リスク状態 Risk for activity intolerance	必要な日常活動または望ましい日常活動を持続やや遂行するための、生理的あるいは心理的エネルギーが不足しうる、健康を損なうおそれのある状態
不使用性シンドロームリスク状態 Risk for disuse syndrome	指示された、またはやむを得ない筋骨格系の活動状態のために、体組織の崩壊が起こりやすく、健康を損なうおそれのある状態
消耗性疲労 Fatigue	どうしようもない持続的な脱力感、および通常の身体的作業や精神的作業をこなす能力が低下した状態
不眠 Insomnia	睡眠の量と質が破綻し、機能低下につながる状態
睡眠剥奪 Sleep deprivation	眠り（持続的で自然で周期的な相対的意識の停止）が長期間ない状態
睡眠パターン混乱 Disturbed sleep pattern	外的要因によって、睡眠の量と質が一時的に妨害されている状態

適応問題	適応問題の解釈
不動状態 Immobility	患者の目的に適った身体の運動/独立した身体の運動が機能低下や治療によって制限をきたしている状態 ・筋力と持続力の低下に関連（多発性硬化症、脊髄損傷、脳血管障害、筋ジストロフィー骨折、浮腫など） ・装具（ギプス、点滴、シーネなど）による ・義肢、歩行器など歩行に必要な筋力や持続力の不足に関連 ・疲労、動機・意欲の低下、疼痛に起因 ・小児の場合、先天性の骨格障害・先天性股関節形成不全など、高齢者は動作の緩慢さや筋力低下に起因
活動耐性低下 Activity intolerance	患者が活動を増加させることに身体的・心理的に耐えられない状態で、活動に対する反応および情緒の変化の状態を指す
可動性、歩行の制限および歩行または協調運動の制限 Restricted mobility, gait, and/or coordination	目的に合った移動や歩行に制限をきたしている状態 ・心疾患や呼吸器疾患、循環器疾患によって、酸素供給システムが変調をきたしている ・感染症や内分泌疾患、代謝障害、種々の慢性疾患による代謝需要の増大に起因 ・肥満、栄養不良、不適切なダイエットなどによるもの ・検査や手術、治療スケジュールに関連 ・過剰なストレス、うつ状態、装具の装着などに関連
不使用性シンドローム Disuse syndrome	身体を動かさないことによって生じる身体的システムの悪化または機能の変調（安静のために身体の運動ができなくなったことにより生じるさまざまな症状の総称）
非効果的な活動と休息のパターン Inadequate pattern of activity and rest	生産エネルギーと消費エネルギーのアンバランス ・感覚機能の低下、意識障害、神経筋系障害、筋骨格系障害、末期状態、精神疾患に起因 ・手術、牽引、呼吸器装着、複数の点滴ラインの確保、運動制限の指示などに起因 ・うつ状態、倦怠感、全身衰弱、疼痛に関連 ・乳幼児・小児期においては、ダウン症候群、脳性まひ、骨形成不全症、自閉症など、高齢者においては、認知症、筋肉の虚弱、運動性の低下に起因

睡眠遮断 Sleep derivation	睡眠不足や不適切な栄養摂取、一日中座っているライフスタイル、あるいは仕事、社会的責任の一時的な増加からくる一過性の機能の低下であって、休養により回復する ・急性・慢性の感染症、妊娠、呼吸器疾患、内分泌疾患・代謝障害、神経難病、放射線療法、炎症性疾患に起因 ・化学療法、手術による侵襲と麻酔の副作用に関連 ・長期に及ぶ活動量の低下と体調不良に伴う ・役割上の過剰な要求、抗しがたい情動的要求、過剰なストレス、睡眠障害などに起因 ・小児期では、代謝亢進に関するものや不適切な食行動などによる
睡眠パターンの混乱 リスク状態 Potential for sleep pattern disturbance	睡眠パターンの変調は、①睡眠パターンの中断（睡眠の持続時間と睡眠中の覚醒回数）、②入眠困難、③昼間の睡眠過剰に分けられる。これらの休息パターン・質の変化をきたす危険性がある状態を指す ・排尿障害、尿・便失禁、呼吸器系障害、循環器系障害などに起因して生じる ・装具の装着や静脈内注入療法、疼痛などに伴い通常の姿勢がとりにくいために生じる ・過度の日中の睡眠に関連（抗精神病薬、副腎皮質ホルモン、血圧降下薬など薬物療法に続発する） ・精神疾患などに伴い、過度の活動性の亢進 ・日中の活動不足 ・抑うつ、疼痛、不安反応、恐怖に関連

保護（防衛）

保護（防衛）の肯定的指標

肯定的指標	肯定的指標の解釈	NANDA-I看護診断	定義
損傷のない皮膚 Intact skin	皮膚の損傷が全くない状態。発赤もない状態	掲載なし	
効果的な治癒反応 Effective healing response	創傷治癒過程が良好である状態		
皮膚の統合性と免疫状態の変化に対する適切な二次的な防御 Adequate secondary protection for changes in skin integrity and immune status	皮膚の損傷がなくバリア機能が保たれ、さらに免疫力の低下による病変がないこと		
効果的な免疫機能 Effective processes of immunity	疾病を引き起こす物質の侵入に対して、自覚とは無関係な防御反応（細胞の活性化、白血球、リンパ球の増殖など）		
効果的な体温調節 Effective temperature regulation	体温が上昇しているとき、体の熱を下げようとして発汗量が増大したり、低体温の場合、立毛筋の反応で体外に熱を逃がさないような不随意的な効果的な行動		

保護（防衛）の適応問題

適応問題	適応問題の解釈
皮膚統合性の障害 Disrupted skin integrity	表皮もしくは皮膚組織に損傷を起こしている状態
褥瘡 Pressure ulcer	骨の突出した部位の皮膚および軟部組織が骨と病床との間で長時間の圧迫のために循環障害を起こした状態
掻痒 Itching	限局性ないしは汎発性の、痛みとは異なる自発的に生じる皮膚・粘膜のかゆみ
創傷治癒の遅延 Delayed wound healing	創傷の平均的な回復過程が遅れたり、悪化すること ・皮膚と表皮の境界部の炎症に関連（自己免疫疾患、代謝疾患、内分泌疾患など） ・細菌、ウイルス、真菌による ・組織への血液や栄養供給の低下に関連（糖尿病、末梢血管障害、栄養不良、痩せ、肥満、絶食状態、治療に伴う体温上昇など） ・鎮静に伴う体動不能による ・放射線の上皮組織や基底組織への影響による ・機械的刺激や圧迫に関連（導尿用カテーテル挿入、経鼻チューブ、気管内挿管など） ・圧迫や体動不能に関連（疼痛、疲労、認知・運動・感覚神経などの障害） ・不衛生な環境 ・体格が痩せていること ・高齢者の場合、加齢に伴う皮膚の乾燥や薄い皮膚、皮膚の弾力性の低下に関連
感染 Infection	内因性や外因性の原因からの日和見因子や病原因子によって侵される ・防御機能の低下に関連（がん、腎不全、免疫抑制、血液疾患、糖尿病、呼吸器疾患、肝疾患、歯周疾患など） ・循環不全に関連（リンパ節浮腫、末梢血管疾患、肥満など） ・細菌侵入部位に関連（手術、透析、褥瘡、侵襲的ラインの挿入など） ・防御機能の低下に関連（放射線療法、臓器移植、化学療法、長期化した不能、ストレス、長期化した入院、栄養不良、感染症の既往など） ・細菌侵入部位に関連（事故外傷、熱傷、湿気など） ・新生児の易感染性、免疫力の欠如 ・院内感染 ・高齢者の易感染性、衰弱・免疫反応の低下など

（次頁につづく）

NANDA-I 看護診断	定義
非効果的抵抗力 Ineffective protection	病気や損傷のような内的あるいは外的脅威から自分を守る能力が低下した状態
組織統合性障害 Impaired tissue integrity	粘膜、角膜、外皮系、筋肉、腱、骨、軟骨、関節包、靱帯に損傷のある状態
組織統合性障害リスク状態 Risk for impaired tissue integrity	粘膜、角膜、外皮系、筋肉、腱、骨、軟骨、関節包、靱帯の損傷が起きやすく、健康を損なうおそれのある状態
皮膚統合性障害 Impaired skin integrity	表皮と真皮の両方またはどちらか一方が変化した状態
皮膚統合性障害リスク状態 Risk for impaired skin integrity	表皮と真皮の両方またはどちらか一方が変化しやすく、健康を損なうおそれのある状態
感染リスク状態 Risk for infection	病原体が侵入し増殖しやすく、健康を損なうおそれのある状態
身体損傷リスク状態 Risk for injury	個人の適応や防御資源と、周囲の環境条件との相互作用の結果、負傷しやすく、健康を損なうおそれのある状態
角膜損傷リスク状態 Risk for corneal injury	角膜組織の表層あるいは深層に影響する、感染または炎症性損傷が起きやすく、健康を損なうおそれのある状態
身体外傷リスク状態 Risk for trauma	不慮の事故によって、組織損傷（例：創傷、熱傷、骨折）が起こりやすく、健康を損なうおそれのある状態
転倒転落リスク状態 Risk for falls	転倒や転落が起こりやすく、身体的な傷害や健康を損なうおそれのある状態
中毒リスク状態 Risk for poisoning	健康に悪影響を及ぼす量の薬物や危険物への不慮の曝露、あるいはそれらを不慮に摂取しやすく、健康を損なうおそれのある状態
周手術期体位性身体損傷リスク状態 Risk for perioperative positioning injury	侵襲的な処置や外科手術の間に用いる体位や機材が原因で、想定外の解剖学的変化や身体的変化が起こりやすく、健康を損なうおそれのある状態

（次頁につづく）

● （つづき）保護（防衛）の適応問題

適応問題	適応問題の解釈
アレルギー反応に対する非効果的なコーピングの可能性 Potential for ineffective coping with allergic reaction	アレルギー反応に対し、防衛的なコーピングが効果的にできない状態
免疫状態の変化に対する非効果的なコーピングの可能性 Ineffective coping with changes in immune status	免疫系機能が低下している状態に効果的に防御行動ができない可能性があること ・身体可動性障害に関連（不安定な歩行、脳血管障害、四肢切断、パーキンソン症候群など） ・感覚機能の障害に関連 ・倦怠感に関連 ・起立性低血圧に関連 ・危険に対する認識不足に関連（混乱、抑うつ、低血糖症状など） ・けいれん発作に関連 ・可動性や感覚器官への影響に関連（抗精神病薬などの薬物に伴う副作用、装具など） ・長期間のベッド上安静による ・身の回りの環境の危険因子 ・不適切な履物、不適切な装具・道具使用 ・乳幼児期では、危険に対する認識の欠如 ・高齢者では、判断の誤認など
非効果的な体温調節機能 Ineffective temperature regulation	外的要因の変化によって、正常な体温維持を効果的に行えない状態 ・体温調節障害に関する（昏睡、脳圧亢進、脳血管障害、感染、炎症など） ・循環低下に関連（貧血、神経血管疾患など） ・発汗機能の低下に関連 ・体温低下に関連（輸血、腎透析など） ・十分な体温調節が行えない環境
発熱 Fever	体温の異常な上昇
低体温 Hypothermia	体温が正常範囲以下

● （つづき）保護（防衛）の適応問題

NANDA-I 看護診断	定義
熱傷凍傷リスク状態 Risk for thermal injury	両極端の温度によって皮膚や粘膜に損傷が起こりやすく、健康を損なうおそれのある状態
尿路損傷リスク状態 Risk for urinary track injury	カテーテル使用により尿路構造の損傷が起きやすく、健康を損なうおそれのある状態
体温平衡異常リスク状態 Risk for imbalanced body temperature	体温の正常範囲内での維持が困難になりやすく、健康を損なうおそれのある状態
高体温 Hyperthermia	体温調節障害により、深部体温が1日の正常範囲を上回っている状態
低体温 Hypothermia	体温調節障害により、深部体温が1日の正常範囲を下回っている状態
低体温リスク状態 Risk for hypothermia	体温調節障害により、深部体温が1日の正常範囲よりも下がりやすく、健康を損なうおそれのある状態
周手術期低体温リスク状態 Risk for perioperative hypothermia	手術の1時間前から24時間後までの間に、予期せずに深部体温が36℃以下になりやすく、健康を損なうおそれのある状態
非効果的体温調節機能 Ineffective thermoregulation	体温が低体温と高体温との間で変動している状態

感覚

感覚の肯定的指標

肯定的指標	肯定的指標の解釈
感覚の効果的プロセス Effective processes of sensation	エネルギー（光，音，熱，機械的振動，圧など）が神経活動に変換され知覚される過程となる過程が適切に行われること
感覚入力と情報の効果的統合 Effective integration of sensory input into information	感覚入力と情報とが適切に処理され統合されること
知覚の安定したパターン，すなわち入力の解釈と理解 Stable pattern of perception, that is, interpretation and appreciation of input	感覚刺激を解釈し意識的に理解することが適切に行われていること
感覚の変調に対する効果的なコーピング方略 Effective coping strategies for altered sensation	眼鏡や補聴器などのように感覚の変調に対する適切な対処方略

NANDA-I看護診断	定義
安楽促進準備状態 Readiness for enhanced comfort	身体的、心理スピリチュアル的、環境的、文化的、また社会的な側面における安心、緩和、および超越のパターンにおいて、さらなる強化の可能な状態
コミュニケーション促進準備状態 Readiness for enhanced communication	情報や考えを他者と交換するパターンにおいて、さらなる強化の可能な状態

● 感覚の適応問題

適応問題	適応問題の解釈
主要な感覚障害 Impairment of a primary sense	視覚、平衡聴覚、味覚、触覚 (皮膚覚) 嗅覚に障害をきたした状態
損傷の可能性 Potential for injury	感覚損傷の可能性
セルフケア能力の喪失 Loss of self-care abilities	感覚障害によって引き起こされる日常生活動作に障害をきたしている状態
感覚過負荷と感覚剥奪 Sensory overload and deprivation	過負荷：感覚刺激が大きすぎて恐怖感または威圧感を感じる状態 ・ICU, CCU, 高圧酸素治療時など 剥奪：周囲からの感覚刺激が遮断された状態 ・手術後の回復室、眼科手術後。長時間眼帯をした安静時など
感覚の単調感または歪み Sensory monotony or distortion	感覚の単調感：感覚刺激がほとんど変わらず、持続的に加えられている状態 ・同じ姿勢の持続。人工呼吸器装置が分けられている状態 歪み：人が平均的に感じる感覚をそれとは異なった感じ方をする状態
歪んだコミュニケーションの可能性 Potential for distorted communication	話す能力が減退しているか、その危険性があることを理解できない状態 ・神経系の変調 (脳血管発作、ニューロパチー、脳炎、髄膜炎)・代謝系の変調 (水・電解質不均衡、アシドーシス、血中尿素窒素 (BUN) 値の上昇、アルカローシス)・酸素供給の障害 (脳、呼吸器系、循環器系、貧血)・対麻痺や四肢麻痺に続発する身体可動制限に関連・薬物療法 (鎮痙薬、精神安定薬)、手術 (緑内障、白内障、網膜剥離)・身体的隔離 (逆隔離、伝染病、刑務所) に関連・体動不動、体動制限 (症状安静、ギプス、ストライカー固定枠、電動ベッド) に関連・社会的な制約、過度の騒音、ストレス・バイオリズムの変調 (時差ぼけ、夜勤、睡眠欠如、加齢)
急性疼痛 Acute pain	強度の可逆的な疼痛が、通常数分間から数時間持続している状態

NANDA-I 看護診断	定義
言語的コミュニケーション障害 Impaired verbal communication	象徴 (シンボル、記号) システムを受け取り、処理し、伝え、用いる能力の、どれかがあるいはすべての低下、遅延、消失がある状態
防衛的コーピング Defensive coping	自己防衛パターンに基づき、偽りの肯定的自己評価を繰り返し投影することで、知覚している潜在的な脅威から肯定的な自己像を守っている状態
急性疼痛 Acute pain	実在するあるいは潜在する組織損傷に伴う、もしくはそのような損傷によって説明される、不快な感覚的および情動的経験 (国際疼痛学会)。発症は突発的、発症から重度までさまざまあり、回復が期待・予測できる
慢性疼痛 Chronic pain	実在するあるいは潜在する組織損傷に伴う、もしくはそのような損傷によって説明される、不快な感覚的および情動的経験 (国際疼痛学会)。発症は突発的または遅発的で強さは軽度から重度までさまざまあり、持続的・反復的で、回復は期待・予測できず、3か月以上続く
安楽障害 Impaired comfort	身体的、心理スピリチュアル的、環境的、文化的、または社会的な側面における安心、緩和、および超越が欠如しているという感覚
非効果的コーピング Ineffective coping	ストレッサー (ストレス要因) の正当な評価ができない、習得した反応を適切に選択できない、あるいは入手可能な資源 (リソース) を利用できない状態

2. 生理的様式 **167**

慢性疼痛 Chronic pain	長期間（6か月以上から数年間）持続する痛みであり、可逆的な疼痛とそうでないものがある	
知覚障害 Perceptual impairment	身体の内部および外部への感覚刺激の量、タイプなどを知覚判断する能力の障害	・分娩時の子宮の収縮、分娩時の会陰部の外傷、子宮収縮と乳房の緊張、組織の外傷と反射性筋けいれんに関連 ・骨折、拘縮、関節リウマチ、脊髄障害などに関連 ・循環器系、消化器系、呼吸器系、腎臓障害などに関連 ・血管けいれん、静脈炎、閉塞、血管拡張、頭痛、がんなどに関連 ・神経炎、関節炎、筋肉の炎症などに関連 ・伝染性疾患、胃腸炎、インフルエンザなどに関連 ・腎結石、消化管の感染症などに関連 ・手術、検査、事故熱傷による組織の外傷と反射性筋けいれんに関連 ・化学療法、麻酔、薬物療法の副作用に関連 ・発熱 ・体動不能、不適切な体位に関連 ・アレルギー反応、化学的刺激に関連 ・重度の抑圧された不安に関連
感覚障害に対する非効果的なコーピング方略 Ineffective coping strategies for sensory impairment	感覚障害に対して、身体の危険性の回避が効果的にできない状態	・慢性的な症状に伴うセルフケアの内容の複雑さに関連 ・身体の一部や感覚器の一部喪失に関連 ・外傷などに伴うボディイメージの変調に関連 ・脳腫瘍、精神発達遅滞など（に伴う感情の変調に関連 ・手術、薬物療法、放射線療法、その他の治療法による外観の変化に関連 ・感覚器への過負荷（騒音、過剰な活動など）に関連 ・不適切な心理的な資質に関連するもの（自己尊重の低下、自分に対する否定的な信念、無力感、など）

体液・電解質
● 体液・電解質の肯定的指標

NANDA-I 看護診断	定義
体液量平衡促進準備状態 Readiness for enhanced fluid balance	体液量と体液の化学組成の平衡パターンにおいて、さらなる強化の可能な状態

肯定的指標	肯定的指標の解釈
安定した水分バランスのプロセス Stable processes of water balance	体液の量と配分をコントロールする過程が安定していること
体液中の電解質の安定性 Stability of electrolytes in body fluids	体液内の電解質の量が安定していること
酸・塩基状態の平衡 Balance of acid-base status	酸と塩基のバランスが適切であること
効果的な化学的緩衝系の調節 Effective chemical buffer regulation	重炭酸イオンなどによって酸と塩基のバランスを化学的に適切な状態に整えること

● 体液・電解質の適応問題

適応問題	適応問題の解釈
脱水 Dehydration	体内の水分量が不足した状態
浮腫 Edema	血管内の水分が血管外に濾出し皮下組織に水分が過剰に貯留した状態
細胞内水分貯留 Intracellular water retention	細胞外液の浸透圧低下により細胞内への水分の移動が起こる。脳細胞において細胞内への水分貯留が起こると脳浮腫をきたす
ショック Shock	血圧低下により全身の末梢循環が障害された状態
高または低 Ca, K, Na 血症 Hyper- or hypo-calcemia, -kalemia, or -natremia	細胞外液中の Ca, K, Na の過剰または不足
酸・塩基平衡異常 Acid-base imbalance	呼吸性因子と代謝性因子があり、動脈血中二酸化炭素の増加を呼吸性アシドーシス、減少を呼吸性アルカローシスと呼び、動脈血中の重炭酸イオンの増加は代謝性アルカローシス、減少は代謝性アシドーシスと呼ぶ
pH の変化に対する非効果的な緩衝作用 Ineffective buffer regulation for changing pH	水素イオン濃度の変化に対して血液の化学緩衝系、呼吸や腎臓のメカニズムが働かない場合

NANDA-I看護診断	定義
体液量不足 Deficient fluid volume	血管内液、組織間液、細胞内液の減少、またはいずれかの減少。ナトリウムの変化を伴わない水分喪失、脱水を意味する
体液量不足リスク状態 Risk for deficient fluid volume	血管内液、組織間液、細胞内液のすべて、またはいずれかが減少しやすく、健康を損なうおそれのある状態
体液量過剰 Excess fluid volume	等張性体液の貯留が増加した状態
体液量平衡異常リスク状態 Risk for imbalanced fluid volume	血管内液、組織間液、細胞内液のすべてまたはいずれかが、減少、増加、細胞内外に急激にシフトしやすく、健康を損なうおそれのある状態。体液過剰の一方、あるいは体液喪失を意味する
電解質平衡異常リスク状態 Risk for electrolyte imbalance	血清電解質レベルが変化しやすく、健康を損なうおそれのある状態

第5章◇看護診断の解釈および用語の解説

神経学的機能

神経学的機能の肯定的指標

NANDA-I 看護診断	定義
掲載なし	

肯定的指標	肯定的指標の解釈
覚醒と注意，感覚と知覚，コード化，概念形成，記憶，言語，計画作成，および運動反応の効果的プロセス Effective processes of arousal and attention; sensation and perception; coding; concept formation, memory, language; planning and motor response	覚醒と注意，感覚と知覚，コード化，概念形成，記憶，言語，計画作成，および運動反応などの反応が正常に機能し，協調した反応．神経学的な機能の効果的統合
思考と感情の統合的プロセス Integrated thinking and feeling processes	脳神経領域の相互的な関与によって効果的に思考や感情が統合されている状態
神経系の発達，加齢，および変調についての神経可塑性と機能的有効性 Plasticity and functional effectiveness of developing, aging, and altered nervous system	

神経学的機能の適応問題

適応問題	適応問題の解釈
意識レベルの低下 Decreased level of consciousness	自己や周囲の状況を正しく認識し、周囲の状況に対し適切に対応できる状態の低下
認知処理の障害 Defective cognitive processing	人がさまざまな対象を知覚し得られた情報を統合し、それが何であるかを判断したり解釈したりすることができないこと
記憶障害 Memory deficits	情報を保持して蓄える能力の低下
行動と気分の不安定性 Instability of behavior and mood	認知処理の障害によっておこる。パーソナリティの変化や情緒の不安定性を生じた状態で、理由なく泣き出したり怒ったりする
認知障害に対する非効果的な代償 Ineffective compensation for cognitive deficit	環境の変化を認知できないときにケアに対して虚脱、暴力、活動の低下などの非効果的な行動を示す状態
二次的脳障害の潜在的危険性 Potential for secondary brain damage	外傷などにより脳が直接障害された状態を一次的脳障害といい、一次的脳障害を受けた脳の周囲に存在する正常な脳組織に、脳浮腫、脳ヘルニア、虚血などにより二次的障害が起こる可能性

NANDA-I看護診断	定義
自律神経反射異常亢進 Autonomic dysreflexia	第7胸髄かそれより上部の脊髄損傷後に生じる、命に関わる抑制できない有害刺激に対する交感神経系の反応がみられる状態
自律神経反射異常亢進リスク状態 Risk for autonomic dysreflexia	第6胸髄またはそれより上部の胸髄に損傷や病変を有する人で、脊髄性ショックからは回復しているが、命に関わる抑制できない有害刺激に対する交感神経系の反応が起こりやすく（第7から第8胸髄損傷の患者にみられる）、健康を損なうおそれのある状態
乳児行動統合障害 Disorganized infant behavior	環境に対する乳児の生理的反応と神経行動的反応が崩壊している状態
乳児行動統合障害リスク状態 Risk for disorganized infant behavior	生理システムや行動システムの機能（すなわち、自律神経、運動機能、構造化、自主規制、注意・相互作用）の統合および調整が変化しやすく、健康を損なうおそれのある状態
頭蓋内許容量減少 Decreased intracranial adaptive capacity	正常では頭蓋内量の増加分を補正する体液調節機構が破綻し、有害や有害でない種々の刺激に対して頭蓋内圧 (ICP) が繰り返し不均衡に上昇している状態
意思決定葛藤 Decisional conflict	競合する各選択肢は、価値観と信念に対する挑戦・危険・損失を伴っているため、取るべき行動方針に不確かさを感じている状態
半側無視 Unilateral neglect	身体および付随する環境への感覚反応や運動反応、心的表象、空間的注意に障害のある状態。片側への不注意と反対側への過剰な注意を特徴とする。左半側無視のほうが右半側無視よりも重症で長期化する
知識不足 Deficient knowledge	特定のテーマについての認知情報がない、あるいは足りない状態
急性混乱 Acute confusion	短期間に進行する可逆的な障害が、意識・注意・認知・知覚に突然発症した状態

（次頁につづく）

● (つづき) 神経学的機能の適応問題

NANDA-I 看護診断	定義
慢性混乱 Chronic confusion	環境刺激を解釈する能力の低下と知的な思考に必要な能力の低下を特徴とする。知的能力とパーソナリティが悪化した状態。不可逆性であったり、長期間であったり、進行性であったりする。記憶障害、見当識障害、行動障害が出現する
記憶障害 Impaired memory	ちょっとした情報や行動スキルが覚えられない、または思い出せない状態
急性混乱リスク状態 Risk for acute confusion	短期間に進行する可逆的な障害が、意識・注意・認知・知覚に発症しやすく、健康を損なうおそれのある状態
非効果的行動計画 Ineffective activity planning	時間や条件で決まっている一連の行動に向けて、準備ができない状態

内分泌機能

内分泌機能の肯定的指標

肯定的指標	肯定的指標の解釈
代謝プロセスと生体プロセスの効果的なホルモン調節 Effective hormonal regulation of metabolic and body processes	代謝プロセスおよび生体プロセスにおいて適切にホルモンが働いていること
生殖機能発達の効果的なホルモン調節 Effective hormonal regulation of reproductive development	生殖機能の発達において適切にホルモンが働いていること
クローズドループの負のフィードバック・ホルモン系の安定したパターン Stable patterns of closed-loop negative-feedback hormone system	必要なレベルに保つようにフィードバックが働く自動制御系において，あるホルモンが過剰に分泌された場合，それを下げるように働く負のフィードバックが適切に働き必要なレベルを保っていること
周期的ホルモンリズムの安定したパターン Stable patterns of cyclical hormone rhythms	周期的ホルモンが適切な時期に分泌されていること
ストレスに対する効果的なコーピング方略 Effective coping strategies for stress	ストレスを受けたときにそれを軽減する適切な対処方略

NANDA-I 看護診断	定義
掲載なし	

内分泌機能の適応問題

適応問題	適応問題の解釈
非効果的なホルモン調節 Ineffective hormone regulation	生体の恒常性維持に必要なホルモンの分泌異常
非効果的な生殖機能の発達 Ineffective reproductive development	視床下部, 下垂体前葉, 性ホルモンの分泌異常により, 生殖機能の発達に変化をきたしている状態
ホルモン系ループの不安定性 Instability of hormone system loops	内分泌腺の分泌障害や標的組織のホルモンに対する感受性の低下や亢進に対し負のフィードバックシステムが不安定な状態。例えば甲状腺機能低下症による甲状腺ホルモン分泌低下に対し下垂体からの甲状腺刺激ホルモンによる調節が働かないこと
体内周期リズムの不安定性 Instability of internal cyclical rhythms	睡眠周期に関与する松果体からのメラトニン分泌の異常や, 卵巣から分泌されるエストロゲンやプロゲステロンの異常による月経周期の変動
ストレス Stress	ストレス刺激に対する神経内分泌反応の活性化

NANDA-I 看護診断	定義
発達遅延リスク状態 Risk for delayed development	社会的行動, 自己調整行動, 認知技能, 言語技能, 粗大運動技能, 微細運動技能のうち, 1つ以上の領域で25%以上の遅滞が起こりやすく, 健康を損なうおそれのある状態
成長不均衡リスク状態 Risk for disproportionate growth	成長が, 成長曲線における同年齢の97パーセンタイル以上あるいは3パーセンタイル以下, 2つの基準線の間のチャンネルを横切りやすく, 健康を損なうらおそれのある状態
ストレス過剰負荷 Stress overload	行動を必要とする要求の量と種類が過度にある状態

3 自己概念-集団アイデンティティ様式

●自己概念-集団アイデンティティ様式の肯定的指標

肯定的指標	肯定的指標の解釈
◎個人の自己概念様式	
肯定的なボディイメージ Positive body image	自分自身の身体についての見方を承認する
効果的な性機能 Effective sexual function	感覚によって性的存在としての自己を感じることができる
身体的成長を伴う精神的統合 Psychic integrity with physical growth	身体的能力と精神的能力が相互に関係しあい成長を遂げている状態
身体的変化に対する適切な代償 Adequate compensation for bodily changes	身体的変化を受け入れるための、認知器と調節器の活性化と強化が可能な状態
喪失に対する効果的なコーピング方略 Effective coping strategies for loss	喪失によって脅かされた自己に対して、肯定的な対処行動ができる状態
人生終焉の効果的なプロセス Effective process of life closure	個人的自己の十全の発達を遂げ、自己の課題をなし終えた状態
安定した自己一貫性のパターン Stable pattern of self-consistency	自己に対する観念の組織化されたパターンが安定した状態。例えば、「私は仕事をいつも重視している」「私の人生では家族が最優先である」などの観念が一貫していること
効果的な自己理想の統合 Effective integration of self ideal	自分がどのようにありたいか、何をすることができるかを明確にでき、効果的に自己理想に向かう状態
効果的な道徳的・倫理的・霊的成長のプロセス Effective processes of moral-ethical-spiritual growth	信念体系や宇宙との関係の中で自分が何者であるかを自己知覚し、環境との相互作用の中で効果的な成長を遂げている状態

（次頁につづく）

NANDA-I看護診断	定義
◎個人の自己概念様式	
希望促進準備状態 Readiness for enhanced hope	自分のためにエネルギーを結集するのに必要な期待と願望のパターンにおいて、さらなる強化の可能な状態
自己概念促進準備状態 Readiness for enhanced self-concept	自分自身についての感じ方や考え方のパターンにおいて、さらなる強化の可能な状態
パワー促進準備状態 Readiness for enhanced power	安寧のために、意識的に変化に参加するパターンにおいて、さらなる強化の可能な状態
スピリチュアルウェルビーイング促進準備状態 Readiness for enhanced spiritual well-being	人生の意味や目的を、自己・他者・芸術・音楽・文学・自然・自分自身よりも大きな力とのつながりの中で経験し統合するパターンにおいて、さらなる強化の可能性の可能な状態

（次頁につづく）

（つづき）自己概念-集団アイデンティティ様式の肯定的指標

肯定的指標	肯定的指標の解釈
機能的な自己尊重の念 Functional self-esteem	個人的自己尊重に多くみられる、自己の価値についての個人の知覚
自己への脅威に対する効果的なコーピング方略 Effective coping strategies for threats to self	日常生活やストレスの発生時に脅威となる出来事があったとき、適応を維持するために慣習的に用いる効果的な手段や方法
◎関係のある人々の集団アイデンティティ様式	
効果的な人間関係 Effective interpersonal relationship	集団における他者とのかかわりの中で、信頼や愛情を効果的に交わすことができる
環境と文化の支持 Supportive milieu and culture	集団によって支持され、合意が得られている環境や文化がある
肯定的なモラール Positive morale	アイデンティティの共有プロセスが効果的になっている状態
共有された目標と価値 Shared goals and values	集団において、目標達成に対する共同責任を生み出す関係、目標、価値観の共有、その集団の行為を決定している
共有された期待 Shared expectations	集団において共有する期待がある
理解とサポート Understanding and support	集団のアイデンティティを理解しサポートしている
共有されたリーダーシップ Shared leadership	集団における権威構造の中で、課題や意思決定の責任が共有できている状態
機能の柔軟性 Flexibility in functions	機能の目標を達成するための役割の柔軟性がある。集団においては作業を分担する、作業について地位が生まれ役割が発生する
危機における結束 Unity in crisis	危機的状況において、集団の特性がメンバーを効果的に結束されることができる

（つづき）自己概念-集団アイデンティティ様式の肯定的指標

NANDA-I 看護診断	定義
◎関係のある人々の集団アイデンティティ様式	
掲載なし	

3. 自己概念−集団アイデンティティ様式

他の状況における自己表現 Expressing self in the context of others	
行動の価値 Values in action	集団において行動を引き起こすことの価値が存在する

自己概念-集団アイデンティティ様式の適応問題

◎個人の自己概念様式

適応問題	適応問題の解釈
ボディイメージ混乱 Body image disturbance	自分が自分自身の身体をどうイメージしているか、また他者にどのように映っているかに対する認識の障害、または言語的・非言語的な非効果的な反応
性的機能不全 Sexual ineffectiveness	身体的、心理的な刺激から起こる非効果的な行動、あるいは未熟だと思うような性機能の変化をきたしている状態
レイプ外傷症候群 Rape trauma syndrome	患者が自分の意思に反して、同意のないまま、強制的で暴力的な性的暴行（膣または肛門を貫く）を加えられた、または暴行の試みから生じたトラウマシンドローム（心的外傷シンドローム）
未解決の喪失 Unresolved loss	その人にとって価値ある対象が失われる、あるいは価値ある特性が失われる状況、身体的機能の喪失や役割機能の喪失、対人関係の喪失などが含まれる
不安 Anxiety	漠然とした非特異的な脅威によって心が苦しく、落ち着かない状態、個人の自己一貫性の感覚を脅かしている状態
無力感 Powerless-ness	特定状況における出来事に対して、個人的または内的コントロールが欠如しているという個人の知覚
罪悪感 Guilt	その人の社会的、道徳的あるいは倫理的な掟や、法律またはルールを破ったことに対する判断
自己尊重の低下 Low self-esteem	自己価値に対する否定的で低い感情

◎個人の自己概念様式

NANDA-I 看護診断	定義
自己同一性混乱 Disturbed personal identity	統合され完全である自己認識を維持できない状態
無力感 Powerlessness	自分の行動が結果を大きく左右することはないなどの考え方を含め、状況に対するコントロールの欠如を直接的に経験している状態
無力感リスク状態 Risk for powerlessness	自分の行動が結果を大きく左右することはないなどの考え方を含め、状況に対するコントロールの欠如を直接的に経験しやすく、健康を損なうおそれのある状態
絶望感 Hopelessness	選択肢がほとんどないか、あっても自分の思うように選択できない、自分のためにエネルギーを使えるな主観的状態
防衛的コーピング Defensive coping	自己防衛パターンに基づき、偽りの肯定的自己評価を繰り返し投影することで、知覚している潜在的脅威から肯定的な自己愛を守っている状態
非効果的否認 Ineffective denial	不安や恐怖を軽減するために、ある出来事についての知識やその意味を意識的または無意識的に否定しようとする試みが、健康を損ねる原因となっている状態
悲嘆 Grieving	情動面・身体面・スピリチュアル面・社会面・知的側面の複雑な反応を含む正常なプロセスであり、実際される喪失、予測される喪失、または知覚した喪失を個人や家族や地域社会が毎日の生活に組み込むプロセス
悲嘆複雑化 Complicated grieving	重要他者の死後に起こる障害で、死別に伴う苦悩の経験が、標準的な期待どおりには進まないことによってでられる機能障害
悲嘆複雑化リスク状態 Risk for complicated grieving	重要他者の死後に、死別に伴う苦悩の経験が、標準的な期待どおりには進まないことによって、機能障害が起こりやすく、健康を損なうおそれのある状態

心的外傷後シンドローム Post-trauma syndrome	忘れられないほど衝撃的で圧倒的な出来事に対する持続的な不適応反応
心的外傷後シンドロームリスク状態 Risk for post-trauma syndrome	忘れられないほど衝撃的で圧倒的な出来事に対して、不適応反応が続きやすく、健康を損なうおそれのある状態
レイプ-心的外傷シンドローム Rape-trauma syndrome	被害者の意思や同意を無視した、強制的で暴力的な性行為に対する持続的な不適応反応
移転ストレスシンドローム Relocation stress syndrome	ある環境から別の環境へ移動した後に生じる、生理的な混乱や心理社会的な混乱
移転ストレスシンドロームリスク状態 Risk for relocation stress syndrome	ある環境から別の環境への移動後に、生理的な混乱や心理社会的な混乱が起こりやすく、健康を損なうおそれのある状態
自己傷害 Self-mutilation	緊張を和らげるために致命傷にならないように意図的に自分を傷つけ、組織にダメージを与えている状態
自己傷害リスク状態 Risk for self-mutilation	緊張を和らげるために致命傷にならないように意図的に自分を傷つけやすく、組織にダメージを与えるおそれのある状態
自殺リスク状態 Risk for suicide	自分自身に生命を脅かすけがを負わせやすい状態
対自己暴力リスク状態 Risk for self-directed violence	自分に対して、身体的・情緒的・性的に害を及ぼしうる行動を取りやすい状態
不安 Anxiety	自律神経反応を伴う、漠然として不安定な不快感や恐怖感（本人に原因は特定できないかわからないことが多い）で、危険の予感によって生じる気がかりな感情。身に降りかかる危険を警告する合図であり、脅威に対処する方策を講じさせる
死の不安 Death anxiety	自分の存在に対する現実的な脅威または想像した脅威の認識によって生じる、漠然とした不安定な不快感や恐怖感

（次頁につづく）

（次頁につづく）

● （つづき）自己概念・集団アイデンティティ様式の適応問題

適応問題	NANDA-I看護診断	定義
	恐怖 Fear	予測される脅威に対する反応で、意識的に危険だと認識している状態
	慢性悲哀 Chronic sorrow	周期的に繰り返し起こり、進行する可能性がある、広範囲にわたる悲しみのパターン。疾患や障害の軌跡を通じた絶え間ない喪失を受けて（親、介護者、慢性疾患や障害をもつ個人が）経験する
	ボディイメージ混乱 Disturbed body image	心の中に描き出される自分の姿・形が混乱している状態
	自尊感情慢性的低下 Chronic low self-esteem	自分自身や自己能力についての否定的な自己評価/感情が長期間にわたる状態
	自尊感情状況的低下 Situational low self-esteem	現状に対して、自己価値の否定的な見方が生じている状態
	自己感情状況的低下リスク状態 Risk for situational low self-esteem	現状に対して、自己価値の否定的な見方が生じやすく、健康を損なうおそれのある状態
	人間の尊厳毀損リスク状態 Risk for compromised human dignity	尊重や敬意の喪失感が起こりやすく、健康を損なうおそれのある状態
	スピリチュアルペイン Spiritual distress	自己、他者、世界、または超越的存在とのつながりを介して、人生の意味を経験する能力の障害に関連して、苦しんでいる状態
	スピリチュアルペインリスク状態 Risk for spiritual distress	人生の意味や目的を、自己・文学・自然・自分自身よりも大きな力とのつながりの中で経験し統合する能力を損ないやすく、健康を損なうおそれのある状態
	道徳的苦悩 Moral distress	選択した倫理的・道徳的決定あるいは倫理的・道徳的行動を実行できないことへの反応が起きている状態

● （つづき）自己概念・集団アイデンティティ様式の適応問題

適応問題	適応問題の解釈

3. 自己概念-集団アイデンティティ様式　**181**

◎関係のある人々の集団アイデンティティ様式

家族コーピング妥協化 Compromised family coping	患者が健康課題に関連した適応課題を管理またはやり遂げるのに必要としているにもかかわらず、通常なら支援的なプライマリパーソン（家族構成員、重要他者、親しい友人）からのサポート・慰め・援助・励ましが、十分でない、役に立っていない、あるいは低下している状態
家族コーピング無力化 Disabled family coping	プライマリパーソン（家族構成員、重要他者、親しい友人）の行動が、健康問題への適応に必須に必要な患者の自分に向かうための能力を無効にしてしまう状態
対他者暴力リスク状態 Risk for other-directed violence	個人が他者に対して、身体的・情緒的・性的に害を及ぼしうる行動を取りやすい状態

◎関係のある人々の集団アイデンティティ様式

非効果的な対人関係 Ineffective interpersonal relationships	その集団における価値、信念、目標や原則に対して統合的達成に貢献できない対人関係
価値葛藤 Values conflict	行動や判断の方向性に対する個人と集団の対立。その集団に共有される規範や文化を形成する基盤が原因となっている
威圧的な文化 Oppressive culture	権威、権力により押さえつけられた文化がその集団に存在している状態
モラールの低下 Low morale	結束へと向かう通常の経路に問題が生じ、アイデンティティの共有のプロセスがうまくいかない場合に集団が陥る状態で、些細な問題についての不満が増大し、集団のメンバーが個人的な関心事に心奪われる状態
外集団のステレオタイプ化 Out-group stereotyping	人々の集団をある種の特徴と関連づけ、その集団の中にありながら、外部集団のメンバーであると他者より偏見によって分類される状態
虐待的な関係 Abusive relationships	身体的・心理社会的なかかわりの中で、残酷で脅威を感じる虐待

4 役割機能様式

○役割機能様式の肯定的指標

NANDA-I看護診断	定義
ペアレンティング促進準備状態 Readiness for enhanced parenting	子どもや扶養家族の成長発達を育むために、環境を提供するパターンにおいて、さらなる強化の可能な状態
家族コーピング促進準備状態 Readiness for enhanced family coping	患者の健康問題に深く関わっているプライマリパーソン（家族構成員、重要他者、親しい友人）の適応課題を管理するパターンにおいて、さらなる強化の可能な状態
家族機能促進準備状態 Readiness for enhanced family processes	家族構成員の安寧を支えるためのパターンにおいて、さらなる強化の可能な状態

肯定的指標	肯定的指標の解釈
役割の明確化 Role clarity	役割機能様式（集団の場合）に関わる基本的ニードに関する課題を理解し、それに取り組むことによって、集団が共通の目標を達成できるようにするニード
役割移行の効果的過程 Effective processes of role transition	表出的・道具的役割行動の効果を高める新しい役割における成長が効果的に行われているプロセス
目標志向的・情動的行動の統合 Integration of goal-oriented and emotional role behaviors	人が役割の一部として果たす活動と人が役割遂行に対して抱く感情や態度の統合
一次的・二次的・三次的役割の統合 Integration of primary, secondary, and tertiary roles	一次的役割、二次的役割、三次的役割の統合
役割行動の効果的パターン Effective pattern of role activities	役割行動が適切に行われていること
役割変更に対処するための効果的過程 Effective processes for coping with role changes	役割の変更が適切に行えるための対処方略
役割期待に対する社会化の効果的プロセス Effective processes of socialization for role expectations	役割期待を学習する効果的な過程
集団の目標を遂行するための期待の構造化 Structuring of expectations to accomplish goals of group	集団の目標を遂行するために期待を組み立てること

役割をやり取りすることに対する効果的なプロセス Effective processes for reciprocating roles	効果的に役割のやり取りが行われていること
分業における高い相互依存 High mutual dependence in division of labor	分業において各部署同士が互いに依存していること
役割統合の効果的プロセス Effective processes for integrating roles	すべての集団員の異なる役割を処理する過程が適切に行われていること
補完的な状態にある個人と関連する役割の間の責任と期待の調節 Regulating responsibilities and expectations between individuals in complementary and relating roles	補完的な状態にある人と関連する役割の間の責任と期待を調節すること
集団の需要を満たすためのすべての役割の実行における柔軟性 Flexibility in carrying out all roles to meet group demands	集団の需要を満たすため、すべての役割の実行を行うことに対して臨機応変に対応できること
役割の発展のための十分な教育 Sufficient mentoring for role development	役割を発展させるための十分な教育のこと

●役割機能様式の適応問題

適応問題	適応問題の解釈
非効果的役割移行 Ineffective role transition	役割移行とは、個人が新しい役割を身につけていく過程をいう。この過程において個人は適応的な表出的役割行動と道具的役割行動（目標志向的な役割行動）が次第に効果を表していくという経験をすることをいう ・非効果的役割移行とは、個人が新しい役割を身につけていくことに困難をきたしていることをいう。非効果的役割移行は、その人が新しい役割に対する知識が不足していること、教育を十分に受けていないこと、役割モデルとしていることなどが刺激として考えられている ・非効果的役割移行の例としては、初めて母親になった人が母親役割への移行に困難をきたしている例がよく紹介されている
長期化した役割葛藤 Prolonged role conflict	役割葛藤とは、個人が自己概念（自己像）とは相いれない役割の遂行を期待される状況のもとで、その役割の全部または一部が嫌いであるがゆえに、できる限り目標指向的な行動を控え、否定的な感情を抱きながらとる行動のことである。結果としてこのような行動は社会からの期待に沿ったものとはいえないことになる
役割葛藤：役割間と役割内 Role conflict-intrarole and interrole	役割間葛藤とは、個人が1つの役割を遂行しようとするときに、これと相いれない期待に直面し、葛藤することをいう。役割間葛藤には、役割内葛藤と役割間葛藤がある ・役割内葛藤とは、個人がもつ1つの役割に対して他者からの異なった期待が存在し葛藤する場合をいう。例えば、母としての役割に対して、2人の子どもから同時には両立させることができない期待が寄せられるような場合のことである ・役割間葛藤とは、個人が占める一連の役割において役割相互が対立し葛藤する場合をいう。例えば、ある人が妻としての役割を一方で夫から期待されているときに、他方では看護師としての役割を優先することを勤務先の病院から期待される医師や、病気の治療を優先して考えてみると、患者の場合で考えてみると、患者を安静にするように妻としての役割を遂行することを期待されているにもかかわらず、家族からは母親としての役割を遂行することを期待され葛藤している状況がそれにあたる
役割失敗 Role failure	役割失敗とは、ある役割遂行を期待されている個人が、そのための表出的行動や道具的行動を全く示していないか、または効果的に示していない状況をいう

NANDA-I看護診断	定義
非効果的役割遂行 Ineffective role performance	行動と自己表現のパターンが、周囲の状況・規範・期待に合わない状態
親役割葛藤 Parental role conflict	親が経験する、危機に反応した役割の混乱と葛藤
ペアレンティング障害 Impaired parenting	主たる養育者が、子どもの最適な成長発達を促進する環境を作れない、維持できない、回復できない状態
ペアレンティング障害リスク状態 Risk for impaired parenting	主たる養育者が、子どもの最適な成長発達を促進する環境を作れない、維持できない、回復できない状態になりやすく、子どもの安寧を損なうおそれのある状態
介護者役割緊張 Caregiver role strain	家族や重要他者にとって、介護者（世話をする人）としての役割の遂行が困難になっている状態
介護者役割緊張リスク状態 Risk for caregiver role strain	家族や重要他者にとって、介護者（世話をする人）としての役割の遂行が困難になりやすく、健康を損なうおそれのある状態
家族機能破綻 Interrupted family processes	家族関係と家族機能の、両方またはいずれか一方の変化した状態
非効果的家族健康管理 Ineffective family health management	病気やその後遺症の治療プログラムを調整して家族機能に取り入れるパターンが、特定の健康目標を達成するには不十分な状態
家族機能障害 Dysfunctional family processes	家族単位の機能が、心理社会的、スピリチュアル、生理的なまとまりを慢性的に欠いた状態。葛藤、問題の否認、変化への抵抗、無効な問題解決など、尽きることのない一連の危機につながる

5 相互依存様式

● 相互依存様式の肯定的指標

肯定的指標	肯定的指標の解釈
◎個人の相互依存様式	
愛情の充足 Affectional adequacy	個人の関係の統合の基本的なニードに関連する2つあるプロセスのうちの1つであり、効果的な関係やコミュニケーションを通して愛情、尊敬、価値を授受するためのニードが満たされること
愛、尊敬、価値の授受の安定したパターン Stable pattern of giving and receiving love, respect, and value	愛や尊敬、価値の授受が安定していること
依存と自立の効果的なパターン Effective pattern of dependency and independency	依存と自立という授受関係がちょうどよい状態であること
分離と孤独に対する効果的なコーピング方略 Effective coping strategies for separation and loneliness	他者との分離や孤独に対して効果的な対処戦略をもっていること
関係における学習と成熟の発達の充足 Developmental adequacy of learning and maturing in relationships	関係において、学習と成熟について発達のニードが充足されていること
効果的な関係とコミュニケーション Effective relations and communication	効果的な関係とコミュニケーションをとっていること

（次頁につづく）

NANDA-I看護診断	定義
◎個人の相互依存様式	
信仰心促進準備状態 Readiness for enhanced religiosity	宗教的信念を頼りにしたり特定の信仰の伝統様式に参加したりするパターンにおいて、さらなる強化も可能な状態
コミュニケーション促進準備状態 Readiness for enhanced communication	情報や考えを他者と交換するパターンにおいて、さらなる強化の可能な状態
家族機能促進準備状態 Readiness for enhanced family processes	家族構成員の安寧を支えるための家族機能のパターンにおいて、さらなる強化の可能な状態
ペアレンティング促進準備状態 Readiness for enhanced parenting	子どもや扶養家族の成長発達を育むために、環境を提供するパターンにおいて、さらなる強化の可能な状態
パートナーシップ促進準備状態 Readiness for enhanced relationship	互いのニーズを支え合うための相補的なパートナーシップのパターンにおいて、さらなる強化の可能な状態
家族コーピング促進準備状態 Readiness for enhanced family coping	患者の健康問題に深く関わっているプライマリパーソン（家族構成員、重要他者、親しい友人）の適応課題を管理するパターンにおいて、さらなる強化の可能な状態

（次頁につづく）

● （つづき）相互依存様式の肯定的指標

肯定的指標	肯定的指標の解釈
成長と出産ケアと注意を提供する養育能力 Nurturing ability to provide growth-producing care and attention	成長と出産のためのケアと注意を提供できる養育能力を十分にもっていること
関係における安全 Security in relationships	関係の中で安全が保たれていること
愛情と発達の充足を達成するための適切な重要他者とサポートシステム Adequate significant others and support systems to achieve affectional and developmental adequacy	愛情と発達の充足を達成するために存在する重要他者とサポートシステムが十分であること
◎関係のある人々の相互依存様式	
関係の充足 Relational adequacy	個人の関係の統合の基本的なニードに関連する2つあるプロセスのうちの1つであり、効果的な関係やコミュニケーションを通して愛情、尊敬、価値を授受するためのニードが満たされること
発達の充足 Developmental adequacy	愛や尊敬、価値の授受が安定していること
資源の充足 Resource adequacy	依存と自立という授受関係がちょうどよい状態であること

● （つづき）相互依存様式の肯定的指標

NANDA-I 看護診断	定義
◎関係のある人々の相互依存様式	
地域社会コーピング促進準備状態 Readiness for enhanced community coping	地域社会が適応と問題解決に使う活動パターンが、地域社会の需要や必要性を満たし、さらなる強化の可能な状態

● 相互依存様式の適応問題

5. 相互依存様式　**187**

適応問題	適応問題の解釈
◎個人の相互依存様式	
関係における安全の欠如 Lack of security in relationships	相互関係において安全が欠けていること
愛情と関係のニードのための重要他者とサポートシステムの不足 Insufficient significant others and support systems for affection and relationship needs	必要としている愛情と関係のニードに対し重要他者とサポートシステムが不十分であること
分離不安 Separation anxiety	重要他者やサポートシステムとの分離に対する不安、特に、幼いこどもが、親が自分を置いてどこかへ行ってしまうのではないかという恐れを抱くこと
疎外 Alienation	個人や他者から疎遠にされたり、離れ離れになったという状況や感情
孤独 Loneliness	愛情の授受行動に不均衡があること、愛情が満たされないことによって生じると感じる感情
関係の非効果的な発達 Ineffective development of relationships	関係の発達が効果的ではないこと
寄与と受容の非効果的なパターン Ineffective pattern of giving and receiving	他者からのあたえられたものを受け取り、同化すると、いう受容行動と他者へのケアリング、タッチ、身体的・精神的サポートといった寄与行動の一方または両方が不十分であること

（次頁につづく）

NANDA-I 看護診断	定義
◎個人の相互依存様式	
愛着障害リスク状態 Risk for impaired attachment	親重要他者と子どもとの、保護的で養育的な互恵関係の発達を促す相互作用過程が、破綻しやすい状態
社会的相互作用障害 Impaired social interaction	社会的交換が、量的にか不十分か過剰、あるいは質的に無効な状態
社会的孤立 Social isolation	個人が孤独感を経験している状態であり、他者から強いられたもので、悪いあるいは脅威となる状況だと思い込んでいる状態
移転ストレスシンドローム Relocation stress syndrome	ある環境から別の環境へ移動した後に生じる、生理的な混乱や心理社会的な混乱
移転ストレスシンドロームリスク状態 Risk for relocation stress syndrome	ある環境から別の環境への移動後に、生理的な混乱や心理社会的な混乱が起こりやすく、健康を損なうおそれのある状態
成長不均衡リスク状態 Risk for disproportionate growth	成長が、成長曲線における同年齢の97パーセンタイル以上あるいは3パーセンタイル以下、2つの基準線の間のチャンネルを横切りやすく、健康を損なうおそれのある状態
発達遅延リスク状態 Risk for delayed development	社会的行動、自己調整行動、認知行動、言語技能、粗大運動技能、微細運動技能のうち、1つ以上の領域で25％以上の遅延が起こりやすく、健康を損なうおそれのある状態
対自己暴力リスク状態 Risk for self-directed violence	自分に対して、身体的・情緒的・性的に害を及ぼしうる行動を取りやすい状態
対他者暴力リスク状態 Risk for other-directed violence	個人が他者に対して、身体的・情緒的・性的に害を及ぼしうる行動を取りやすい状態

（次頁につづく）

● (つづき) 相互依存様式の適応問題

NANDA-I 看護診断	定義
家事家政障害 Impaired home maintenance	安全で成長を促す身近な環境を、自力で維持できない状態
言語的コミュニケーション障害 Impaired verbal communication	象徴(シンボル、記号)システムを受け取り、処理し、伝え、用いる能力の、どれかあるいはすべての低下、遅延、消失がある状態
ペアレンティング障害 Impaired parenting	主たる養育者が、子どもの最適の成長発達を促進する環境を作れない、維持できない、回復できない状態
ペアレンティング障害リスク状態 Risk for impaired parenting	主たる養育者が、子どもの最適の成長発達を促進する環境を作れない、維持できない、回復できない状態になりやすく、子どもの安寧を損なうおそれのある状態
非効果的パートナーシップ Ineffective relationship	パートナーシップのパターンが、互いのニーズを支え合うには不十分な状態
非効果的パートナーシップリスク状態 Risk for ineffective relationship	パートナーシップのパターンが、互いのニーズを支え合うには不十分になりやすい状態
家族コーピング妥協化 Compromised family coping	患者が健康課題に関連した適応課題を管理またはやり遂げるのに必要としているにもかかわらず、通常なら支援的なプライマリパーソン(家族構成員、重要他者、親しい友人)からのサポート、慰め・援助、励ましが、十分でない、役に立っていない、あるいは低下している状態
家族コーピング無効化 Disabled family coping	プライマリパーソン(家族構成員、重要他者、親しい友人)の行動が、健康問題への適応に必須となる課題に効果的に立ち向かうための自分や患者の能力を無効にしてしまう状態
信仰心障害 Impaired religiosity	宗教的信念を頼りに活動したり、特定の信仰の伝統儀式に参加したりする能力のある状態
信仰心障害リスク状態 Risk for impaired religiosity	宗教的信念を頼りにしたり特定の信仰の伝統儀式に参加したりする能力が低下しやすく、健康を損なうおそれのある状態

● (つづき) 相互依存様式の適応問題

適応問題	適応問題の解釈
依存と自立の非効果的なパターン Ineffective pattern of dependency and independency	他者にサポートや関心、愛情を求めたり、頼ったりする度合いと、自らの力で独立しようとする度合いの一方または両方が不十分であること
非効果的なコミュニケーション Ineffective communication	コミュニケーション能力の不十分さ、発達課題の未到達などからコミュニケーションが取れないこと、また、意味内容の伝達がうまくいかないこと

5. 相互依存様式　**189**

自己傷害 Self-mutilation	緊張を和らげるために致命傷にならないように意図的に自分を傷つけ、組織にダメージを与えている状態
自己傷害リスク状態 Risk for self-mutilation	緊張を和らげるために致命傷にならないように意図的に自分を傷つけやすく、組織にダメージを与えるおそれのある状態
自殺リスク状態 Risk for suicide	自分自身に生命を脅かす損傷を負わせやすい状態
孤独感リスク状態 Risk for loneliness	他者との接触をより多く望んだり必要としたりする気持ちに関連した、不快感を経験しやすく、健康を損なうおそれのある状態

◎関係のある人々の相互依存様式

社会的孤立 Social isolation	個人が孤独感を経験している状態であり、他者から強いられたもので、悪いあるいは脅威となる状況だと思い込んでいる状態
汚染 Contamination	健康に悪影響を与え得る量の環境汚染物質に曝された状態
汚染リスク状態 Risk for contamination	健康に悪影響を及ぼす環境汚染物質に曝されやすく、健康を損なうおそれのある状態
家族機能障害 Dysfunctional family processes	家族単位の機能が、心理社会的、スピリチュアル、生理的なまとまりを慢性的に欠いた状態、葛藤、問題の否認、変化への抵抗、無効な問題解決など、尽きることのない一連の危機につながる
家族機能破綻 Interrupted family processes	家族関係と家族機能の、両方またはいずれか一方の変化した状態
非効果的地域社会コーピング Ineffective community coping	地域社会が適応と問題解決に使う活動パターンが、地域社会の需要や必要性を十分に満たしていない状態
コミュニティヘルス不足 Deficient community health	集団のウェルネスを妨害する、もしくは健康問題の危険を増大させる健康問題または要因が1つ以上存在している状態

◎関係のある人々の相互依存様式

孤立 Isolation	関係の統合がうまくいかず、他の集団から孤立していること
非効果的発達 Ineffective development	集団としての発達がうまくいかず、本来あるべき発達段階にないこと
資源の未充足 Inadequate resources	必要とする資源が満たされていないこと
汚染 Pollution	環境との関係の充足が満たされず、生理的ニード、安全のニードが満たされないこと
攻撃性 Aggression	他人や他の集団を服従や従順の要求とともに威圧すること、暴力行為

参考文献

Bertalanffy, L. v. (1968)／長野敬・太田邦昌共訳 (2001). 一般システム理論. みすず書房.

Carpenito-Moyet, L. J.／新道幸恵監訳 (2006). 看護診断ハンドブック 第7版. 医学書院.

土居健郎 (1971). 「甘え」の構造. 弘文堂.

土居健郎 (2001). 続「甘え」の構造. 弘文堂.

Erikson, E. H. (1967)／岩瀬庸理訳 (2001). アイデンティティ 青年と危機. 金沢文庫.

Erikson, E. H., & Erikson, J. M. (1982)／村瀬孝雄・近藤邦夫訳 (1996). ライフサイクル, その完結. みすず書房.

Freud, A. (1936)／外林大作訳 (1958). 自我と防衛. 誠信書房.

Gottfredson, M. R., & Hirschi, T. (1990)／松本忠久訳 (1996). 犯罪の基礎理論. 文憲堂.

Herdman, T. H. (Ed.). (2008)／日本看護診断学会監訳・中木高夫訳 (2009). NANDA-I 看護診断 定義と分類 2009-2011. 医学書院.

橋本剛 (2005). ストレスと人間関係. ナカニシヤ出版.

Hersey, P., Blanchard, K. H., & Johnson, D. E. (1996)／山本成二・山本あづさ訳 (2000). 行動科学の展開. 生産性出版.

亀井俊介編 (1992). USA GUIDE 6 CULTURE アメリカの文化 現代文明をつくった人たち. 弘文堂.

加藤伸司・中島健一 (2007). 心理学 (新・社会福祉士養成テキストブック 13). ミネルヴァ書房.

黒田裕子 (2005). NANDA-I 看護診断の基本的理解 心理・社会・行動的領域. 医学書院.

黒田裕子他 (2005). 看護部門における電子カルテシステム稼動状況に関する実態調査. 第 25 回日本看護科学学会学術集会.

Kelley, H. H., & Thibaut, J. W. (1978)／黒川正流監訳 (1995). 対人関係論. 誠信書房.

Lazarus, R. S., & Folkman, S. (1984)／本明寛・春木豊監訳 (1991). ラザルスの心理学 認知的評価と対処の研究. 実務教育出版.

Marriner-Tomey, A. (Ed.). (1989)／都留伸子監訳 (1991). 看護理論家とその業績. 医学書院.

McGarty, C., Spears, R., & Yzerbyt, V. Y. (2002)／国広陽子・有馬明恵・山下玲子監訳 (2007). ステレオタイプとはなにか 「固定観念」から「世界を理解する"説明力"へ」. 明石書店.

Mead, G. H. (1934)／稲葉三千男・滝沢正樹・中野収訳 (1999). 精神・自我・社会 (現代社会学体系 10). 青木書店.

Seeman, M.／馬場明男訳 (1977). 疎外の意味について 疎外の実証的研究. 大学教育社.

Seeman, M.／池田勝徳・中西茂行・池田広子訳 (1983). 疎外の研究. いなほ書房.

Merton, K. R. (1957)／森東吾・森好夫・金沢実・中島竜太郎共訳 (2007). 社会理論・社会構造. みすず書房.

NANDA International (2012)／日本看護診断学会監訳 (2012). NANDA-I 看護診断 定義と分類 2012-2014. 医学書院.

小田正枝編著 (2003). ロイ適応モデル看護過程と記録の実際 第2版. ヌーヴェルヒロカワ.

小島操子 (2006). 看護における危機理論・危機介入 フィンク／アグィレラ／ムースの危機モデルから学ぶ. 金芳堂.

Piaget, J. (1949)／波多野完治・滝沢武久訳 (1960). 知能の心理学. みすず書房.

Piaget, J. (1964)／滝沢武久訳 (1968). 思考の心理学 発達心理学の6研究. みすず書房.

Piaget, J., & Garcia, R. (1987)／芳賀純・能田伸彦監訳 (1998). 意味の倫理 意味の論理学の構築について. サンワコーポレーション.

Roy, S. C. (1976)／松木光子監訳 (1992). ロイ看護論 適応モデル序説. メヂカルフレンド社

Roy, S. C. (1984)／松木光子監訳 (1993). ロイ適応看護モデル序説 原著第2版. HBJ 出版局.

Roy, S. C. (2009)／松木光子監訳 (2010). ザ・ロイ適応看護モデル 第2版. 医学書院.

Roy, S. C., & Andrews, H. A. (1999)／松木光子監訳 (2002). ザ・ロイ適応看護モデル. 医学書院.

境敦史・曾我重司・小松英海 (2002)．ギブソン心理学の核心．勁草書房．

Stewart, G. R. (1954)／原島善衛訳 (1981)．アメリカ文化の背景．北星堂書店．

鈴木敏昭 (2004)．自己意識心理学概説．北樹出版．

Herdman, T. H.・上鶴重美原書編集／日本看護診断学会監訳，上鶴重美訳 (2015)．NANDA-Ⅰ看護診断　定義と分類 2015-2017．医学書院．

内井惣七 (1995)．科学哲学入門　科学の方法・科学の目的．世界思想社．

6

ロイ適応看護理論と実践

　　看護理論に基づいた看護過程は，看護の対象である「人間」の行動から，一定の法則性に基づいて健康状態をアセスメントできるという利点がある．このことは，根拠ある判断・分析・推察を可能にする．本章ではロイ適応看護理論に基づく看護過程の記録様式とそのガイドラインを示す．ロイの理論に基づく看護過程は6段階で構成されている．ここでは，それぞれの項目について，実際に記録していくうえでの注意点について考察する．

1 ロイ適応看護理論に基づく記録様式

　臨床では通常，看護実践を行った後に看護記録を残している．看護記録は，①看護過程の記録，②日々の対象者の反応や看護実践の記録の2つに大別される．また，教育の現場では，看護過程や日々の実践を実習記録として残すための看護記録がある．これらの記録物は，看護の根拠を明文化し，ケアの継続・評価・実践を促進させるためにある．つまり，看護の対象者の回復に大きく貢献するためには，看護記録の充実が不可欠である．

　まず，**行動のアセスメント**では，主観的行動と客観的行動を記入することになる．この段階では，各様式に対してどのような行動のデータが必要なのかを，常に念頭に置かなければならない．つまり，データを項目に沿って埋めていくのではなく，データから健康状態をアセスメントするための行動を自ら判断し，記入するのである．例えば生理的様式の酸素化であれば，「体内に酸素を取り入れ，運搬するための機能をアセスメントする」ということを十分に理解し，そのためのデータを多くの患者情報から選択する能力が必要なのである．

　既存のアセスメント用紙の多くは，あらかじめ項目が設けられている．そのような用紙で記録する場合に危険なのは，すでに書かれている項目だけをアセスメントしたり，項目を埋めるという目的だけでデータを記入してしまうことである．しかし，例えば血圧の値は，酸素化のアセスメントに必要なデータであると同時に，腎機能や内分泌機能，神経学的機能のアセスメントにも必要なデータである．記録を重複させる必要はないが，常に全人的な人間システムを念頭に置いてアセスメントしなければならない．健康状態をアセスメントするためには，「用紙にある項目」というよりも，「対象となる人間の行動」が重要なのである．

　行動のアセスメントの次に，**刺激のアセスメント**を行う．ここでは，アウトプットされた行動に影響を与えた事物を，その人のデータから分析・判断・推察することになる．どのような刺激が原因となって，行動のアセスメントであげたような行動データに至ったのかを記述するのである．そして次に，**看護診断**を記入する．本書では看護診断はNANDA-Iを用いている．看護診断の定義や診断指標，刺激も必ず記入することで，看護診断の指標や刺激となる行動が記載されているかを再度ここで振り返ることができる．また，診断指標を記載していると，指標となった行動は，次の過程である目標の設定や介入の評価に役立つ．診断指標となった行動をもとに，それが効果的に変化した状態を**目標**として設定し，記入する．また，**介入**は刺激の管理操作であるので，刺激のアセスメントからわかった刺激をすべて管理操作する具体的な方法を記入する．そして最後に，介入の結果，人の行動（反応）がどのように変化したかを記載し，目標は達成されたか，刺激は適切であったか，刺激の操作管理の方法（看護技術

表 6-1　ロイ適応看護理論に基づく看護記録用紙

行動のアセスメント		刺激のアセスメント	看護診断	目標	介入
行動	判断と根拠				

*現病歴，既往歴，内服薬，入院月日などのデータもアセスメントに必要なデータである．しかし，一般的にこれらのデータはアセスメント用紙とは別枠に記載されていることがある．現病歴や既往歴では対象者の健康自覚や，健康管理，家族の介護介入の様子を知ることができるし，また内服薬はその薬効でさまざまな領域のアセスメントに関係するため，アセスメントに必要なデータであれば，記録用紙に行動として書く．

を含む）は患者に適した選択であったか，看護診断に間違いはなかったか，など評価する．これらの一連の流れを示す記録用紙を，**表 6-1** で提示する．

　記録用紙を作成するだけでは，活用方法に個人差が生じることが予想される．記入する看護師によって全く内容が異なるといった事態を避けるためにも，一貫性のある原則が必要である．看護過程の記録は，看護師の誰が書いたものであっても共通に理解できるような用語やガイドラインが重要である．もちろん，それは看護理論の原則に従って作成されなければならない．次項では，その詳細について述べたい．

　理論に基づく看護過程には一貫性がある．記録様式も，その理論に従うことで，一定の法則のもとに説明が可能な内容となるはずである．看護理論に忠実で一貫性のある看護記録は，看護改善のための研究資料や，看護管理のための指標ともなり，幅広く看護の発展に寄与することができる．

2　ロイ適応看護理論に基づく記録のガイドライン

　記録のガイドラインは，新人看護師であっても熟練看護師であっても理解できるように詳細で，わかりやすく作成する必要がある．しかし一方で，ロイ理論に基づく看護過程に忠実でなければならない．また，ロイ理論が臨床実践で活用可能であるためには，その施設に特有な事柄も内容に含まれるかもしれない．ここに示すガイドラインは，臨床看護師が看護実践で，ロイ理論を十分に活用していくことを目指して作成したものである．筆者らの作成した記録用紙（**表 6-1**）に沿って，具体的な記述内容を領域別に解説する．

196　第6章◇ロイ適応看護理論と実践

行動のアセスメント

　　行動のアセスメントは領域ごとに必要なデータを記載しアセスメントする．記載方法は，領域別に，主観的データは（S-1．2．3．…n）で，客観的データ（O-1．2．3．…n）で記載する．また，行動は適応行動か非効果的行動であるかを判断する．

🦪 生理的様式

（1）酸素化

　　心血管系と呼吸器系の構造と機能および調整について記述する．具体的なデータには，呼吸，脈拍，血圧，胸郭の動き，チアノーゼなどがある．人によっては，呼吸音や喀痰の性状なども必要となる．

　　特に注目すべき検査項目は，胸部 X 線，心電図，尿量，動脈血液ガス（pH，$PaCO_2$，PaO_2，HCO_3^-，BE，SaO_2），RBC，Hb，Ht，心エコー，心血管造影，CT，MRI，SpO_2 である．

（2）栄養

　　人の栄養状態をアセスメントするために必要な行動を記述する．身長や体重，食欲，食事摂取量，食事回数，悪心・嘔吐，胃腸の運動などの行動を記載する．

　　特に注目すべき検査項目は，RBC，WBC，Hb，Ht，MCV，MCH，MCHC，PLT，ストリッヒ（血液塗抹標本から血球成分を観察したもの），赤沈，CRP，血清総蛋白（TP），血清鉄（Fe），総コレステロール，中性脂肪，尿量，ケトン体，電解質，A/G 比がある．

（3）排泄

　　老廃物の排泄器官は，腸・腎臓・皮膚・肺があるが，この領域では，腸と腎からの排泄の行動を記述する．排便や排尿の性状や回数，日常性，腸や腎機能を表す行動などをみる．

　　特に注目すべき検査項目は，便潜血，虫卵，腹部 X 線，腹部エコー，一般的尿検査がある．

（4）活動と休息

　　活動では日常生活活動を含む身体運動を記述する．活動に必要な筋骨格系に異常はないか，歩行困難や，四肢の動きにも注目する必要がある．徒手筋力テストや日常生活自立度などが参考になるであろう．また休息においては，睡眠時間・質を示す行動を記述する．

（5）保護（防衛）

　　皮膚は，感染や外傷，気温の変化という外的刺激に対して身体を保護する機能を示す行動を記述する．線毛や唾液や涙液も防御機能をもっている．皮膚の構造と機能を理解しておくことも重要である．皮膚の機能には，①微生物の侵入や皮下組織への外傷を防ぐ，②体液と電解質のバランスや体温を一定に保つ，

③水と老廃物を排泄する，④触覚や痛覚の感覚を受容する，⑤紫外線に皮膚をさらすことでビタミン D の吸収を促進する，といったものがある．

記入するのは，皮膚色，皮膚の緊張，色素沈着，脱毛，皮膚の剝離，乾燥，湿潤，潰瘍，などの行動である．もちろん体温も重要である．忘れがちだが，防御機能においては，免疫力の自然低下をきたす高齢者の場合，その年齢も行動としてとらえる．

特に注目すべき検査項目は，WBC，RBC，ヘモグロビン，赤沈，CRP，血清総蛋白 (TP)，アルブミン，IgG，IgA，IgM，IgE，胸部 X 線などがある．

(6) 体液・電解質

主に関係している臓器は腎臓である．腎臓機能に関係する抗利尿ホルモンやアルドステロンの働きを学習する必要がある．また，重要な行動データとなる検査値が多い．血液中に含まれる重炭酸イオンは酸塩基平衡の調整（アシドーシスやアルカローシスにならないように調整する）に関与している．意識状態やけいれんなどの症状は，Na, K, Ca といった電解質のアンバランスを示す場合もある．人を取り巻く自然環境因子も行動のデータとなる．例えば，空気の乾燥や湿気，気温などである．他に口渇，皮膚の乾燥，浮腫なども，体液を表す行動として記述する．

特に注目すべき検査項目は，Hb, Ht, Na, K, Cl, Ca, Mg, P, BUN, クレアチニン，NH_3, 動脈血液ガス，血清総蛋白 (TP)，アルブミン，心電図などである．

(7) 感覚

視覚・嗅覚・聴覚・触覚・味覚を表す行動を記述する．感覚障害のアセスメントの視点として，①感覚障害は一時的か永続的か，②障害は最近生じたものか長期間継続しているものか，③障害は複数かどうか，④患者はその機能の喪失についてどのように思っているか，⑤人は，障害がある環境においてどのような影響を受けているか，⑥どのような健康指導が行われてきたか，をみていく．

特に注目すべき検査項目は，頭部 CT, MRI, 視力検査，聴力検査，味覚検査，嗅覚検査である．

(8) 神経学的機能

神経機能レベル，障害レベルを記述する．意識レベルや，見当識レベル，脳神経機能，知覚や運動をアセスメントする行動をみていく．具体的には，意識レベルスケールの評価（グラスゴー・コーマ・スケールなど）や会話の内容，歩行状態，姿勢，視線など脳神経や脊髄神経より発する異常な行動を記述する．表情や身だしなみ，清潔状態なども観察する．感情の変化や性格の変容も重要なデータとなる．

特に注目すべき検査項目は，頭部 CT, MRI, EEG, ヘモグラム，Na, K,

Cl，NH₃，Ca である．また，二次的脳障害に関係する，頭部外傷や肝機能障害や，低酸素状態も関係する．

(9) 内分泌機能

内分泌機能を示す行動は，構造障害と機能障害を表す行動を記述する．構造障害を表す行動は，軟部組織の伸展機能障害，脂肪組織の増加と肥大，骨格の発育機能障害を観察する．機能障害を表す行動は，血圧，脈拍，呼吸，体温の変化，神経筋反応，腎機能の亢進/低下，情緒反応のコントロール欠如，月経周期や性的発育の変化を観察する．年齢や，妊娠歴，男性であれば子どもの有無も必要なデータである．

特に注目すべき検査項目は，血糖値，基礎代謝，T_3，T_4，TSH，ACTH，FSH，17 KS，LH，E 3，HPL，コルチゾール，エストロゲン，テストステロンなどである．末端肥大症，アジソン病，甲状腺機能亢進/低下，糖尿病，下垂体機能障害などの疾患がある場合は，その病態の特徴と関係深いホルモンを理解し，観察する必要がある．また，治療で服用しているホルモン剤などもデータとなる．

🖋 自己概念様式

その人の身体に対するその人の評価である身体的自己には，例えば「私は，足が痛い」「私は，元気である」などがある．ボディイメージは，例えば，自己に対するその人の自己知覚である，「私は自分を痩せていると思う」「私は自分を太っていると思う」「私は自分を醜いと思う」「私は自分を健康的だと思う」などがそうである．人格的自己は，例えば，「私は，弱い人間です」「私は，価値のない人間です」などである．また，どういう人になりたいか，あるいは何をしたいか．「私は，○○になりたい」（金持ち，有名，社長）など自己理想もデータとなる．そして，自分自身についての霊的倫理的自己に対する見方「私は○○を信じている」「私は，○○すべきだ」「私は，○○をすべきでない」などの行動は，道徳的・倫理的・霊的自己のデータとなる．

自己概念は，入院してすぐに語られることは少ないかもしれないが，決して杓子定規に聞き取るような姿勢をもってはならない．むしろ日常的な看護ケアや何気なく交わす言葉や表情，その人が好む話題などに貴重なデータが潜んでいる．また，基本的なことであるが，自分を解放できる環境の調整や看護職者との関係性が重要となる．

🖋 役割機能様式

一次的役割には，例えば，「42 歳，成人期の女性」「16 歳，青年期の男性」などがある．次に一次的役割と発達段階に関連した役割を完全に引き受けるもので，夫や父親，稼ぎ手，教師，地位（課長など）がある．このような役割を，二次的役割と呼ぶ．三次的役割は一時的なもので，個人が自由に選べるもの，例えば，

趣味やサークル，地域での世話役，PTA の役員などである．このように，社会が個人に求めている役割を担い，それを果たせているかという観点で観察される行動を記述する．

行動の構成要素としては，手段的行動と表出的行動がある．手段的行動は，例えば母親役割の場合，母乳を与える，オムツを交換する，子どもの食事を作るといった行動である．表出的行動は，同じく母親役割の例では，赤ちゃんの世話をしたいと思ったり，自分の子どもに強い愛情を注いだりといったことである．また，高齢者の場合，役割の変化や喪失は人生を変える大きな出来事でもあり，重要なデータとなる．これまで担ってきた役割，現在の役割，これから担う役割をそれぞれ分析しながら，データを記述する必要がある．

◯ 相互依存様式

相互依存関係を示す行動は，寄与的行動と受容的行動がある．寄与的行動の具体的な例としては，「子どもに愛していることを告げる」「夫を信頼し，尊敬していることを告げる」などである．また，受容的行動は「子どもが笑顔で抱きついてくるときが嬉しい」「両親が私のことを心配してくれてありがたい」といったことである．

また，家族構成や重要他者，サポートシステムも知る必要がある．その人が今どのような人と相互関係しているのか，また関係性は良好であるのか，関係性を築く能力をもっているかなどのデータの記述が必要である．

◯ 判断とその根拠

領域ごとにアセスメントし，その領域を効果的行動または非効果的行動と判断した根拠を記述する．判断の基準となるデータは以下を参考にする．①正常値または標準値，②その人の日常性からの逸脱，③予測や情報処理の遅れ，④判断力の低下，⑤情動の乱れ，⑥認知のズレなどである．また，データが得がたい身体的状況がある場合や，判断が困難な場合はその状況を記述する．

刺激のアセスメント

刺激のアセスメントでは，刺激を明らかにし，その根拠を科学的に記述する．行動の直接的な刺激である場合，それは焦点刺激となるが，記録する際にはその根拠を明示しなければならない．関連刺激，残存刺激も同様に，その刺激の根拠を説明しながら記述する．生理的様式であれば，解剖学的，生理学的，病態に基づく日常生活や慣習が刺激の判断の根拠となることが多い．心理社会的な様式であれば，心理学的，社会学的な根拠に基づいて判断される．文化や習慣も刺激となる場合がある．

また，刺激のアセスメントの枠には，①存在する問題は何か，②それはどの

程度なのか，③問題の発生時期はいつか，④看護独自のケアでかかわることができるか，なども記述する．発生の時期は慢性か急性かを判断するのに役立つし，程度は目標設定の具体的な行動を示すのに役立つ．例えば，便秘の程度が1回/4日であることがわかれば，そのときの状況を勘案しつつ，目標を1回/2日と設定することもできるだろう．問題の程度が不明確であると，目標設定も不明確なものになる危険性がある．また，刺激のアセスメントまでに健康状態を明らかにして健康問題に着眼できないと，看護診断を特定するにいたらない．

看護診断

NANDA-Iで看護診断する．まずNANDA-I看護診断の定義とその人の健康状態を確認する．次に診断指標とその人の行動を照合し，そして刺激と危険因子，関連因子を照合する．看護診断を特定するとき，診断指標を示す行動が少ないときや，刺激と危険因子，影響因子が少ない場合は看護診断が間違っていないか確認が必要となる．看護診断が準備促進状態（適応促進）の場合は，その促進に影響している刺激を記述する．

看護診断は，優先順位を考えて，以下のようにナンバーリングすることからはじまる．

看護診断：#○ ☐☐☐☐☐☐

＊○○には数字が入る．☐☐☐には看護診断名がつづく．

このとき，看護診断の優先順位は緊急度の点から決定する．

1：生命の危機に関すること

2：その人にとって最も重要な健康問題または，苦痛であると判断されること

3：潜在的な看護診断（リスク診断）

4：ヘルスプロモーションの看護診断

＊優先順位は看護診断2つ以上の場合に適用される．1つの場合は#1で記載する．

さらに，NANDA-I看護診断とその定義，そして選択した診断指標・関連因子を記載する．

焦点刺激：F（focal stimuli）

関連刺激：C（contextual stimuli）

残存刺激：R（residual stimuli）

も順に記載する．

目標

目標は介入の結果によって予測される行動の変化を記載する．顕在的な看護診断であれば，「●●が○○までに△△となる」と表現する．例えば，「1月25日までに，5m歩けるようになる」「1月25日までに痛みが消えたという言葉が聴かれる」などである．次に潜在的な看護診断（・・・のリスク状態）は，「●●を

○○まで△△を起こさない」と表現する．例えば，「転倒を退院するまで起こさない」と表現する．準備促進状態の看護診断は，「●●が○○までに△△となる」例えば，「セルフケア方策に関した知識を1月25日までに実践できる」と表現する．セルフケア方策の知識の強化が現在行われており，実践に向けてさらなる強化をしていくという意味合いでの目標となる．

目標を設定する場合は，いつまでに，どのような行動が，どのように変化するかを念頭に置く．

介入

介入は，刺激の管理操作を記載する．計画は3つに分けて記載する．記入されている刺激のどれを管理操作しているのか，意識的に確認するためである．刺激はあがっているが介入計画がなかったり，介入計画はあるのに管理操作の対象となる刺激が記載されていない場合は，計画の追加や刺激の見直しが必要である．

O：観察計画（observation plan）
T：ケア計画（therapeutic plan）
E：教育計画（education plan）

O・T・Eそれぞれの計画には，優先される計画から①②…nと記載する．

O−①
T−①
T−②
E−①
E−②
E−③
　⋮

評価

評価は，目標は達成できたか，目標は実現可能な設定であったか，刺激の管理操作はできたか，刺激は適切であったか，不足した刺激はなかったか，不足する情報はなかったかなどを主観的データ，客観的データに基づきアセスメントし，記述する．追加計画や変更する目標があれば記述する．評価は，看護診断ごとに行う．

記述方式は，POS方式（Problem Oriented System）やフォーカスチャーティングなどの方法もあるが，今回は，POS方式のSOAPで記述する．S：主観的データ（subjective-date），O：客観的データ（objective-date），A：アセスメント（assessment：査定），P：今後しようとする計画（plan of care）で記述する．当然であるが，S，Oデータの行動に基づいて行う．データにないことがアセスメントされている場合は，思い込み，憶測，データの記入漏れがあるため再度確認する．以下に例を示す．

#1 身体可動性障害

S：動かないし，動かすと痛い．（12月7日）

S：少し痛いけれど，動くようになった．（12月10日）

S：動かし始めは痛いけれど，そのうち痛くなくなります．（12月11日）

O：両手は動かさず，車いす移動するときは看護師が押すまで動こうとしない．（12月7日）

O：左手で，車いすのブレーキを両側ともかけることができる．（12月9日）

O：車椅子で2m自力で進むことができる．（12月10日）

O：スプーンで最後まで食事摂取ができる．（12月11日）

A：身体可動性は介入によって拡大しており，部分的な自立が得られている．目標（仮にスプーンで最後まで食事摂取ができる場合）は達成され刺激およびその操作は効果的であった．可動性の拡大は日常生活自立に寄与し，今後のQOLも向上すると推察する．

P：目標の変更　12月20日までに，車いすを自力操作し5m進むことができる．他のプランは続行．

　以上が看護記録のガイドラインである．ガイドラインは，ここで作成したものが完成形というわけではない．筆者らはこの様式やガイドラインが今後さまざまな場面で使用され，多くの意見をもとにさらなる改善を行うことを望んでいる．また，ここに示した記録様式やガイドラインは看護学生にも使えるように，「記録のための記録」にならず，看護過程そのものが「思考のトレーニング」になることを目指して作成したものである．行動のアセスメントに項目（体温，脈拍，血圧など）を先に記入しておくところも多いが，あまり項目を入れ過ぎると，健康状態をアセスメントするための思考のトレーニングがなされない危険性も生じる．このような理由から，今回紹介した記録用紙には，それらの項目は設けていない．臨床現場における看護記録は，電子カルテの看護支援システムや，従来の紙カルテなどさまざまであると思われる．しかし，いずれにしても看護診断には，理論の理解が不可欠なのである．ここで提示したロイ理論の看護記録は，看護過程と一体化しているところが大きな利点であるといえよう．

3　看護記録の評価

　看護過程は一般に，情報収集，アセスメント，看護診断（問題の抽出），計画立案，実施，評価の円環的構造になっている．看護を行う際，これらの情報が十分に記載されることが必要である．その重要性については，これまでに述べたとおりである．

さて，臨床においても教育の現場でも，他のスタッフと看護を共有したり，自己の看護を振り返ったり，さらには新たな気づきを得るために，評価は非常に重要である．看護記録は看護師が遂行した看護業務を客観的に証明する重要な書類でもあり，看護記録評価は，ケアプロセスが適切に実践されているかに重点が置かれている．

評価方法を考えるにあたっては，「何を達成させるのか」をあらかじめ決めておくことが重要となる．そのためには，学習目標を明確にしておく必要がある．例えば，ブルームら（Bloom et. al., 1971）は学習の領域を「認知領域」「精神運動領域」「情意領域」の3つに分類している．特に認知領域は，①知識，②理解，③応用，④分析，⑤統合，⑥評価の6カテゴリーに分類しており，分析，統合，評価など，看護過程で目にする言葉も多く含まれている．また，藤岡ら（2007）は認知領域とは理解・知識・思考力・創造力，精神運動領域とは実際に自分の手で覚えることを意味する技術，情意領域とは関心・想いであると述べている．

筆者らは，これらの議論も踏まえ，記録を評価するための一定の枠組みを作成した（**表6-2**）．実際の評価方法にあたっては，長瀬（2003）による相対評価と絶対評価の議論を検討し，ここでは絶対評価を用いることとした．

看護過程では，患者の行動，観察データからまず，看護を行ううえで必要な情報を探し，使用できるかの取捨選択から始まる．この過程が**情報収集**である．ここでは，なぜその観察された行動が看護データとして必要か判断しなければならない．これらは，解剖学・生理学など医学的基礎知識をもとに行われることから，ブルームの示す「応用」にあたる．自身がもつ知識と理解とから看護を行ううえで必要なデータがきちんと取れているかが重要になるだろう．

アセスメントは，情報収集によって得られたデータを解釈し，患者に現在起こっている，または今後起こるであろう現象を判断し，予測することといえる．これはブルームのいう分析・統合にあたる．つまり，ここでも，自身がもつ知識と理解とから，論理的に分析されているかどうかが問題となる．言い換えれば，解剖学・生理学・薬理学・病態学の知識や理解が不十分であれば，そのアセスメントの論理性に飛躍がみられるということである．したがって，アセスメントが論理的に記載されているかが重要となる．

看護診断では，アセスメントから明らかとなった刺激が健康問題，健康促進や増進とどのように関連しているかを示す必要がある．看護診断は，ロイが独自に開発した適応の指標と適応問題による方法，あるいはNANDA-I看護診断名を用いる方法がある．これについての詳細は第5章を参照願いたい．いずれにせよ，診断と刺激とのかかわりが明らかであるかが重要となる．

計画立案において重要なことは，アセスメントで明らかとなった刺激に対して操作がされているかどうかである．つまり，刺激が明らかにされたとしても，それに対しての介入を目的とした計画が立案されていないと，一連の看護過程

第6章◇ロイ適応看護理論と実践

表 6-2　看護過程の評価方法

記録の種類	記録評価基準	評価
情報収集	各様式に関する情報が過不足なく十分に取れている．	A
	アセスメントに必要な 70% 以上が記載されているが，一部漏れがある．	B
	アセスメントに必要な 60% は記載されている．情報に偏りがある．	C
	アセスメントに必要な 50% は記載されている．各項目に関し，ないデータが含まれている．	D
	アセスメントに必要な情報を 40% 以下しか収集できていない．	E
アセスメント	行動のアセスメント，刺激のアセスメントがともに，病態，生理，解剖，薬理などの点からアセスメントが行われており，論理に飛躍がない．	A
	行動のアセスメント，刺激のアセスメントがおおよそできているが，病態，生理，解剖，薬理などの点からのアセスメントに，一部，漏れがある，または，一部，論理の飛躍がある．	B
	対象にとって最重要と思われるアセスメントはできている．	C
	行動のアセスメントはできているが，刺激のアセスメントができていない．著しくアセスメントに漏れがある．論理の飛躍が著明である．	D
	行動のアセスメント，刺激のアセスメントともにできていない．	E
看護診断	アセスメントから抽出された刺激とのかかわりが明確な看護診断である．	A
	アセスメントから抽出された刺激とのかかわりにやや不明確なところのある看護診断である．	B
	アセスメントから抽出された刺激との関連が 40% ほど異なる看護診断である．	C
	アセスメントから抽出された刺激との関連が 30% ほどしかみられない看護診断である．	D
	アセスメントから抽出された刺激との関連がみられない看護診断である．看護診断ができていない．	E
計画立案	刺激の操作を目的とした計画立案ができている．	A
	刺激の操作を目的とした計画立案はおおよそできてはいるが，一部，刺激の操作といえない計画が立案されている．	B
	刺激の操作とはいえない立案がほとんどであるが，一部，刺激の操作を含む計画が立案されている．	C
	刺激の操作とはいえない計画が立案されている．	D
	計画の立案ができていない．	E
実施	計画どおりの実施ができている．	A
	計画のおおよそはできている．	B
	計画の一部のみ実施できている．	C
	計画とは違う実施が行われている．	D
	実施できていない．	E
評価	実施について，各看護診断が SOAP で十分に記載ができている．	A
	実施について，SOAP の記載の一部に漏れがある．	B
	実施について，SOAP の記載におおよそ 50% の漏れがある．	C
	実施について，SOAP の記載に 50% を超える漏れがある．	D
	全く評価ができていない．	E

は成立しない．したがって，計画は刺激の操作という視点で立案されているかどうかが評価されなくてはならない．

　実施では，立案された計画について実施されているかどうかが評価の視点となる．計画が立案されていても実施されていなければ，その後の評価も不可能となる．実施についてもう 1 つの視点は，事前・事後学習がされているかどうかである．実施前に手順，必要物品，実施の際のポイントを質問し，確認する

ことで評価が可能となる．

　評価では，実施について客観的データ，主観的データを用いて，きちんと評価されているかどうかが評価のポイントとなる．

　理論に基づく看護実践には，一定の法則性がある．ロイ理論の場合は，適応という視点から，看護が展開される．看護記録もこの法則性を保ちながら，記述されていることが重要である．ここで示した枠組みは，教育・学習といった視座に立って作成されたものである．教員や臨床指導者が，実習記録などを評価する際に参考になるのではないかと考えている．また，臨床現場においても，新人教育における思考のトレーニングや，看護記録監査への対応といった場面で役立つはずである．

　最後に，記録評価はあくまで記録の質を問うものであるということを強調したい．決して記録した人自身を評価するものではない．看護の対象となる人によりよい看護を提供するための，1つの方法である．ここで示した評価の方法が，それぞれの施設や教育の現場での記録評価の参考になれば幸いである．

参考文献

Bloom, B. S., Hastings, J. T., & Madaus, G. F. (1971)／梶田叡一他訳 (1973)．教育評価法ハンドブック　教科学習の形成的評価と総括的評価．第一法規．

藤岡完治・堀喜久子 (2007)．看護教育の方法．医学書院．

Herdman, T. H. (Ed.). (2008)／日本看護診断学会監訳・中木高夫訳 (2009)．NANDA-I 看護診断　定義と分類 2009-2011．医学書院．

黒田裕子 (2005)．NANDA-I 看護診断の基本的理解　心理・社会・行動的領域．医学書院．

長瀬荘一 (2003)．絶対評価への挑戦 2　関心・意欲・態度 (上位敵領域) の絶対評価．明治図書．

NANDA International (2012)／日本看護診断学会監訳 (2012)．NANDA-I 看護診断　定義と分類 2012-2014．医学書院．

Roy, S. C. (2009)／松木光子監訳 (2010)．ザ・ロイ適応看護モデル　第 2 版．医学書院．

Roy, S. C., & Andrews, H. A. (1999)／松木光子監訳 (2002)．ザ・ロイ適応看護モデル．医学書院．

専門領域別の実践例

　　ロイが記述した看護過程は適応システムとしての人間の捉え方と直接つながっている．本章では，行動のアセスメント，刺激のアセスメント，看護診断，目標設定，介入，評価の6段階に沿って，適応システムとしての人間の考え方と適応を促進する看護の責任を関連づけて展開していく．事例は急性期，慢性期，終末期，老年，小児，精神，在宅の7つの領域から取り上げた．

1 ロイ適応看護理論に基づく看護過程の事例

　　ロイ理論に基づく看護過程は，これまでも説明してきたように①行動のアセスメント，②刺激のアセスメント，③看護診断，④目標設定，⑤介入，⑥評価の6段階で展開される．それぞれの特徴については第3章で既に解説したとおりである．本章では，ロイ理論に基づく看護過程が，実際のところどのように行われるのか，その詳しい事例を専門領域別に紹介する．実践の記録には，今回筆者らの提案した記録用紙を用いている．この記録用紙の詳細については，すでに第6章でガイドラインを示しているので，適宜そちらを参照していただきたい．

　　記録にあたっては6段階すべてを一覧化できるのが望ましいが，本章では行動のアセスメントから看護診断までの表と，看護診断から評価までの表に分けて記述している．そのため，アセスメントから看護診断を特定するところまでが1つの区切りとなってはいるが，あくまで6段階のステップは途切れるものではなく，連続したものであることを強調しておきたい．なお，看護診断はNANDA-I 2015-2017を活用している．

　　また，すべての表で看護診断の区切りごとに関連図を挿入している．行動のアセスメントと刺激のアセスメントから看護診断に至るまでに，統合的な人間理解を確認する意味で，関連図を描くことは大いに役立つはずである．裏を返せば，全体的な関係性を理解していなければ，正確な看護診断には至らないということでもある．ただ表に項目を書き込むだけではなく，「全体的な視点から人間をみる」ことが何よりも重要なのである．

　　本章では順に，急性期，慢性期，終末期，老年，小児，精神，在宅の事例を扱う．それぞれの事例をたどることで，本書が提案する記録用紙の記入方法が具体的に把握できるだけでなく，ロイ理論に基づく看護過程をより深く具体的に理解することができるだろう．学生の実習や日々の臨床で大いに役立ててほしい．

2. 急性期 **209**

2 急性期 左下腿骨折（開放）の大腿下端部より切断術後2日目の患者の看護過程

事例紹介

A氏，55歳，男性，会社員
家族構成：妻（53歳），長女（25歳），長男（22歳）の4人暮らし．長女は市内の会社に勤務している．長男は大学生である．

医学診断
　左下腿骨折（開放）

現病歴
　2015年5月1日，友人と飲酒後バイクを運転し帰宅途中，道路わきの砂利でスリップしバイクごと転倒する．左下腿はバイクの下敷きになったまま40分が経過した．通りがかりのドライバーに発見され，救急車で市内救急病院に搬送される．右大腿部骨幹部の開放骨折，左下腿の血流障害，熱傷による皮膚剝離が見られた．左下腿は，土色に変色し，足背動脈は触知できない．医師よりこのままだと重大な感染症を起こし，生命の危険性があるため，左下肢を切断する必要があり，また，切断部位が大腿部になる可能性があると説明される．救急外来で，血液検査，心電図，胸部X線検査，肺機能検査を行い，そのまま手術となる．

入院してから計画立案までの経過
　5月1日，11時より手術が開始となった．2時間後に手術は終了した．A氏には，医師より手術後に大腿部より切断となったことが説明された．「わかりました」と言い，表情の変化はなく何の質問もなかった．また，自分の下肢を見ようとせず，目を伏せた．術後2日間はICUで経過観察し，5月3日より一般病棟に転棟となった．左大腿断端部は足枕で挙上下状態．
　手術は全身麻酔で行われ，手術中の出血は380g，尿量は1時間45mL程度，バイタルサインは，体温36.0℃，脈拍70〜80回/分，呼吸13〜18回/分，血圧は収縮期血圧110〜140mmHg，拡張期血圧60〜80mmHgであった．
　輸液は，ソリタT3を500mL×4本（止血剤，ビタミン剤が入っている），抗菌薬2g×3回/24h（1時，9時，17時）である．
　食事は，5月2日昼より各食上がりで5分粥から出され，5月3日現在は，昼食より常食が出されている．
　安静度は，ギャッジアップにて座位可．尿は，膀胱留置カテーテル抜去後，尿器で排泄．排便は，車いすでトイレまで移動可．車いすで移動はいつでも可．明日5月4日より歩行訓練が開始される予定である．

既往歴
　14歳時に虫垂炎で手術．他なし．

使用薬剤
　今回の手術での輸液以外はなし．

計画立案日　5月3日

行動のアセスメント		刺激のアセスメント	看護診断
行動	**判断とその根拠**		
酸素化 S-①手術はうまくいったらしい。 S-②息苦しさはないです。 S-③咳も出ません。 O-①脈拍数 68回/分 O-②呼吸数 18回/分 O-③SpO_2 99% チアノーゼなし O-④血圧 132〜78mmHg O-⑤呼吸副雑音なし O-⑥RBC 410×10⁴/μL 　Hb 12/dL　Ht 35%	**酸素化** 血圧、脈拍数は正常範囲内で、チアノーゼはなく、呼吸数や呼吸音の異常もないことより、循環器系、呼吸器系の異常を示す反応はない。したがって酸素化は適応と判断する。		**酸素化** 看護診断：#1 組織統合性障害 ●定義 粘膜、角膜、外皮系、筋膜、筋肉、腱、骨、軟骨、関節包、靱帯に損傷のある状態。 ●診断指標 ■損傷組織 ■壊れた組織 【刺激】 ・大腿部骨端部以下の切断 ・飲酒運転による自己に対する悔いと羞恥 ・仕事を失い家計を支えることができない ・左大腿骨端部以下の切断による身体機能の変化 ・無力感
栄養 S-①食事はあまり美味しくないです。 S-②昼食 7割摂取。嘔吐なし O-①体重 78kg　身長170cm 　BMI 26.6 O-②RBC 410×10⁴/μL 　Hb 12/dL　Ht 35% 　Alb 4.5 g/dL 　TP 6.9	**栄養** 食欲はやや低下しているが、低栄養はない。栄養は適応と判断する。		
排泄 S-①自分でトイレに行きたいね。 O-①尿量 1,800mL O-②入院後排便なし。 　最終排便 5月1日 O-③発汗なし O-④手術中の出血量 380g	**排泄** 尿量は正常範囲である。入院後排便はないが、2日目であることより正常範囲と判断する。適応行動。		
活動と休息 S-①歩けるようになれるか心配です。 S-②座ることはできるけど。 S-③夜は、これからのことを考えると眠れません。1、2時間間隔で目が覚める。 O-①尿器を使い自力で排尿する O-②夜間、目覚めて座っていることがある	**活動と休息** 日常生活行動は、トイレまでの移動、清潔行動は介助が必要である。他は、自立している。 活動は術後2日目ということから、適応と判断する。しかし、睡眠がとれていないことより、活動と休息のバランスは保たれていない。したがって非効果的行動と判断する。	**活動と休息** 考えられる刺激 ・大腿部骨端部以下の切断 ・飲酒運転による自己に対する悔いと羞恥 ・仕事を失い家計を支えることができない ・左大腿骨端部以下の切断による身体機能の変化 ・無力感 健康問題は、不眠である。身体的側面、社	

2. 急性期 211

保護（防御）：#1 組織統合性障害

看護診断 ●定義
粘膜、角膜、外皮系、筋膜、筋肉、腱、骨、軟骨、関節包、靭帯に損傷のある状態。
●診断指標
■損傷組織
■壊れた組織

[刺激]
・大腿部骨端部以下の切断
・飲酒運転による自己に対する悔いに対する羞恥
・仕事を失い家計を支えることができない
・左大腿骨端部以下の切断による身体機能の変化
・無力感

保護（防御）

考えられる刺激
・大腿部の筋肉、皮下組織、血管の損傷による循環障害
・皮下出血による皮膚の伸展と周囲組織への圧迫

健康問題は、断端部周囲の循環障害、手術、骨、外皮、筋肉、血管の損傷があり、組織の障害がある。したがって「大腿部周囲の循環障害」を焦点刺激、「皮下組織、血管の損傷による循環障害による皮膚の伸展と周囲組織への圧迫」を関連刺激と判断する。発生の時期は、5月1日。問題の程度は、左断端部から鼠径部にかけての皮下出血と腫脹、今後の成り行きは、手術による出血と腫脹、炎症反応の終息、リハビリテーションによる循環促進による循環促進により徐々に改善可能である。

保護（防御）

検査データより、大腿部の筋肉や皮下組織の損傷が推察され、また皮下出血や皮膚が腫れている皮膚の伸展により、皮膚のバリア機能は正常に機能できない状態である。したがって、保護は非効果的な反応と判断する。

感覚

創痛は、鎮痛薬でコントロールされている。断端部の痺れ感があるが、触覚の異常はない。
疼痛は鎮痛薬でコントロールされており適応行動と判断する。

会的側面、心理的側面の安楽が保たれず、精神的興奮が夜間も継続している可能性があるる。したがって、焦点刺激を「飲酒運転による自己に対する悔いに対する羞恥」と判断する。関連刺激を「大腿部骨端部以下の切断による不可逆的な身体的な変化」「仕事を失い家計を支えることができない」「無力感」残存刺激はなし。
問題の程度は、1, 2時間間隔で目覚める。発生の時期は、手術後より。今後の成り行きは、疼痛などの身体的刺激はなく、心理社会的な刺激が、睡眠を妨げている刺激となり自己概念様式の介入で刺激操作を行うことで改善をみることはできると判断する。

保護（防御）

S－①かゆみはないです。
S－②切ったほうの脚が腫れている。
O－①左下腿に血流が途絶え、大腿骨幹部より、切断している。大腿骨開放骨折
O－②自力で体位交換可能。
O－③CRP 40 mg/dL　WBC 11,000 μL
　　LHD 560 IU/L
　　CPK 880 単位
O－④滲出液なし。大腿部断端より鼠径部まで、皮下出血と腫脹あり。
O－⑤左大腿周囲 68 cm
　　右大腿周囲 60 cm

感覚

S－①傷口はそんなに痛くない。
S－②痺れているような感じがする。
S－③座ったとき、左に体が倒れそうになって、脚がないとバランスが悪いね。
O－①ロキソニン3錠 朝昼夕食後
　　ボルタレン座薬 50 mg 朝昼夕後　21時

O－③体を拭くことはできないが、顔や両上肢は自力で清拭可能。
O－④食事は、セッティングすれば、自力で摂取可能。
O－⑤夜間目覚めて座っている。

行動のアセスメント		刺激のアセスメント	看護診断
行動	判断とその根拠		
O-②疼痛による夜間の覚醒はなし。 O-③断端部の腫脹がある。 O-④大腿部からの下肢切断により、体幹が左側にやや傾く。しかし、すぐに気づき姿勢を整えることができる。 O-⑤左大腿部断端を触れると、触覚はあり、左右差はない。 O-⑥難聴や視力障害はない。 **体液・電解質** S-①食欲はないけど、喉は渇くから、お茶を飲んでます。 O-①浮腫はない。 O-②左断端部から鼠径部にかけて腫脹あり。浮腫なし。 O-③舌、皮膚の乾燥なし。 O-④Na 120 mEq/L 　　　K 4.5 mEq/L 　　　Cl 94 mEq/L **神経学的機能** S-①めまいはありません。 S-②痺れは脚だけですよ。 O-①意識清明 O-②見当識障害、記憶障害なし。 O-③夜間の不安行動、言動なし。 O-④振戦、けいれんなし。 **内分泌機能** S-①ストレスに感じることは、自分自身の失敗で大変なことになったことです。イライラはしませんが、気持ちが落ち着かない気持ちはします。 S-②ストレスを感じたときは、今までは同僚と酒を飲んでパーっとやってました。今は、早く回復して迷惑をかけた友人や家族に謝りたい。 S-③経済的なことも心配なので、仕事に復帰して家族を安心させたい。でも気持ちが落ち込んで何もやる気にな	**体液と電解質** 脱水の徴候はない。浮腫もなく、検査データも正常であり、適応行動と判断する。 **神経学的機能** 脳神経系の障害による異常行動はなく、適応行動と判断する。 **内分泌機能** ストレスフルな状況にあり、建設的に考える側面と、行動に移すだけの気力が現在ないことを表現している。しかし、ホルモン分泌の異常を示す行動はなく内分泌機能は正常であり適応であると判断する。 ＊解説 ここでは、ホルモン分泌とストレスの関係からアセスメントしている。		

れないんです。
- O-①異常な発汗や脈拍数の増加、眼球突出などはなし。
- O-②多尿、異常な口渇なし。
- O-③空腹時血糖 98 mg/dL
- O-④落ち着きのなさはみられない。

自己概念様式
- S-①こいつ（左下肢）は、どうなっているんだ。障害者じゃないか。
- S-②もう、バイクには乗れない。
- S-③酒なんか飲んで、馬鹿だとしたよ。
- S-④長男の学費があるから心配だ。飲酒運転だから、クビになる。退職金も出ない。
- S-⑤馬鹿な男ですよ。人生を台無しにした。もう会社にも恥ずかしくて行けない。
- S-⑥先方が、明日からリハビリ頑張れと言うけど、何もする気になれない。もうダメだ。何をやっても元には戻らない。
- O-①左脚を見ようとしない。
- O-②妻の発言より、会社は自主退職の可能性が高い。
- O-③ため息ばかりつき、同室者との会話を拒む。

自己概念様式

左下肢を喪失したことで、自分自身は障害者であるという身体的自己を表出している。身体的自己では、自分を、「もうダメだ」と表現し、自己価値の低下が推察される。また、今後の回復状況を「元に戻らない」と表現し自己理想や自己期待に対する表現はない。飲酒運転をした自分を低く評価し、職を失う長男の学費が払えなくなる自分を低く評価している。よって、非効果的行動と判断する。

自己概念様式

考えられる刺激
- ・自己価値の低下
- ・飲酒運転による自己に対する悔いと羞恥
- ・大腿部骨端部以下の切断による不可逆的な身体的変化
- ・仕事を失い家計を支えることができない。
- ・無力感

健康問題は、自己価値感情の低下による、自尊感情の低下である。友人や家族との接触も避けていることより、焦点刺激を、[自己価値の低下]関連刺激を、[飲酒運転による自己に対する悔いと羞恥]問題の程度は、大腿部骨端部以下の切断による不可逆的な身体的変化[仕事を失い[無力感]]ることができない[大腿部骨端部以下の切断による不可逆的な身体的変化[無力感]]的な男、馬鹿な男、人生を台無しにした、恥ずかしいという表現、他者とのかかわりの拒絶である。発症の時期は、手術後、残存機能を最大限に活かし、自力で日常生活が可能になったり、失ったものへの執着より、今後どう生きるかを考えることができ、解決に向かうと判断する。

自己概念様式

看護診断：#2 自尊感情状況的低下
- ●定義

現状に対して、自己価値の否定的な見方が生じている状態
- 診断指標
- ■無力感
- ■自己否定的な発言
- ■状況への対処能力を過小評価する

[刺激]
F：自己価値の低下
C：大腿部骨端部以下の切断による不可逆的な身体的変化
- ・飲酒運転による自己に対する悔いと羞恥い。
- ・仕事を失い家計を支えることができない。
- ・無力感

役割機能様式
- S-①やっと課長補佐までなったのに、すべて失った。
- S-②もう会社には、自分の居場所はない。
- S-③子どもたちは何も言わないが、長男の学費も払えない父親なんて。
- O-①家族は、患者を責めることはなく、毎

役割機能様式

左下肢の切断と、飲酒運転中に交通事故を起こし、会社での役割喪失、長男の学費が支払えなくなることで、一家の主としての役割、父親役割としての役割の一部が遂行できない。役割機能は、非効果的行動と判断する。

役割機能様式

考えられる刺激
- ・自己価値の低下
- ・飲酒運転による自己に対する悔いと羞恥
- ・大腿部骨端部以下の切断による不可逆的な身体的変化
- ・仕事を失い家計を支えることができない

行動のアセスメント		刺激のアセスメント	看護診断
行動	判断とその根拠		
日面会に来ている。 O−②会社の上司は，見舞いにきたが，数分患者と話して，厳しい表情のまま部屋を出た。 相互依存様式 S−①誰とも話したくない。 S−②職場の同僚とも会いたくない。 O−①日中も，四方にカーテンを貼り，誰とも話そうとしない。 O−②挨拶程度は，医療者と話すが，自ら声をかけることはない。 O−③家族とも，目を合わせない。	相互依存様式 他者との交流を拒み，家族とも目を合わせて話していないことにより，受容的行動，寄与的行動どちらも行われておらず，非効果的反応をする。	なし。 ・無力感 健康問題は，飲酒運転や仕事を失いかねない状況，長男の学費支払いができないことによる，父親役割への影響，職場での職業人としての役割喪失などである．しかし，これらの刺激的な役割失敗は，自己感情低下で操作する．この操作により自己価値の回復や自己理想に関する表出がみられるようになれば，建設的な役割遂行が可能と判断する．	

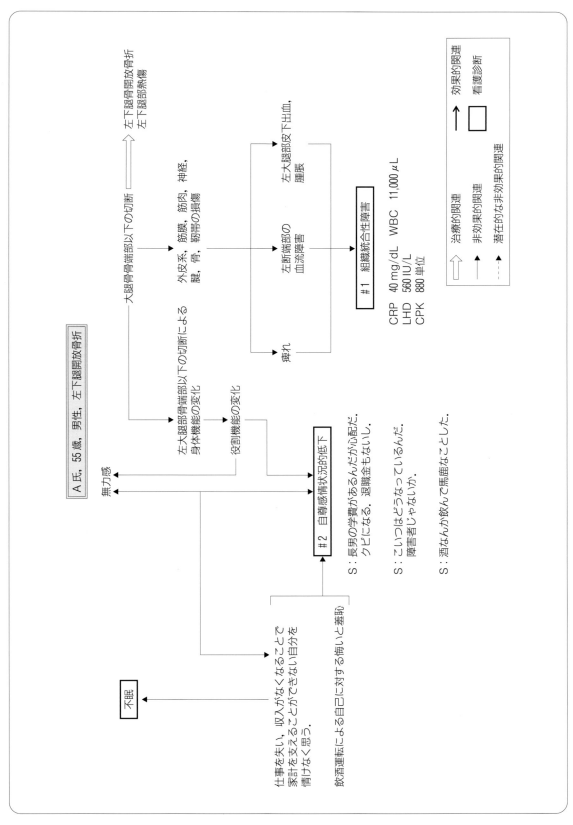

急性期の事例：A氏，55歳，男性，左下腿開放骨折の関連図

看護診断	目標	介入	評価
看護診断：#1 組織統合性障害 ●定義 粘膜、角膜、外皮系、筋膜、筋肉、腱、骨、軟骨、関節包、靱帯に損傷がある状態. ●診断指標 ■損傷組織 ■壊れた組織 【刺激】 ・大腿部の筋肉、皮下組織、血管の損傷による循環障害 ・皮下出血による皮膚の伸展と周囲組織への圧迫	5月15日までに、腫脹が消失する	Op ①炎症症状の増悪 　疼痛、熱感、冷感、腫脹 ②皮膚の亀裂、色調、光沢 ③出血、滲出液の有無 ④発熱 ⑤疼痛、感覚異常 ⑥鼠径動脈の拍知 ⑦検査データ 　LDH、白血球、CRP、CPK Tp ①下肢の挙上 ②1日、10分間　5回 　左股関節の伸展運動 ③左下肢の皮膚の保護 　・保湿クリームの塗布 　・緩めのズボン着用	5月15日 S：痛みは、時々足を下げるとズキンズキンと痛みます. S：腫れは引いてきました. S：まだ、色が悪いですね O：腫脹は軽減したが、左右差があり、右大腿部周囲より8cm大きい. O：右大腿の皮膚の亀裂や出血なし. O：右大腿の皮膚は黄茶色を呈している. A：腫れなし A：皮膚統合障害の悪化はみられない. しかし、腫脹は消失していないため、引き続き介入が必要である. P：目標の変更 　5月20日までに腫脹が消失する. 　他、プラン続行

看護診断：#2 自尊感情状況的低下
●定義
現状に対して、自己価値の否定的な見方が生じている状態
●診断指標
■無力感
■自己否定的な発言
■状況への対処能力を過小評価する

【刺激】
F：自己価値の低下
C：大腿部骨端部以下の切断による不可逆的な身体的変化
・飲酒運転による自己に対する悔いと羞恥
・仕事を失い家計を支えることができない、無力感

5月20日までに、今後の生活設計について話すことができる

Op
①自発的な言動
②表情
③睡眠状態
④治療参加や意欲

Tp
自信回復目的
①日常生活自立に向けての、リハビリテーション
　プッシュアップ訓練
　車いす操作、移乗訓練
　座位保持訓練
　歩行訓練
②今までの成功体験を話題にする。（自己価値の見直しができるように支援する）。

役割の再構築目的
③今後の人生設計を家族と一緒に話し合える場を設ける。
④社会資源の活用

5月20日
S：思ったより、上手く座れる。
S：これだと、座ってできる仕事であれば、社会復帰できるような気がする。
S：大変なことをしてしまったけど、これから長男のためにもうひと頑張りしたい。
S：義足をつければ歩けるらしい。自分のせいで仕事をなくして、家族に苦労をかけている。何度考えても、取り返しがつかない。
S：仕事がしたい。でも、健康な人と話すとみじめになるから。
O：自ら医療者や同室者と会話することが多くなった。食後やリハビリのときは特に打ち解けている。
O：職場の友人や仕事については、何も話さず。
O：左下肢を直視できない。
A：健康な人と、現在の身体を比較し自己価値を低下させている。また、前向きに考えながらも、左下肢切断が自分の飲酒運転のためであると考えているため、左下肢を直視することを避け、悔いや自責の念を無意識に回避するためのコーピングをしていると推察する。そのためのコーピング行動を視野に入れた目標に変更する必要がある。
P：5月30日までに、悔いさ、後悔、無念さなどを言葉に出すことができる。

3 慢性期 パーキンソン病をもつ人の看護過程

事例紹介

Aさん，60歳，女性，主婦，無職
家族構成：未婚．82歳の母親と，弟（56歳）と妹（53歳）がいるが，兄弟は県外在住で，母親は認知症が悪化し施設に入所中．

医学診断

パーキンソン病（ホーンヤールⅤ）

現病歴

2000年5月，仕事（スーパーのレジ担当）しているとときどき，体の動きがこわばり，歩きにくさや上肢に軽い振戦がみられた．友人に受診を勧められ近医を受診．精査の結果パーキンソン病と診断される．

当時は日常生活に支障はなく，仕事も続けていた．しかし，2008年頃より，徐々に症状が悪化し退職した．それまでは，ドーパミンアゴニストで治療がなされていたが，その頃よりL-DOPAが増量となる．以後1年間は，症状も安定し日常的な買い物などもできていた．その後徐々に，すくみ足や姿勢反射障害により歩行が困難となる．さらに日常生活も自力では困難となり，2014年2月に介護施設に入居した．2015年5月には，誤嚥が頻発し，5月2日，肺炎を併発し入院となる．肺炎併発の入退院は今回で4回目である．

入院してから計画立案までの経過

入院時のバイタルサインは，体温38.0℃，脈拍92回/分，呼吸27回/分，臥床時の収縮期血150 mmHg，拡張期血圧88 mmHg，急にギャッジアップすると収縮期血圧90 mmHg，拡張期血圧40 mmHgとなり気分不良を訴えた．しかし，意識は鮮明で臥床して3分後には，138〜78 mmHgであった．本日（5月5日）は呼吸困難も改善し，体温36.1℃，脈拍64回/分，呼吸19回/分となり，入院時は絶飲食であったがとろみをつけた流動食が開始となった．

しかし，開口制限があり言葉が聞き取りにくい．仮面様顔貌と両上肢の振戦がみられる．

既往歴

2013年12月　誤嚥性肺炎　1か月入院
2014年3月と11月　誤嚥性肺炎　1か月入院
いずれも，1週間程度の抗菌薬点滴で肺炎は改善．医師より胃瘻（PEG）の造設を勧められるが，拒否している．

使用薬剤

ネオドパストン配合L100　2錠（6時，15時）　1.5錠（11時，17時）
タゾバクタム・ピペラシリン1回4.5g＋生理食塩水100 mL
1日3回点滴静注（7時，15時，23時）

計画立案日　5月5日

行動のアセスメント		刺激のアセスメント	看護診断
行動	**判断とその根拠**		

行動

酸素化
S-①入院したときは、息が苦しかった。今は咳が少しでます。
S-②いっても、肺炎になる
S-③ご飯を食べるとむせてつらい。
O-①入院時バイタル
　体温38.0℃、脈拍数92回/分
　呼吸数27回/分、SpO₂ 92%
　酸素吸入2L　カニューラ
　血圧（臥床時）
　150～88 mmHg
　（ギャッジアップ時）
　90～40 mmHg
O-②5月5日　バイタル
　体温36.1℃、脈拍数64回/分
　呼吸数19回/分、SpO₂ 94%
　酸素吸入 1L　カニューラ
　血圧（臥床時）
　144～82 mmHg
　（ギャッジアップ時）
　98～60 mmHg
O-③誤嚥性肺炎は、今回を含めて4回繰り返す（2013～）。
O-④呼吸音：
　右下肺野聴取できず。
　両上肺野に呼吸複雑音聴取。
O-⑤喀痰あり。自力で前に吸引。毎食
　前・後、就寝前に吸引。
O-⑥2014年嚥下造影検査（VF）
検査の消毒を調整をし、とろみをつけたゼリーで嚥下しても食物が気道内に流入。咳嗽反射が弱い。

栄養
S-①自分で食べたい。口から食べられないなら殺してほしい。
S-②食欲はあるけど、むせて沢山は食べられない。

判断とその根拠

酸素化
　肺炎の治療中であるが、検査データより炎症症状が続いており、右下肺野は呼吸音聴取できない状態である。
　また、起立性低血圧があり、循環動態も不安定な状態である。
　したがって、酸素化は非効果的行動と判断する。

栄養
　摂食すると誤嚥し、肺炎を繰り返している。摂取量も少なくBMI、検査データの結果より低栄養状態であると判断する。
　また、肺炎を繰り返していることより、体

刺激のアセスメント

酸素化
考えられる刺激
・炎症反応による血管透過性亢進による肺胞内の滲出液貯留
・炎症反応による気道粘膜分泌物の増加
・食物混入による喀出力の低下
・筋肉収縮による喀出力の低下
・神経伝達経路障害による咳嗽反射の遅れ

　健康問題は、喀痰の気道内停滞。問題の程度は、自力では喀出できない喀痰。毎食前・後、就寝前に吸引が必要。発生の時期は、5月2日。対応能力は、軽い咳嗽。
　誤嚥性肺炎の炎症により血管透過性が亢進し、気道内分泌物が増加したこと、パーキンソン病からくる神経伝達経路障害により、咳嗽反射の遅れ、呼吸筋、呼吸補助筋の筋肉収縮による喀出力の低下で喀痰が喀出できていない。
　以上のことから、直接的刺激となっているのは、炎症反応による血管透過性亢進による肺胞内滲出液の貯留や気道粘膜分泌物の増加、食物混入による喀出力の低下、筋肉収縮による喀出力の低下、神経伝達経路障害による咳嗽反射の遅れと判断した。(病態関連図参照)
　今後の成り行きは、治療効果により炎症反応で気道内分泌物は減少するものと推察する。しかし、筋肉収縮や咳嗽反射の遅れによる喀痰喀出力の低下は今後も継続しているため、気道内への食物混入があると、再度炎症を起こす危険性がある。

栄養
考えられる刺激
・誤嚥
・繰り返す誤嚥性肺炎による体力の消耗
・食事摂取量の低下

看護診断

酸素化
看護診断：#1 非効果的気道浄化
●定義
　きれいな気道を維持するために、分泌物または閉塞物を気道から取り除くことができない状態。
●診断指標
■咳が出ない
■呼吸副雑音
■呼吸音の減弱
●関連因子
■肺胞内の滲出液
■気道内の異物
■貯留した分泌物

【刺激】
焦点刺激
・炎症反応による血管透過性亢進による肺胞内の滲出液貯留
関連刺激
・炎症反応による気道粘膜分泌物の増加
・食物混入による気道内分泌物の増加
・筋肉収縮による喀出力の低下
・神経伝達経路障害による咳嗽反射の遅れ

行動のアセスメント		刺激のアセスメント	看護診断
行動	**判断とその根拠**		
O-①体重 38 kg　身長 156 cm BMI 15.2 O-②とろみをつけた流動食を摂取。3割程度の摂取量。 O-③摂取途中で咳嗽頻発。吸引繰り返す O-④検査データ 　Alb：3.0 g/dL　T-p：5.0 　トランスサイレチン（TTR）：18 mg/dL 　総コレステロール（TC）：88 mg/dL O-⑤2014 年嚥下造影検査（VF）検査で、姿勢調整をし、とろみをつけたゼリーで嚥下しても食物が気道内に流入。咳嗽反射弱い。 **排泄** S-①出たらわかる。気持ち悪い。 O-①紙おむつにて排尿。こちらから、声をかけるまで、排尿を知らせない。1日4回のおむつ交換。約800 gの排尿。 O-②排便は、1回/3日グリセリン浣腸。便５個鶏卵大程度。 2008 年より便秘薬を服用していた。2014 年から同様。 O-③腹部膨満なし。排ガスあり。腹鳴弱い。 O-④発汗少ない。	力の消耗が大きいと推察する。よって、生活するに必要なエネルギー量は不足しており非効果的行動と判断する。 **排泄** 排尿は紙おむつにてなされているが、排便は浣腸による排便コントロールが必要な状態である。したがって、非効果的行動と判断する。	健康問題は、低栄養状態である。発生の時期は不明。程度は、体重 38 kg、身長 156 cm、BMI 15.2。 本刺激操作は、高カロリー栄養を胃瘻や経口以外から摂取する方法しかない。したがって医療問題として、医師の治療が刺激操作となるため、看護介入計画は立案しない。 **排泄** 考えられる刺激 ・食事量が少ない ・パーキンソン病の影響で肛門括約筋の亢進（筋緊張亢進） ・ほとんどベッド上の生活で運動量が少ない 健康問題は便秘である。発生の時期は 2008 年頃。程度は、3日に1回のグリセリン浣腸を行わないと排便がない。 2008 年頃より便秘があり、パーキンソン病の影響でベッド上の生活で運動量が少ないことが推察されることから、焦点刺激は、 ・パーキンソン病の影響による肛門括約筋の亢進（筋緊張亢進）、関連刺激、 ・食事量が少ない。 ・ほとんどベッド上の生活で運動量が少ない。 とした。 今後の成り行きは、介入によって排便コントロールが維持できる。	**排泄** 看護診断：#2 便秘 ●定義 通常の排便回数が減り、排便困難や不完全な便の排出や、非常に硬く乾燥した便の排出を伴う状態 ●診断指標 ■食欲不振 ■排便回数の減少 ■消耗性疲労 ■硬い有形便 ●関連因子 ■神経系の障害 【刺激】 焦点刺激 ・パーキンソン病の影響で肛門括約筋の亢進（筋緊張亢進） 関連刺激 ・嚥下障害による食事量の低下 ・ほとんどベッド上の生活で運動量が少ない。

活動と休息

S-①手が震えてできない。
O-①両上肢の振戦あり、箸や食器は持てない。
O-②摂食行動：全介助
　ギャッジアップ30度。枕で調整し、頸部を前屈して摂取。
O-③清潔行動：全介助
　週2回入浴、他清拭。
O-④排泄行動：全介助
　紙おむつにて排泄中。
O-⑤日中仰臥位かギャッジアップ45度で過ごす
　体位交換は全介助。
O-⑥睡眠時間は7時間、中途覚醒あるが、不眠の訴えはない。

保護（防衛）

O-①体温 36.0℃台
　入院時は酸素化参照
O-②検査データ
　入院時：CRP 18 mg/dL
　　　　　WBC 14,000/μL
　5月5日：CRP 7 mg/dL
　　　　　WBC 9,000/μL
O-③胸部X線　入院時
　右下肺野　陰影あり
　全体的にすりガラス状
　5月5日
　右下肺野　陰影あり
O-④輸液入院時より開始
　タゾバクタム・ピペラシリン1回
　4.5g＋生理食塩水100mL
　3回（7時、15時、23時）
　現在も継続中

体液・電解質

S-①のどは渇きません。
O-①浮腫なし。
O-②口唇、舌の乾燥なし。
O-③排尿は紙おむつ。
　800g/日
O-④けいれんなし。

活動と休息

睡眠は十分に取れており休息は適応行動と判断する。
パーキンソン病の症状である筋固縮や両上肢の振戦があり、日常生活は、自力で活動はできない。よって活動と休息のバランスは保たれておらず非効果的行動と判断する。

保護（防衛）

炎症症状がまだ続いており、誤嚥も繰り返されている。また、栄養状態も悪く非効果的行動と判断する。

体液・電解質

浮腫や脱水を示すデータはなく適応行動と判断する。

活動と休息

考えられる刺激
・パーキンソン病による運動障害（振戦、筋固縮）

健康問題は、摂食セルフケア不足、清潔セルフケア不足、排泄セルフケア不足である。
発生の時期は、2008年頃。
程度は、全介助が必要。
今後の成り行きは、今後病状の悪化とともにさらに進行する。
看護独自の介入でセルフケア拡大はできないため、看護診断できない。医学的治療計画に沿った援助を行う。

保護（防衛）

考えられる刺激
・誤嚥

パーキンソン病による神経障害による嚥下障害であり、内服治療による改善は困難である。
体位の工夫や食事形態を変えても気道に流れ込み刺激痛は困難、誤嚥時の観察時は、非効果的気道浄化で行う。

行動のアセスメント		刺激のアセスメント	看護診断
行動	判断とその根拠		
O-⑤Na：104 mEq/L K：4.8 mEq/L Cl：98〜108 mEq/L O-⑥輸液 ソリタT3　500 mL＋50％ ブドウ糖 50 mL，VC 500 mg，2本/日　持続点滴中 **感覚** S-①痛みや痺れはない。 S-②味はわかる。 S-①難聴なし。 O-②老眼あり眼鏡使用。ベッドサイドのテレビは見える。 **神経学的機能** O-①意識清明 O-②両上肢に振戦あり。 O-③筋固縮，歯車現象あり。 O-④発熱時は，見当識障害，夜間の不穏（点滴を抜くなど）があったが，現在はない。 O-⑤内服薬：ネオドパストン配合L100 2錠（6時，15時） 1.5錠（11時，17時） **内分泌機能** S-①今はストレスというほどじゃないけど、口から食べられなくなったら、それがストレスになると思う。 O-①閉経　52歳 O-②ホルモン剤の使用なし **自己概念様式** S-①若い頃から、頑固だと言われるけどそうでもない。 S-②食べ物は、口から入れるもんですよ。管を入れてまで生きていたくない、まだ食べていきたい。	**感覚** 老眼による視力障害は、眼鏡で調整されており、ほかの感覚障害はない。よって適応行動と判断する。 **神経学的機能** パーキンソン病による錐体外路系の障害により、振戦や筋固縮などの症状が出現しており、非効果的行動と判断する。 **内分泌機能** 構造障害、機能障害はなく現時点では適応と判断する。 **自己概念様式** 人格的自己は、食べ物は口から食べるもの、管を入れてまで生きていたくないという信念をもち、自分の判断に間違いはないと信じていて、誤嚥性肺炎を繰り返しても自分の考えを貫く強さがある。 身体的自己は、パーキンソン病により身	**神経学的機能** 考えられる刺激 ・ドーパミンの産生不足による神経伝達障害 医学的治療の範疇の問題であるため、看護診断はない。 治療効果として観察が必要な内服薬管理は、看護診断：#2便秘で立案している。 **自己概念様式** 考えられる刺激 ・身体的な変化は理解しているが、まだ経口摂取ができる身体であると信じている ・自己判断に間違いはないという考え ・管を入れてまで生きていたくないという考え	**自己概念様式** 看護診断：#3ボディイメージ混乱 ●定義 心の中に描き出される自分の姿・形が混乱している状態 ●診断指標 ■身体機能の変化

3. 慢性期　223

■ライフスタイルの変化
■残っている力（強み）を重視する
■以前の機能を重視する
■以前の力・強さを重視する
■変化を認めることを拒否

【刺激】
焦点刺激を、身体的な変化は、身体的な変化は理解しているが、まだ経口摂取ができる身体であると信じている。
関連刺激を、
・自己判断に間違いはないという考え
・管を入れてまでして生きていたくないという考え
残存刺激を、今までに誤嚥性肺炎を4回起こし回復した経験とした。
・食べ物は、口から入れるものだという考えとした。

・今までに誤嚥性肺炎を4回起こし回復したという考え
・食べ物は、口から入れるものだという考え

パーキンソン病により、錐体外路系運動障害があり、無動、寡動、筋固縮、開口制限が出現し、嚥下を繰り返しこれらの身体的機能の変化により、口腔摂取ができない自分を認めることができない状態で、ボディイメージは、現実との乖離がある。よって、健康問題をボディイメージの混乱と判断する。発生の時期は、不明。

焦点刺激を、身体的な変化は理解しているが、まだ経口摂取ができる身体であると信じている。
関連刺激を、
・自己判断に間違いはないという考え
・管を入れてまでして生きていたくないという考え
残存刺激を、今までに誤嚥性肺炎を4回起こし回復したという考え
・食べ物は、口から入れるものだという考え
とした。

今後の成り行きは、看護が移入で、現実的に身体的自己を認識できるようになれば、現実的なボディイメージが可能と推察する。

体的な変化は理解しているが、まだ経口摂取ができる身体であると信じている。
今までの経験と職場での高い評価により、自己判断に間違いはないと信じ、現実とかけ離れた身体的自己イメージをもっている。このイメージは健康回復に影響する。よって非効果的な行動と判断する。

役割機能様式
今まで、姉役割、娘役割を完うしてきたようだ。しかし、日常生活ができなくなっている。
自分は役割を果たせないと考えている。
治療に関しては、自己決定し、胃瘻造設以外は医師の指示を守り、病者役割を完うしてきている。
家族の面倒を見ることは当然だという表...

なくなってるけどね。早く退院させてほしい。
S-③今まで、仕事してきたけど、私が決めたことで、間違った判断はなかった。みんなにされにも言われてきた。お客さんにも段取りがいいといつも要められていた。私は、仕事はできるほうだった。
O-①医師より、数日なら口腔より摂取してもよいので、栄養補給のために胃瘻造設をしないと、栄養が足りない。施設で生活が難しいですと説明がある。「嫌だ」と答える。
O-②キーパーソンの弟の言うことも聞き入れない。
O-③自分の意思は第三者に明確に伝えることができるが、医療者や家族の意見はほとんど聞き入れない。
O-④パーキンソン病により、錐体外路系運動障害があり、無動、寡動、筋固縮、開口制限がある。

役割機能様式
S-①兄弟にも、親にも十分なことをしてきた。長女だから当然だと思うけど。
S-②私が、いなかったら大変だったと思う。母の面倒も病気で動けなくなるまでは見てきた。
S-③弟も私がいたから結婚できたようなものです。

行動のアセスメント		刺激のアセスメント	看護診断
行動	判断とその根拠		
母の面倒を見てきたし、お金の面でも学費や結婚資金もあげたい。 S－④今は、面会もあまり来ないし、来ても色々言うばっかりで。こんな体だけど。姉らしいことはできないけど。 O－①医師や看護師の説明は聞くが、自分のやりたいことを頑張ってやる。しかし、気にいらないことは絶対にしない。 O－②治療については、胃瘻造設以外は、医師の説明を聞き、自己決定しながら行ってきている。 相互依存様式 S－①話していることが通じないから、話すのが嫌になった。 S－②施設でも、すぐに言葉が出ないし、ほかの人から聞こえないと言われる。 O－①今までの入院では、3～4日に1回程度で弟や妹の面会があった。しかし、施設に入居中はほとんど面会はなかった	出的行動や、実際に家計を助け、母親の面倒を見るなど手段的行動がとれている。 胃瘻造設拒否は、身体的自己の身体イメージが現実と乖離していることによるものであり、役割機能は適応行動と判断する。 相互依存様式 パーキンソン病による言語障害により、友人との会話が成立しにくい。また、家族との交流が薄れ、寄与的行動や受容的行動をとる機会が少なく、話したいという意欲も減少している。 したがって、相互依存様式は非効果的行動と判断する。	相互依存関係 考えられる刺激 ・家族とのコミュニケーションの不足 この刺激操作は、自己概念の介入で行う。	

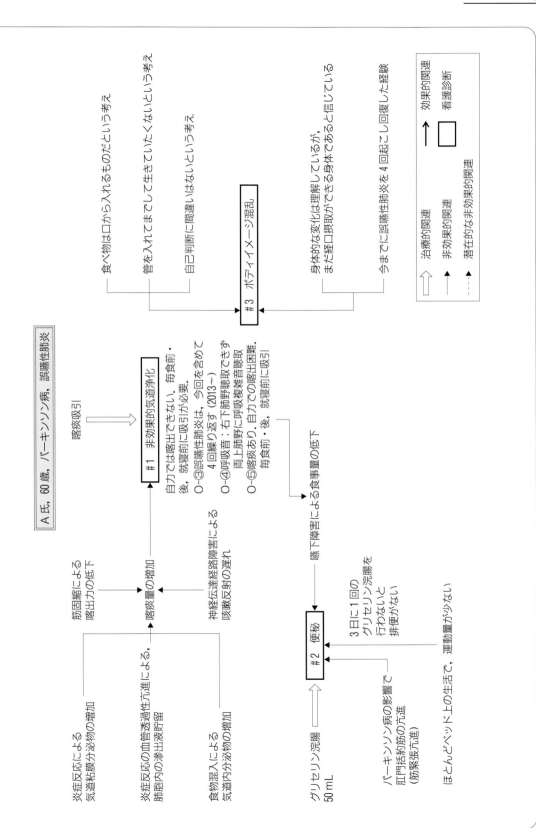

慢性期の事例：A氏，60歳，パーキンソン病，誤嚥性肺炎の関連図

看護診断	目標（成果）	介入	評価
看護診断：#1　非効果的気道浄化 ●定義 きれいな気道を維持するために、分泌物を気道から取り除くことができない状態。 ■診断指標 ■咳が出ない ■呼吸副雑音 ■呼吸音の減弱 ■肺胞内の滲出液 ■気道内の異物 ■貯留した分泌物 【刺激】 焦点刺激 ・炎症反応による血管透過性亢進による肺胞内の滲出液貯留 関連刺激 ・炎症反応による気道粘膜分泌物の増加 ・食物混入による気道内分泌物の増加 ・筋固縮による咳出力の低下 ・神経伝達経路の障害による咳嗽反射の遅れ	5月10日までに、毎食前後、就寝前の喀痰吸引で呼吸副雑音が消失する。	Op ①バイタルサイン、SpO₂ ②呼吸音 ③喀痰の量と性状 ④呼吸困難感 ⑤喀痰量 ⑥検査データ 胸部X線、WBC、CRP など Tp ①体位ドレナージ 呼吸音を確認しながら、2～3時間間隔で、30分同一体位をとる。A氏に説明して了解が得られてから行う。 ②スクイージングを行いながら口腔まで喀痰を吐き出させる。 上がってきたら、口腔内を拭う。 ③喀痰吸引 毎食前後、就寝前、本人が訴えたとき。 ④酸素吸入管理 2L/分カニューラ ⑤パーキンソン病治療薬　管理 Ep ①咳嗽があるときは、両腕を上腹部で組み、咳嗽反射に合わせて圧迫するよう指導する。	S：痰が出せない、むせ込んでせついけど、喉の奥から上がってこない。息を吐くときに、胸で抑えると少し出しやすい。 O：呼吸副雑音右下肺野にあり。 体温36.4℃、脈拍72回/分 呼吸数14回/回、SpO₂ 95% 本日酸素吸入は中止となる。 喀痰吸引毎食後、就寝前に行う、黄色粘稠痰と食物残渣を吸引する。 体位ドレナージ後毎食後に喀痰が多く吸引できる。 チアノーゼなし。 喀痰吸引は、定期的に行っているが、喀痰が少ないときもある。 A：呼吸音は改善に向かっているが、気道内に食物残渣の混入がみられ、気道内分泌物が増加する。喀痰吸引により排除が不可欠な状態である。 P：目標の変更 毎食後と就寝前の吸引により、呼吸副雑音が消失する。 他、プラン続行
看護診断：#2　便秘 ●定義 通常の排便回数が減り、排便困難や不完全な便の排出や、非常に硬く乾燥した便の排出を伴う状態。 ■診断指標 ■食欲不振 ■排便回数の減少 ■消耗性疲労 ■硬い有形便 ●関連因子 ■神経系の障害 【刺激】 焦点刺激	5月10日までに、浣腸をすることで、3日に1回の排便がある。	Op ①便意 ②腹鳴、腹部膨満 ③食欲、食事摂取量 ④疲労 ⑤肺炎症状の悪化 バイタルサイン ⑥パーキンソン病の治療薬効果 Tp ①腹部の輪状マッサージ 筋の緊張を誘発するような強いマッサージは行わない。 ②パーキンソン病の治療薬管理 ③3日排便がないときは、3日目の午後に、医師の処方に従い、グリセリン浣腸60	S：便は浣腸しないと出ない S：力は入るけど、いきんでも出ない O：浣腸により3日に1回の排便あり。鶏卵大有形便、腹部膨満なし。腹鳴ないときもある。排ガスあり。食事摂取量は3割以下。治療薬は、食事のときや服用時間がスムーズになるよう用量や服用時間があ調整されており、浣腸も薬の効果があるときに排便となるよう調整した。 バイタルサインは、体温36.4℃、脈拍72回/分、呼吸数14回/分、SpO₂ 95%。 A：肺炎の悪化による消耗性疲労はないと判断する。浣腸による排便コントロールが維持できている。 P：目標変更

3. 慢性期　227

看護診断：#3　ボディイメージ混乱

・パーキンソン病の影響で肛門括約筋の亢進（筋緊張亢進）

関連刺激
・嚥下障害による食事量の低下
・ほとんどベッド上の生活で運動量が少ない

定義
心の中に描き出される自分の姿・形が混乱している状態。

■診断指標
■身体機能の変化
■ライフスタイルの変化
■残っている力（強み）を重視する
■以前の機能を重視する
■以前の力・強さを重視する
■変化を認めることを拒否

【刺激】

焦点刺激
・身体的な変化は理解しているが、まだ経口摂取ができる身体であると信じている。

関連刺激
・自己判断に間違いはないという考え
・管を入れてまでして生きていたくないという考え

残存刺激
・今までに誤嚥性肺炎を4回起こし回復した経験
・食べ物は、口から入れるものだという考え

5月10日までに、健康状態に関する信念を言葉で表現することができる。

Op
①表情や言動
②嚥下機能に関する知識
③パーキンソン病における身体的機能の変化に対する知識

Tp
①嚥下困難と食事摂取に関する患者の意見を聴く
②医療者側の治療上の重要性を押し付けないよう、話を聞く
③自分の判断は正しいという意見を否定しない。

Ep
5月6日　14時～
①現実に基づいた身体的変化と経口摂取の現実が理解できるよう、医療チームで支援する。
・気管に流入する映像を上映し説明するため、言語聴覚士と調整を行う。
・実際の経管栄養方法、胃瘻管理法とメリット、デメリットに体力、感染症への関連を管理
・栄養摂取の説明するための関連を設定を行う。

5月7日　14時～
②口腔より食の摂取し、吐き出すと、の方法を口腔ニーズへ動きかける

5月6日14時～、5月9日14時～
③弟、妹と共に今後の人生において重要な事柄について話し合う（パーキンソン病の進行があっても、最大限の健康維持を求めて生きることの重要性を家族と共に話し合う機会を設ける）。

S：弟や妹が、病気でも長く生きてほしいと言っていた。
このまま、肺炎ばかり起こすと、痩せて体力がなくなるからと言っていた。

S：口から食べて、味わって飲み込まなければ、いいと言われた。吐き出すのは、行儀が悪くて好きではないけど、少しは飲み込んでもいいらしい。

S：栄養を摂ることが大事。弟が心配していたから。

S：自分では飲み込んでいるつもりだけど、肺の方に流れていくのがよく見えた。ゴクンとしてた。あそこまで流れているとは思ってなかった。見えないからね。これじゃ、またすぐ肺炎になる。

S：私は、もう口からは食べられそうにないけど、家族のために頑張ろうと思う。

O：5月6日、しぶい表情に応じ、映像を止めた。しかし、画像を止めて説明すると、飲み込んでいるつもりが、ほとんど気道に流れていることを視覚で確認できた。また、同日家族の意見を聞いて、面会がないので自分は忘れ去られていくと思っていたと言い泣いていた。
家族は、[姉の弱気なところを初めて見た。気丈な姉だし、面会に行ってでもあまりうれしそうでないので、先生（医師）から言われたことだけ伝えて帰るようにしていたといい、お互いに今まで言えなかったことや誤解が解消された。
このことをきっかけに、5月7日を境...

退院まで浣腸することで、3日に1回の排便がある。
他、プラン続行。

mLを使用。
排便が治療薬の効果が高い時間帯に浣腸を行う。
④排便時は面会者などの出入りがないようにプライバシーを保護
交感神経の興奮を最小限にする

看護診断	目標（成果）	介入	評価
			に、自分の身体的変化と胃瘻造設に向けて関心を寄せ、14時には、眼鏡を準備する。 A：経口摂取による栄養補給が困難な体であることを受け止め、ボディイメージの混乱は消失したと推察する。 また、家族との会話から今までの職場での経験に依拠した自己価値でなく、家族の一員として存在してきた自己に価値を見出したものと推察する。 P：問題解決

4 終末期　死にゆくことに不安を抱えている人の看護過程

事例紹介

Ａさん，55歳，女性

医学診断
肺小細胞がん，転移性脳腫瘍

現病歴
2013年9月に集団検診で胸部Ｘ栓検査を受け，右下葉の無気肺を指摘される．精査目的で，当院で胸部CT検査，気管支鏡検査，細胞診を行い，右肺がんと診断される．疾患名，治療方法の説明を受け，化学療法および，放射線療法目的で2013年10月に入院となる．

その後，2014年1月7日〜3月27日，9月1日〜11月4日，11月12日〜，2015年1月14日〜2月25日と入退院を繰り返し，治療を継続していた．

2015年4月末頃より，右頸部に違和感を感じていた．5月4日21時過ぎに臥床した際，急激な疼痛が出現し，救急外来を受診．Ｘ線検査，CT，MRI検査で第4，5頸椎の骨転移，右肺全体の無気肺と診断され，疼痛コントロールのための放射線療法目的で入院となる．

入院してから計画立案までの経過
5月5日7時，朝食をとるためギャッジアップした際に，電気が全身に走るような激痛が出現した．食事はほとんど摂取できず，放射線療法が開始となる．疼痛に対しては，ロキソニン3錠×3回/日，ボルタレン座薬50mgが頓用で処方され，1日6〜8時間間隔で使用していた．5月7日の朝は，疼痛も和らぎベッド上起坐位で食事を7割程度摂取している．ボルタレン座薬は放射線療法に行く前の9時と，21時の1日2回の使用をしている．

しかし，呼吸困難が強く，冷汗，チアノーゼが出現しほとんどベッド上ギャッジアップしオーバーテーブルにうつぶせ状態で夜間も過ごしている．

既往歴
40歳：子宮筋腫
50歳：高血圧

使用薬剤
エリスロマイシン200mg　2錠（朝，夕2回）
フスタゾール10mg　1錠（朝，昼，夜3回）
リンデロン0.5mg　2錠（朝，昼2回）
ロキソニン　3錠（朝，昼，夜3回）
ムコスタ　3錠（朝，昼，夜3回）
ボルタレン座薬　50mg　頓用

計画立案日　5月7日

行動のアセスメント		刺激のアセスメント	看護診断
行動	判断とその根拠		
酸素化 S−①1か月位前からトイレに行くと息苦しくなりました。少しでも動くとすぐに息が上がる。 O−①呼吸回数：31 回/分 O−②呼吸困難感：あり O−③酸素療法：あり（3 L/分） O−④発汗：なし O−⑤冷汗：なし O−⑥SpO₂：安静時　93% 　　　トイレ歩行後　87% O−⑦呼吸音：副雑音なし 　　　右肺の呼吸音聴取不可 O−⑧活動による呼吸音が乱れる。 O−⑨脈拍数：120 回/分 　　　リズム不整：なし O−⑩チアノーゼ：なし O−⑪末梢動脈触知：あり O−⑫冷感：なし O−⑬咳：あり O−⑭喀痰：なし O−⑮血圧：108/50 mmHg 　　　（通常 130/70 mmHg） O−⑯胸部 CT：右肺上葉から右肺門部、縦隔に広がる不整な腫瘤を認める。腫瘤により右気管支は閉塞している。また両側胸腔静脈～上大静脈は閉塞しており、胸壁の静脈を介した側副血行路により還流している。右胸水あり。 O−⑰胸部 X 線（5/6）：右肺門部から右縦隔にかけて腫瘤を認め、右肺葉は腫瘤と一塊となり無気肺となっている。 O−⑱入院時体温：36.1℃ 　　　通常体温：36.0℃ O−⑲検査データ：RBC　362×10⁴/μL 　　　Hb　8.9 g/dL 　　　Hct　29.0% O−⑳薬剤：	酸素化 　右無気肺がありガス交換に必要な肺胞面積が減少している。呼吸数と脈拍数の増加は酸素を取り入れるための代償として機能している。活動に伴う呼吸困難感があり、酸素療法を行っているが、SpO₂が活動によって低下しており、活動時には代償が困難で、低酸素状態となっていると推察する。RBC、Hb、Hct の低下により酸素運搬能も低下しており、酸素は十分に供給されておらず、非効果的な行動と判断する。	酸素化 考えられる刺激 ・有効ガス交換面積の減少 ・活動による酸素消費量の増大 ・疼痛による呼吸の乱れ ・咳嗽による呼吸の低下 ・酸素運搬能の低下 ・右気管支は閉塞 ・右肺胸水貯留 　健康問題は、ガス交換に必要な肺胞面積の減少、および酸素運搬能の低下による低酸素状態である。発生の時期は1か月くらい前、程度は、SpO₂が安静時 93%、トイレ歩行後 87%である。今後の成り行きは、病状の悪化により、酸素化が悪化する危険性が高い。介入は酸素化を改善することよりも、酸素化の悪化による苦痛を緩和することに焦点を当てたい。 　ガス交換障害の直接的な刺激は、肺胞面性が減少していることである。したがって焦点刺激を有効ガス交換面積の減少とし、関連刺激を活動による酸素消費量の増大、疼痛による呼吸の乱れ、咳嗽による呼吸能の低下、右気管支は閉塞、酸素運搬能の低下と判断する。残存刺激は、右肺の胸水の貯留と判断する。 　解説：ロイ適応問題では、ガス交換障害および、ガス運搬障害を2つの関連する適応問題が考えられるが、NANDA-Iのガス交換障害の定義より、ガス交換障害、ガス運搬障害を含めたものと解釈した。	酸素化 看護診断：#1 ガス交換障害 ●定義 肺胞-毛細血管膜における酸素化の過剰や不足、および、肺胞-毛細血管膜での二酸化炭素排出の過剰や不足がみられる状態 ●診断指標 ■呼吸パターンの異常（例：数、リズム、深さ） ■呼吸困難 ■低酸素症 ■頻脈 ●関連因子 ■肺胞-毛細血管膜の変化 [刺激] 焦点刺激：有効ガス交換面積の減少 関連刺激：活動による酸素消費量の増大 　　　　疼痛による呼吸能の低下 　　　　酸素運搬能の低下 残存刺激：右肺の胸水の貯留

エリスロマイシン 200 mg　2 T　分 3
ブスタゾール　3 T　分 3
リンデロン 0.5 mg　2 T　分 2
○-⑳喫煙歴：なし

栄養
○-①食事習慣：3 回/日　規則的
○-②食事形態：主食：5 分粥
　　　　　　　副菜：常菜
○-③偏食：なし　食事摂取量：1/5 程度
○-④摂取方法：経口
○-⑤入院時　体重：48.9 kg
　　　　　　身長 144 cm
○-⑥体重の変化は 2 年前から 13 kg 減
　　少している.
○-⑦浮腫：なし
○-⑧検査値：Tp　6.6 g/dL
　　　　　アルブミン　4.2 g/dL
　　　　　T-Bil　0.7 mg/dL
　　　　　T-cho　175 mg/dL
○-⑨嘔吐：なし　嘔気：なし

排泄
○-①排便回数：1 回/3 日
○-②便性状：普通
○-③便失禁：なし
○-④最終排便：11 月 11 日
○-⑤腹部の状態：腹鳴・蠕動音あり
　　　　　　　腹部膨満なし
○-⑥薬剤使用：なし
○-⑦排尿回数：8 回/日　夜間 1 回
○-⑧残尿感：なし
○-⑨尿の色：透明
○-⑩尿量の減少：なし
○-⑪排泄方法の変更：なし
○-⑫夜間,咳嗽が出現し,目覚めたときに
　　は必ずトイレに行く.
○-⑬検査値：BUN　13.5 mg/dL
　　　　　Cr　0.6 mg/dL

栄養
現在 BMI 23.6 で，検査データより，栄養状態は正常に保たれているが，2 年間の急激な体重変動や，食欲がないことなどから，今後の栄養状況に変化がある可能性も高いため，今後の栄養摂取状況を観察する必要はある．適応行動と判断する．

排泄
排尿回数，尿の性状・色は正常であり，排尿に関する機能は保たれている．排便は食事量の減少や呼吸困難により，活動の低下が影響していると推察する．以上より，体内の老廃物を体外に排出する機能は保たれており，適応行動と判断する．

行動のアセスメント		刺激のアセスメント	看護診断
行動	判断とその根拠		
活動と休息 S-①体重が急に減って歩くとぶらっとしてきました。動く自信がなくなった。 S-②少し動いても息が上がるから動けない。 O-①頸部硬直：なし O-②6：30起床、7：00朝食、12：00昼食 19：00夕食、23：00就寝 O-③疼痛で夜間目覚めることがある。 O-④睡眠薬の使用：なし O-⑤利き手：右 O-⑥食事行動：呼吸困難で現在はできない O-⑦排泄行動：呼吸困難で現在はできない O-⑧移乗行動：呼吸困難で現在はできない O-⑨清潔行動：呼吸困難で現在はできない O-⑩衣服着脱行動：呼吸困難で現在はできない O-⑪運動麻痺：なし O-⑫知覚麻痺：なし O-⑬日常生活動作は呼吸困難が強く動けない **保護（防衛）** O-①感染：なし（HBs, HCV, ワッセルマン反応） O-②感染リスクファクターの存在：なし O-③身体障害を引き起こすリスクファクター：なし O-④自傷行為の既往：なし O-⑤暴力行動：なし O-⑥検査値：WBC：12,000μL CRP：20mg/dL O-⑦呼吸困難による発汗で皮膚の湿潤あり、乾燥、落屑なし	**活動と休息** 　日常生活はしているが、呼吸困難が強く自力ではできず、また睡眠も中途覚醒があり、熟眠感は得られていないことより、非効果的行動と判断する。 **保護（防衛）** 　感染の徴候はない。WBC, CRP の上昇は、骨転移による、周囲組織の炎症によるものと推察される。 　皮膚の湿潤はあるが、外傷などはなく、バリア機能には障害されていない。よって、適応行動と判断する。	**活動と休息** 　睡眠障害と活動の低下があるが、ガス交換障害、慢性疼痛の介入の成果を見据え立案する。 解説 ロイ適応看護理論では、介入は刺激の操作管理である。活動と休息のバランスは保たれていない状態であるが、その刺激は、主に呼吸困難と疼痛であるため、呼吸困難の改善と疼痛の緩和に向けて、まず介入することで、活動と休息のアンバランスの改善を図る。	

感覚

S－①　化学療法のあとから味覚が変わって、甘いものはおいしく感じない。

S－②　入院する前の夜はもう死ぬのかというような痛みが来ました。これががんの痛みなのかと、初めて思いました。誰か来てって叫びたかったけど、あまりにも痛くて声も出ませんでした。痛み止めは今までのように効かないし、これは死ぬと思いました。一日一日楽になりました。でも、痛みがまた来ると思うと怖いです。入院して放射線で治療したら一時的に効くようになりました。でも、痛みがまた来るのかと思うと怖いです。

O－①　視覚障害：あり　老眼
O－②　聴力障害：あり　右が聞こえにくい
O－③　嗅覚障害：なし
O－④　味覚障害：あり
O－⑤　触覚障害：なし
O－⑥　痺れ：なし
O－⑦　眩暈：あり
O－⑧　疼痛：あり
　　発生時期　5月4日
　　部位：右顎部、右顔面
　　程度：身動きもできない強い痛み
　　持続時間：5分から15分
O－⑨　疼痛の緩和手段：ロキソニン1錠服用　3回/日　ボルタレン座薬50g、朝・夕挿入
O－⑩　意識状態：清明
O－⑪　発語：明瞭
O－⑫　対光反射：あり
O－⑬　偏視：なし
O－⑭　掻痒感：なし
O－⑮　不快感：なし

体液・電解質

O－①　検査値：Na　136 mEq/L
　　　　　　　　K　4.3 mEq/L
　　　　　　　　Cl　98 mEq/L
O－②　水分摂取量：約900 mL/日
O－③　浮腫：なし
O－④　嘔吐：なし
O－⑤　下痢：なし

感覚

視覚・聴覚障害はあるが、コミュニケーションをとるうえで支障をきたすほどではない。身動きに伴い、眩暈が生じているが、痛みが来て、身動きもできないほどの強い痛みが生じている。以上より、感覚は非効果的行動と判断する。

体液・電解質

電解質バランスは、正常値に保たれている。嘔吐・下痢もなく、電解質バランスをたす行動はない。適応行動とする。

感覚

考えられる刺激
・腫瘍による右顎部の圧迫

健康問題は死を連想するような強い痛みである。発生の時期は11月10日である。急性に発生している。程度は、身動きもできないほどの強い痛みが生じている。対処能力は、身動きもできない一時的な緩和は期待できると推察される。今回の疼痛は、放射線療法により一時的な緩和は期待できると推察される。しかし、今後の成り行きではがんの転移による疼痛であれば、慢性疼痛に移行し、痛みは増強することが推察される。

安楽

看護診断：#2 急性疼痛

● 定義
　実在するあるいは潜在する組織損傷に伴う、もしくはそのような損傷によって説明される、不快な感覚的および情動的経験（国際疼痛学会）。発症は突発的または遅発的発症であり、発症強さは軽度から重度まで予測できる、強さは軽度から重度まで予測できる。回復が期待・予測できる

● 診断指標
　食欲の変化
　■ 生理的反応の変化（例：血圧、心拍数、呼吸数、酸素飽和度、呼気終末二酸化炭素濃度）
　■ 表出行動（例：落ち着きがない（ソワソワ）、泣きわめく、警戒する）
　● 関連因子
　■ 身体損傷要因（例：膿瘍、切断、熱傷、切創、力仕事、手術的処置、外傷、運動のしすぎ）

［刺激］
焦点刺激：腫瘍による右顎部の圧迫

行動のアセスメント		刺激のアセスメント	看護診断
行動	**判断とその根拠**		
O-⑥発熱：なし O-⑦呼吸困難で冷汗あり.			
神経学的機能 O-①意識障害：なし O-②見当識障害：なし O-③記憶力障害：なし O-④認知障害：なし O-⑤コミュニケーション手段：言語 O-⑥けいれん：なし O-⑦振戦：なし O-⑧不随意運動：なし	**神経学的機能** 意識は清明であり、見当識障害など、認知に障害はない。また脳神経系の障害を裏づける行動はなく、適応行動と判断する.		
内分泌機能 O-①妊娠歴：3回 O-②閉経：45歳 O-③更年期障害：なし O-④既往歴として、45歳のときに子宮筋腫にて手術を行っている. O-⑤服薬：リンデロン	**内分泌機能** 女性として、妊娠・出産を経験しており、成人女性として正常な発達段階を遂げており、内分泌機能は正常に機能してきたことが推察され適応行動と判断する.		
自己概念様式 S-①母も、父も他界しています。大変さそうにしていましたが、死ぬまでトイレに歩いていました。そして死ぬまできでついたか。もう駄目だとか言わなかったんです。私もそんなことを言ったら終わりだと思います。子どもたちにもそんな弱気なことは言いません. S-②健康に自信がなくなった。治療のあとがさそうになった。治療の後の副作用のだるさで、体力が落ちたことがわかる。痛みがあるのは嫌です。痛みは止めてほしい. S-③今までの入院は、退院したら何をしようかとか、山に登る登山計画や、旅行の計画や、主人がいるといつもそれが楽しみ	**自己概念様式** 食欲の低下や、体重の減少で体力の衰えを感じ、強い痛みや呼吸困難という身体的自己を自覚しつつある状態である。また、弱音をはかない、強い自分でありたいという自己理想をもっている。しかし、その自己理想は、両親の生き様に価値を置きさ、Aさんにとっては、変えることのできない信念に近く、自分の苦悩を他者とわかりあうことができない状態である。また、死を意識しているような言葉が聞かれ、周囲に気丈に話すわりが夜間ベッドサイドで泣くことがあり、自己一貫性は保てていないという状態である。Aさんは、現在自分が置かれている病状から今後起こりうる何かを、「がんは得体の知れないもの」という言葉で表現していることから不確かさの中に身を置いていることがわかる。これらより、非効果的な行動	**自己概念様式** 考えられる刺激 ・化学療法による副作用の苦痛体験 ・死を連想するような強い疼痛 ・増強する呼吸困難 ・体重減少や食欲の低下といった体力の衰えの自覚 ・自己一貫性が保てない状態 ・不確かさ 健康問題は、身体の変化から派生する自己一貫性のずれや、不確かさなどされるである。Aさんは、夜間覚醒し、ベッドサイドで泣いている。また家族はAさんの不安を受け止めることが難しく、いまだAさんの苦悩を受け入れることができない状態である。現在の不安に対するAさんの対処能力は、同じ境遇の同室者に療養を	**自己概念様式** 看護診断：#3 死の不安 ●定義 自分の存在に対する現実的な脅威または想像した脅威の認識によって生じる、漠然とした不安定な不快感や恐怖感 ●診断指標 ■死の過程に関連した痛みに対するおそれ ■死の過程に関連した苦痛に対するおそれ ■死に臨終に関連した否定的な考え ●関連因子 ■痛みの予感 ■死に至る疾患への直面 ■死をテーマにした話し合い ■死すべき自分の運命を受け入れない ■死に関連する観察 ■死の切迫感 ■予後の不確かさ

でした．でも，こんなに体力が落ちたら何もできないでしょ．先の旅行の計画も立ちませんよね． S—④私と一緒に治療していた人がみんな亡くなりました．今度は私の番でしょうね．死ぬことはわかっています．誰でも死にますから，弱音は吐きません．食べたくないものも生きるために食べべるなんてしたくなくなるのです．がんだと，人は食べたくなくなるのですから．死にたくないなんていってはいけない．それは弱音を吐くことだから． Fs—①人が周りにいるときのほうが元気がありよく話す．でも本当は怖くてたまらないのではないかと思います．体温を毎日測って結構気にかけていますから． O—①現在の病気（健康状態）の受け止め：徐々に進行しているのはわかっているし，もうすぐ死ぬのかと思うこともある． O—②病状説明について：（本人に対して）腫瘍が気管支を圧迫し，肺に空気が入りにくい状態です．抗がん剤は効きにくくなっています．痛みは感じないようにお薬を調整します． （夫と娘に対して） 抗がん剤の効果はほとんど期待できません．肺の治療というよりも，今後はがんの治療をしないでほしいのですが，痛みや呼吸困難さに対して処置を行います．できれば早く退院して残された時間をご家族と過ごすことが最良と考えます．近いところであれば旅行もいいと思います． （夫と娘の反応） 落ち込んでしまうので，治療効果がないことは言わないでください．何とか治療法を見つけてほしいのですが，あとどのくらい生きられますか．危ないのであればこのまま入院させてください，妻が泣いたり，弱音を吐くところを見るのが怖いんです．で	と判断する． また，家族はAさんの苦悩をわかりあうことに恐怖を感じていると推察する．

	【刺激】 焦点刺激：不確かさ 関連刺激：化学療法による副作用の苦痛体験 死を連想するような強い疼痛 増強する呼吸困難 体重減少や食欲の低下といった体力の衰えの自覚 自己一貫性が保てない状態
飛ばし自分にもその言葉を投げかけ，一時的な安寧を得ている状態である． 今後の成り行きが見えないことは，Aさんが不安を吐露する機会が何度となくできる．脅威となっている苦悩が増大する危険性が推察される．Aさんと家族が1つの集団としてお互いの苦悩を共有し，同じ目標に向かい革新的な変化を遂げることができれば，死という現実を受け入れ，肯定的で建設的な適応へと変化することができると推察する．	

行動のアセスメント		刺激のアセスメント	看護診断
行動	判断とその根拠		
のときは死ぬときでしょうから「夫と娘はそう言って泣いている」。 O－③性格：わがまま O－④自分の性格：長所，前向きに考えること O－⑤悩みや不安に対し，何か手助けがほしいか：なし O－⑥夜間，ベッドサイドに腰掛け泣いていることがしばしばある。 O－⑦同室者が不安になり泣いていると，「そんなことでどうして泣くの，考えても無駄なことでしょう」と言い放つことがある。 O－⑧物事を始める際に，納得がいけばやり遂げる。 O－⑨ストレスはないとはっきり言う。 O－⑩入院に起因する不安や悩みもないと言う。 O－⑪日ごろ，ストレスはどのように対処しているか：家族と話し合う。しかし今までは自分で決定してきた。 O－⑫趣味：山登り，手芸，グラウンドゴルフ，健康教育に行く。 O－⑬家族の今後の治療に対する希望痛みがないようにしてほしい。 役割機能様式 S－①もう家事はできませんが，つい2か月前までは家事をしていたし，娘の弁当も作ってました。 Fa－①病院にいると元気になります。食欲もあります。自宅だと何もしないでごろごろしているんですよ。病院で患者さんと話すと元気になります。 O－①職業：主婦 O－②家族構成：夫 　子ども3人　長男・娘2人 O－③家族役割の変化：なし	役割機能様式 　Aさんは64歳であり，エリクソンの発達課程では「統合性」対「絶望」である。三次的役割はない。社会的機能としての役割には母親，患者役割がある。役割を活動レベルで遂行することは困難な状態であるが，家族との関係性からAさんは母親，妻役割を遂行してきたものと推察することができる。また，病人役割は今までは効果的に遂行されており，適応行動と判断する。		

相互依存様式

S-①前に入院したときまでは、他の患者さんと友だちになりました。私と話したら「元気」をもらった。元気をもらったってね、みんな言うんですよ。だから私も、いろいろ話してあげたんですよ。そして私と同じ病気の人に感謝されると嬉しくてね。でもそれも自分の体力がないとできないわ。やっぱりさっくなってきましたね。

O-①コミュニケーション障害：なし

O-②家族の病気（健康状態）の受け止め：肺がんで治療が必要、家族は早く治療してほしいと言われる。

O-③家族や他の人たちからのサポート：入院に際しては、娘が付き添う、長男にも治療についての相談をする。

O-④入院中に生じる問題：なし

O-⑤家族間の人間関係：良

O-⑥キーパーソン：娘

相互依存関係

入院中は、キーパーソンである娘の付き添いがあり、長男にも、病状を相談をしている様子が伺え、また、入院における他患者との関係は良好であると推察される。また、S情報より、関係もS情報より、良好であると判断できる。適応行動と判断する。

第7章 ◇ 専門領域別の実践例

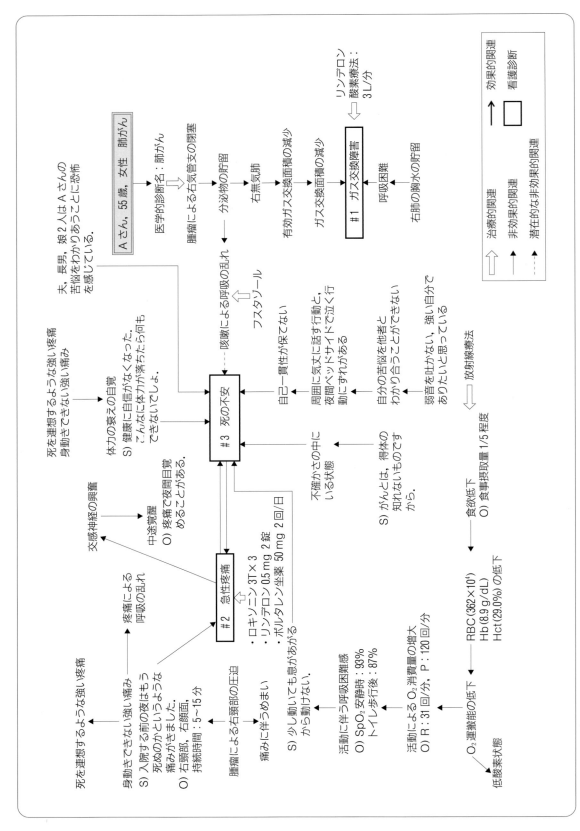

終末期の事例：Aさん、55歳、女性、死にゆくことに不安を抱えている人の関連図

看護診断	目標	介入	評価
看護診断：#1 ガス交換障害 ●定義 肺胞-毛細血管膜における酸素化の過剰や不足、および、肺胞-毛細血管膜での二酸化炭素排出の過剰や不足がみられる状態. ●診断指標 ■呼吸パターンの異常（例：数、リズム、深さ） ■呼吸困難 ■低酸素症 ■頻脈 ●関連因子 ■肺胞-毛細血管膜の変化 [刺激] 焦点刺激：有効なガス交換面積の減少 関連刺激：活動による酸素消費量の増大 疼痛による呼吸の乱れ 酸素運搬能の低下 残存刺激：右肺の胸水の貯留	立案日 11月13日 11月15日までに日常生活後の呼吸困難感が消失したという言葉が聞かれる（SpO₂が活動後 90％以上を示す） 11月15日変更 呼吸困難がないという言葉が聞かれる.	Op 1. バイタルサイン（血圧、脈拍、体温、呼吸） 2. 顔色、SpO₂、意識レベル 3. 呼吸音 4. 冷汗、発汗 5. 呼吸困難感 6. 日常生活の自立度 7. 疼痛の有無、鎮痛薬の効果 8. 検査データ（赤血球、ヘモグロビン値、ヘマトクリット値、胸部X線） Tp 1. 排泄や入浴の際も酸素吸入を行う（医師の指示による場合は流量を一次的に増やす. 2. 活動後、SpO₂が90%以下の場合は流量を一次的に増やす. 3. 食事の工夫 鉄分や熱量の高い食品を嗜好にあわせて選択し提供する. 4. 内服薬管理 ロキソニン3錠/日 頓用 ボルタレン座薬 50 mg 挿入 5. 酸素療法管理 3 L/分 活動後呼吸困難時は 4 L/分 Ep 1. 呼吸困難時は無理せずに静止した状態で看護師を呼んでください. 2. 酸素吸入は通常 3 L/分に設定されていますが、呼吸困難時は 4 L/分に増やして看護師を待ってください.	5月15日 S：動かなければさほどつらくないです. 痛みはありません. O：安静時：呼吸 24 回/分. 脈拍 90 回/分. 血圧 84/40 mmHg. SpO₂ 95%（酸素 4 L/分.）呼吸音、上肺で雑音あり. 右肺の聴取不可. 喀痰あり、黄緑色粘稠. 意識は鮮明. 日常生活は病室内中心となる. 疼痛は消失、顔色蒼白、四肢冷感あり. 胸部X線は、左下肺野に陰影あり. A：病態の進行により酸素化が悪化し、ガス交換障害は改善されていない. 呼吸困難感は、安静時は変化はないが、日常生活に支障をきたしている. 身体的な安寧を優先した治療の日程変更 P：目標の日程変更

第 7 章◇専門領域別の実践例

看護診断	目標	介入	評価
看護診断：#2　急性疼痛 ●定義 実在するあるいは潜在する組織損傷に伴う、もしくはそのような損傷によって説明される、不快な感覚的および情動的経験（国際疼痛学会）。発症は突発的または遅発的で、強さは軽度から重度までさまざまあり、回復が期待・予測できる ◆診断指標 ■食欲の変化 ■生理学的反応の変化（例：血圧、心拍数、呼吸数、酸素飽和度、呼気終末二酸化炭素濃度） ■表出行動（例：落ち着きがない（ソワソワ）、泣きわめく、警戒する） ●関連因子 ■身体損傷要因（例：膿瘍、切断、熱傷、切創、力仕事、手術的処置、外傷、運動のしすぎ） 【刺激】 焦点刺激：腫瘍による右頸部の圧迫	5月15日までに夜間疼痛によって目覚めずに眠ることができる。	Op 1. 疼痛の有無（部位、特徴、発症時間、疼痛持続時間、頻度、強度、性質） 2. 熟睡感の有無 3. 鎮痛薬の効果 Tp 1. 内服薬管理を行う。 2. 夜間、疼痛を発症させる、または増強させる環境要因の有無を情報収集する。 3. 患者の現在の薬物的な疼痛緩和の方法を探索する。 4. 非薬物的な疼痛緩和の方法を患者と探索する。 5. 疼痛コントロールがうまくいかない場合、医師に相談する。 Ep 1. （ナースコールを手元に置き）夜間疼痛がある場合にはナースコールを押してください。	S：痛みは少しずつ楽になりました。今は、痛みはありません。ただこの前のような痛みがいつくるかと思うとすごく怖いです。 O：ロキソニン3錠×3で服用中。ボルタレン座薬朝・夕の2回使用。放射線療法中。 A：疼痛緩和する。 P：疼痛は緩和し解決とする。

看護診断・定義・診断指標・関連因子	目標	看護計画	評価（SOAP）
看護診断：#3 死の不安 ●定義 自分の存在に対する現実的な脅威または想像した脅威の認識によって生じる、漠然とした不安定な不快感や恐怖感 ●診断指標 ■死に関連した痛みに対するおそれ ■死に関連した苦痛に対するおそれ ■死と臨終に関連した否定的な考え ●関連因子 ■痛みの予感 ■死に至る疾患への直面 ■死をテーマにした話し合い ■死すべき自分の運命を受け入れない ■死に関連する観察 ■死の切迫感 ■予後の不確かさ 【刺激】 焦点刺激：不確かさ 関連刺激：化学療法による副作用の苦痛体験 死を連想するような強い疼痛 増強する呼吸困難 体重減少や食欲の低下といった体力の衰えの自覚 自己一貫性が保てない状態	5月15日までに、自分の苦悩について家族と話し合うことができる。 5月15日目標の変更 死を迎えるまでに、残された時間をどのように過ごしたいか述べることができる。	Op 1. Aさんの不安を表出するような言動、態度、行動。 2. 疼痛の有無（部位、特徴、発症時間、疼痛持続時間、頻度、強度、性質） 3. 家族の言動、態度、表情。 Tp 1. Aさんと家族がゆっくり話すことができるような場を設ける。 2. Aさんと家族のケアの要望を尊重する。 3. いつでもAさんの話を聞く準備があることを伝える。 4. 痛みに対しては鎮痛薬の準備があることを伝える。（医師の指示による） 5. 眠れないときには、睡眠導入薬使用の準備があることを伝える。 6. Aさんが大切にしたいことを医療者も大切にしていきたいということを伝える。 Ep 1. 気持ちを分かち合うように患者と家族に指導する。 2. Aさんに辛い気持ちや苦痛を訴えることとは恥ずかしいことではないことを話す。 3. 家族も同じように辛いことを話す。	S：死にたくないです。もう歩くことはできません。息が苦しい。主人や子どもたちも、私が泣くと一緒に泣いてくれます。私も死んだ両親が苦しいときに一緒に泣いてあげればよかった。家族ってありがたいものです。 O：呼吸困難で歩行や日常生活が困難な状態である。家族の前でも、看護師の前でも、感情の表出ができる。 A：家族と自分の気持ちを話し合うことができている。 P：目標の変更

第7章◇専門領域別の実践例

5 老年 左半身麻痺と認知症，心不全がある患者の看護過程

事例紹介

Ａさん，84歳，男性，未婚

医学診断
1. 脳梗塞（2013年6月）：左片麻痺
2. 認知症（2010年10月）：改訂長谷川式簡易知能評価スケール（HDS-R）14点／30点

現病歴
　2013年の脳梗塞後遺症で左片麻痺があり，車いすでの生活が中心であった．認知症もあり，自宅療養は困難であったため2015年1月に施設に入居した．移乗や立位保持は，右手で柵を持てば，背後より右臀部を軽く支える程度で可能であった．しかし，2015年3月初めより靴下のゴムの跡が足関節に残り，体重も1か月で2kg増加した．4月に入ると排泄後や入浴後にチアノーゼが出現し，呼吸回数は30回/分となった．きつくないかと尋ねても，「いいや」と，とぎれとぎれに答える．SpO₂を測定すると88%を呈した．施設の車で5月6日当院受診し，心不全と診断され対症療法目的で入院となった．

入院してから計画立案までの経過
　5月7日の午後より，利尿薬の内服が開始となった．また，医師の指示でベッド上膀胱留置カテーテル，ベッド上安静となる．酸素療法が開始される．食事は，全粥でとろみをつけて摂取．ときどきむせ込みがみられる．食欲はなく3割程度の摂取である．同日，22時頃に大きな音が聞こえ，訪室するとベッド柵を床に落とし歩こうとベッドサイドに足を垂らすところであった．膀胱留置カテーテルは，引き抜こうと引っ張った様子で尿道口より出血がみられた．疼痛を尋ねても，「いいや」と答える．
　入院時のバイタルサインは，体温35.7℃，脈拍96回/分　不整脈あり，呼吸数29回/分，血圧158〜90mmHg，SpO₂90%（酸素吸入1L/分　30分後で94%）であった．5月8日7時のバイタルサインは，体温36.0℃，脈拍88回/分　不整脈あり，呼吸数20回/分，血圧144〜78mmHg，SpO₂93%であった．尿量は，5月7日15時〜5月8日7時までで，1,600mL．水分摂取は，約400mL．

既往歴
　2012年12月　心筋梗塞〔ワーファリン服用中　3mg　1回/日（朝食後）〕
　2013年6月　脳梗塞（左半身麻痺，構音障害）

使用薬剤
　ワーファリン3mg　1回/日（朝食後）
　ラシックス40mg　2錠　2回/日（7時，15時）

計画立案日　5月8日

行動のアセスメント		刺激のアセスメント	看護診断
行動	判断とその根拠		
酸素化 S-①ときどき息が苦しい O-①NYHAは4 O-②脈拍88~96回/分　不整脈あり O-③呼吸数20~29回/分 O-④血圧140~158/70~90 mmHg O-⑤SpO₂90% （酸素吸入1L/分　30分後で94%） O-⑥会話や食事のあとは、呼吸が荒々しくなり、冷汗と口唇にチアノーゼが出現する。酸素吸入を開始しゆっくり深呼吸すると改善する（カニューラを自己除去することが多い）。 O-⑦起座位で過ごすことが多い。 O-⑧ワーファリン3mg　1回/日（朝食後） O-⑨ラシックス40mg　2錠　2回/日（7時、15時） O-⑩検査データ 　RBC　390×10⁴/μL 　Hb　11g/dL 　X線所見 　肺水腫あり 　心肥大あり **栄養** S-①食べた。息がきついから食べられない。 S-②味が薄いから食べたくない。 O-①食欲を尋ねると、上記のように返事あり。しかし、3割程度の摂取である。 O-②摂食中に、話し声がしたり、人が訪問に来ると摂食行動が中断し、摂食開始に時間を要する。看護師が声をかけ、スプーンを口に運ぶと食べ始める。 O-③食事形態は全粥、総カロリーは1,250 kcal、食事に含まれる水分は700 mL、Na 5g。	**酸素化** 循環器系の機能は、心不全により著しく低下し、低酸素状態である。その低酸素状態を改善するための呼吸器系機能で代償している状態である。 **栄養** 摂食は途中で中断し、食事摂取量も少ない。また、検査データより低栄養状態と判断する。体重は、心不全により栄養状態の指標にはならない。非効果的行動。	**酸素化** 考えられる刺激 ・心不全の悪化 ・体動 ・摂食 健康問題は、心不全の悪化による循環不全、呼吸困難である。発生の時期は、2015年4月頃。程度は、酸素吸入1L/分 30分後でSpO₂ 94%、会話や食事のあとは口唇にチアノーゼが出現する程度である。焦点刺激は、直接的に影響を与えている「心不全の悪化」、関連刺激は、「体動」「摂食」である。 今後の成り行きは、心不全への医学的治療により改善に向かうと判断する。関連刺激に対しては、酸素吸入を確実に行うことや、ベッド上安静の指示を遂行することが重要である。酸素下での問題は、まず治療的介入を遵守する。認知症に対する刺激操作を行うことでしか解決が困難であるため、そこで、看護介入は神経学的機序のアセスメントより立案する。 **栄養** 考えられる刺激 ・呼吸困難 ・認知症による注意散漫 ・制限食（好みの味ではない）による食欲の低下 ・高齢による消化・吸収機能、筋力の低下 健康問題は、栄養摂取量の低下である。発生の時期は不明。程度は3割程度の摂取量。呼吸困難により摂食量がさまざ栄養摂取量「呼吸困難」、関連刺激「認知症による注意散漫」、「制限食（好みの味ではない）による食欲の低下」による食欲が減少しているため、焦点刺激を「認知症による注意散漫」、関連刺激（好みの味ではない）による食欲の	**栄養** 看護診断：#1　栄養摂取消費バランス異常：必要量以下 ●定義 代謝に必要な量を満たすには栄養摂取量が不十分な状態 ●診断指標 ■食物摂取量が1日あたりの推奨量よりも少ない ■食物への興味の不足 【刺激】 焦点刺激：呼吸困難：認知症による注意散漫 関連刺激：呼吸困難：認知症による注意散漫、制限食

行動のアセスメント		刺激のアセスメント	看護診断
行動	判断とその根拠		
O-④84歳という年齢 O-⑤検査データ 　RBC 390×10⁴/μL 　Hb 11 g/dL 　Tp 5.7 g/dL 　Alb 2.5 g/dL O-⑥1週間前の体重 58 kg. 　入院時体重 62 kg. 身長 166 cm		低下」と判断する. また高齢による身体的な機能低下が推察され, 残存刺激を「高齢による消化・吸収機能, 筋力の低下」と判断する. 今後の成り行きは, 酸素化の改善で摂取量の増加は見込めるが, 年齢的に消化吸収機能は改善はできない. 補助食品によるし工夫で生命維持, 日常生活行動に必要なエネルギーを得ることができれば解決できる.	(好みの味ではない)による食欲の低下 残存刺激:高齢による消化・吸収機能, 筋力の低下
排泄 O-①尿意便意は訴えない. O-②排尿は留置カテーテル挿入. O-③尿量5月7日15時〜5月8日7時まで1,600 mL/16 h, 水分摂取は, 約400 mL/16 h. O-④舌や皮膚の乾燥なし. 下腿の浮腫持続, 皮膚の光沢がある. O-⑤ラシックス40 mg 2錠 2回/日(7時, 15時) O-⑥排便は5月8日7時に1回あり. 有形便鶏卵大. O-⑦検査データ 　BUN 20 mg/dL 　血清クレアチニン 0.8 mg/dL	**排泄** 循環機能の低下および, 低栄養状態により水分排泄ができず浮腫をきたしているが, 利尿薬に反応していることにより排泄機能の低下は年齢相応と判断する. また, 便意, 尿意を訴えないが, 認知機能の障害があるため, 尿意, 排泄機能の低下で失禁していると判断はできない. 適応と判断する.		
活動と休息 S-①動くと息が苦しい. O-①日常生活は摂食以外は全介助(認知症があり, 施設入所中より, 更衣, 入浴, 排泄は介助が必要であった) O-②ベッド上安静(医師の指示). O-③夜間体動しベッドより降りようとするが, 呼吸困難があり動けなくなる. O-④2時間おきの訪室では入眠しているが, 小さな物音で起きる. O-⑤ファウラー位で睡眠. O-⑥日中の仮眠は少ない, 食後30分程度. O-⑦左半身麻痺があり, 自力では左上下肢を動かすことはできないが, 右手を使いベッド上では体位変換はできる.	**活動と休息** 活動は治療的目的での制限されており, 自力で体動することにも呼吸困難がありできない. 休息は保たれている. 日常生活機能は自力では困難であるが, 安静中のため, 看護介入でセルフケアを拡大することはできない. よって, 現在の病態から活動と休息は, 生命維持に必要なエネルギーを消耗しておらず, 適応行動と判断する.		

5. 老年　245

保護（防衛）　皮膚

O/S データ

保護（防衛）
- O-①下腿部に浮腫があり、皮膚は光沢を帯びている。
- O-②自力でベッド上体位変換をすることが常にできている。
- O-③左片麻痺があり、ときどきベッド柵に下肢が挟まり、圧痕を残す。
- O-④皮膚剥離や発赤はない。
- O-⑤体温 35.7℃
- O-⑥84歳という年齢。
- O-⑦検査データ
  - CRP　18 mg/dL
  - LDH　540 IU/L
  - WBC　12,000/μL

判断

保護・防衛
- O-①下肢は浮腫のため皮膚の緊張が高まり、片麻痺のため圧迫に気づかないことで亀裂や損傷を受けやすい状況である。また、年齢的に皮膚の弾力性の低下を受けやすい。
- O-④検査データは異常値を示しているため、防御機能の低下は否定できないが、皮膚剥離の低下が心不全であるものの心不全による影響や関係しているものと推察する。

しかし、皮膚のバリア機能は破綻する危険性が高く、非効果的行動と判断する。

判断（刺激）

保護（防衛）
考えられる刺激
- ・低栄養状態
- ・下腿部の浮腫
- ・左片麻痺
- ・84歳という年齢からくる皮膚弾力性の低下

健康問題は、皮膚の損傷の危険性である。現時点では、心不全による浮腫の危険性である。現時点では、心不全による浮腫による危険性は刺激の種別ではできない。
今後の成り行きは、心不全による浮腫の軽減、栄養状態の改善と判断すること。

看護診断

保護（防衛）
看護診断：#2　皮膚統合性障害リスク
- ・定義
表皮と真皮の両方またはどちらか一方に変化が起こりやすく、健康を損なうおそれのある状態
- ■危険因子
- ■極端な年齢（乳幼児および高齢者）
- ■感覚の変化（脊髄損傷、糖尿病などによる）
- ■循環障害
- ■栄養不良

［刺激］
- ・低栄養状態
- ・下腿部の浮腫
- ・左片麻痺
- ・84歳という年齢からくる皮膚弾力性の低下

体液・電解質

O/S データ

体液・電解質
- O-①下肢に浮腫あり
- O-②嘔気、嘔吐なし
- O-③振戦、けいれんなし
- O-④検査データ
  - Na　110 mEq/L
  - K　4.9 mEq/L
  - Cl　98 mEq/L
  - X線所見
  - 肺うっ血あり
  - 心肥大あり
- O-⑤1週間前の体重　58 kg
  入院時体重　62 kg
- O-⑥尿量 5月7日15時〜5月8日7時まで1,600 mL/16 h、水分摂取は、約400 mL/16 h
- O-⑦ラシックス 40 mg　2錠
  2回/日（7時、15時）

判断

体液・電解質
体内に水分の貯留があり現在利尿薬を使用している。水分は体外へと排出されているが体液過剰状態である。電解質のアンバランスは生じていない。
非効果的行動と判断する

判断（刺激）

体液・電解質
考えられる刺激
- ・心不全による循環動態の変化
- ・低栄養

健康問題は、体液量過剰である。現在医学的治療がなされており、改善に向かっている。医学的問題である看護診断はしない。また、刺激の低栄養は看護診断：栄養摂取消費バランス異常：必要量以下で介入する。

感覚

O/S データ

感覚
- S-①左は痛くない。
- S-②痛いところはない。
- S-③テレビは見える。
- O-①話しかけると答え、会話ができる程

判断

感覚
脳梗塞後遺症による左片麻痺があるが、他の感覚は正常範囲である。左片麻痺の感覚異常があり非効果的反応である。

判断（刺激）

感覚
考えられる刺激
- ・右脳梗塞既往

健康問題は左片麻痺であるが、回復は困難である。

行動のアセスメント		刺激のアセスメント	看護診断
行動	判断とその根拠		
度の聴力はある。 ○ー②食事を食べるときに味が薄いと言うことより、味覚の低下はある。 ○ー③右脳梗塞の既往。		難である。左片麻痺による感覚異常に対しては、保護でアセスメント、介入した。看護診断はない。	
神経学的機能 ○ー①認知症 認知症（2010年10月）：改訂長谷川式簡易知能評価スケール（HDS-R）14点/30点 ○ー②見当識障害あり。 ○ー③入院当日、22時頃に大きな音が聞こえ、訪室するとベッド柵を床に落とし歩こうとベッドサイドに足を垂らしているところであった。膀胱留置カテーテルは、引き抜こうと引っ張った様子で尿道口より出血がみられた。疼痛を尋ねても、「いいや」と答える。 ○ー④食事の中断や注意散漫がある。 ○ー⑤日常生活は摂食以外は全介助（脳梗塞後遺症の左片麻痺があること、日常生活行動は声かけで誘導しても自力で行わない）。	**神経学的機能** 認知機能の低下があり、思考、記憶、判断、注意が正常に行えていない。非効果的行動。	**神経学的機能** 考えられる刺激 ・認知症 ・高次脳機能障害 健康問題は、思考混乱である。発生の時期は2010年10月。程度は、(HDS-R) 14点/30点である。高次脳機能障害による認知症発症であるが、年齢的なものは判断はできていないため、焦点的刺激は特定できない。今後の成り行きは、外的・内的刺激を行い認知機能を維持することが限界と判断する。	**神経学的機能** 看護診断：#3 慢性混乱 ●定義 環境刺激を解釈する能力の低下と知的な思考能力とパーソナリティは悪化した状態。不可逆性であったり、進行性でであったりする。記憶障害、見当識障害、行動障害が出現する。 ●診断指標 ■解釈の変化 ■長期記憶の変化 ■慢性認知障害 ■通常の意識障害 ■脳器質障害 【刺激】 ・認知症 ・高次脳機能障害
内分泌機能 ○ー①構造的障害、機能的障害はない。	**内分泌機能** 適応と判断する。		
自己概念様式 情報なし	**自己概念様式** 判断できない		
役割機能様式 2010年以降、兄弟との接触もない。認知症があり病者役割は遂行できていない。	**役割機能様式** 判断できない		
相互依存様式 ○ー①キーパーソンは民生委員 ○ー②友人の面会はなし ○ー③看護師や医師との関係を自ら壊すような行動はないが、受容的行動も寄与的行動もみられない	**相互依存様式** 判断できない		

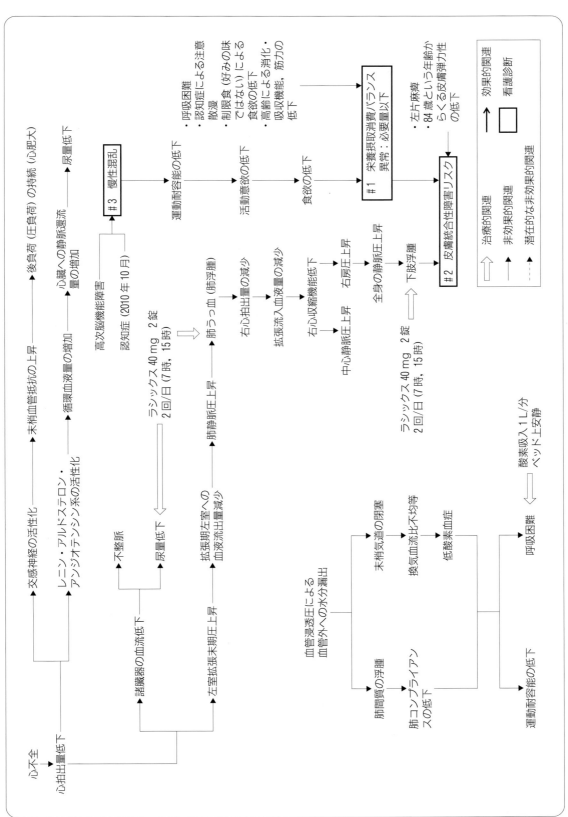

老年期の事例：Aさん，84歳，男性，未婚，左半身麻痺と認知症，心不全がある人の関連図

看護診断	目標（成果）	介入	評価
看護診断：#1 栄養摂取消費バランス異常：必要量以下 ●定義 代謝に必要な量を満たすには栄養摂取量が不十分な状態 ●診断指標 ■食物摂取量が1日あたりの推奨量よりも少ない ■食物への興味の不足 [刺激] 焦点刺激：呼吸困難 関連刺激：認知症による注意散漫、制限食（好みの味ではない）による食欲の低下 残存刺激：高齢による消化・吸収機能、筋力の低下	5月14日までに、食事摂取量が平均7割摂取することができる。 （看護師の介助のもと）	Op ①呼吸状態 ②バイタルサイン ③認知症のレベル ④咀嚼、嚥下機能（筋力） Tp ①好みの食材を提供する（焼き魚、刺身など） ②汁物を半量にし、味を濃くする。Naは同量。 ③栄養補助飲料やゼリーを間食に入れる。 ④疲労しないよう摂取中断を最小限にする。（個室での摂取、環境の調整） ⑤姿勢を安定させる。	S：魚は美味しい、塩気が欲しい。味噌汁が美味しくなった。ゼリーとジュースは美味しくない。 O：食事摂取量は、5～6割となる。副食は、8割程度摂取することもあるが、主食は味がないため摂取が進まない。食事中に摂食が中断することはなくなったが、咀嚼が遅く摂取に40分かかる。 検査データ 5月14日 RBC 398×10⁴/μL Hb 11g/dL Tp 6.0g/dL Alb 3g/dL A：摂取量は増えたが、7割に至らなかった。しかし、魚は好んで食べているので、食事に関する関心が出てきている。摂食時間の延長は、満腹中枢を刺激し食欲を低下させるため、今後、摂食時間の短縮、補助食品の再選択が必要である。 P：目標はこのまま続行し、5月21日に再評価する。また既製の補助食品は甘く好まないため、豆腐やおからなどから作られている食品を選択する。
看護診断：#2 皮膚統合性障害リスク ●定義 表皮と真皮の両方またはどちらか一方に変化が起こりやすく、健康を損なうおそれのある状態 ●危険因子 ■極端な年齢 ■感覚の変化 ■循環障害 ■栄養不良 [刺激] ・低栄養状態	目標 皮膚の損傷を起こさない	Op ①皮膚の光沢 ②浮腫の程度 ③栄養状態 ④圧迫や摩擦など Tp ①2時間ごとの体位調整 ②下肢の挙上（バスタオル4つ折り程度） ③緩めの寝衣にし、ゴムや紐は使用しない。 ④エアーマット使用 ⑤ベッド柵周囲を無反発まくらで覆う	5月21日 O：皮膚の損傷なし。浮腫は軽減し、皮膚の光沢は消失。体位は自力で変換するが、ベッド柵にカバーをつけたため損傷はない。 A：皮膚の損傷はなく、損傷のリスクも軽減している。 P：続行

	目標		S・O・A・P
・下腿部の浮腫 ・左片麻痺 ・84歳という年齢からくる皮膚弾力性の低下。 看護診断：#3 慢性混乱 ●定義 環境刺激を解釈する能力の低下と知的な思考に必要な能力の低下を特徴とする。知的能力とパーソナリティは悪化した状態。不可逆性であったり、進行性であったりする。記憶障害、見当識障害、行動障害が出現する。 ●診断指標 ■解釈の変化 ■長期記憶の変化 ■慢性認知障害 ■通常の意識レベル ■脳器質障害 【刺激】 ・認知症 ・高次脳機能障害	目標 現在の会話成立が維持できる。言われたことに返事することができる。	Op ①記憶障害のレベル ②認知機能障害による危険行動の有無（転落、異食など） ③感情の安定 ④活動意欲 ⑤表情 Tp ①2時間間隔の訪室と会話 　返事を待ち、発声を促す。 ②タッチング 　訪室の際、上下肢に触れさする ③外の景色を見せ季節の変化を伝える。 ④手指を動かし、刺激する。	S：はい、あぁ… O：看護師の問いに単語で答える。長谷川式では、12点/30点 表情はほとんど変化なく、喜怒哀楽は不明。 激昂や感情失禁はなし。 話しかけても傾眠することがある。 A：認知症は徐々に進行している。 P：変更 訪室時間を短縮、離床のための座位を勧める必要がある。毎日5分間、介助にて端座位を追加する。

250　第7章◇専門領域別の実践例

6　小児　化学療法を受けている男児の看護過程

事例紹介

S君，男児，11歳

医学診断
　1，骨肉腫
　2，右下肢切断

現病歴
　2014年3月，体育授業中スクワットしている際に，右下肢に違和感がある．5月上旬に腫脹，疼痛が出現し，近くの整形外科を受診．6月下旬に当院整形外科に入院し生検を行う．7月中旬，上記診断となり治療目的にて小児科入院．

入院してから計画立案までの経過
　術前化学療法にて腫瘍縮小があり，9月中旬に右下肢切断・回転形成術施行する．術後退院し，一時自宅療養を行い，術後化学療法を10月下旬より11月上旬に実施している．今回，4回目の化学療法実施．
　初回の化学療法で嘔吐があり，その後も化学療法のたびに嘔吐する．体重は，標準値を示していたが，化学療法を行うたびに体重が減少した．しかし，嘔気が消失すると，食事量は全量摂取可能となる．大きな感染症は今まで起こさなかった．化学療法はこのようなものだと子どもながらに受け止めており，否定的な言動は今までみられてない．

既往歴
　遺尿症

使用薬剤
　（内服薬）
　フルコナゾールカプセル
　ロキソニン（頓用）
　バクタ錠（頓用）
　（化学療法）
　7/23〜ソルラクト
　7/24〜ウロミテキサン注
　　　　　生理食塩水
　　　　　イホマイド
　　　　　ソルラクト
　　　　　カイトリル

計画立案日　1月21日

行動のアセスメント		刺激のアセスメント	看護診断
行動	判断とその根拠		

酸素化

行動	判断とその根拠
酸素化 O-(1)呼吸回数：19回/分 O-(2)両肺の呼吸音：良好、副雑音なし O-(3)呼吸困難感：なし O-(4)SpO₂：安静時98% O-(5)酸素療法：なし O-(6)咳嗽：なし O-(7)喀痰：なし O-(8)脈拍数：82回/分 　　　リズム不整：なし O-(9)チアノーゼ：なし O-(10)冷感：なし O-(11)血圧：112/62 mmHg O-(12)末梢動脈触知：あり（左） O-(13)通常体温：36.8℃ O-(14)熱感・頭痛：なし 　　　発汗：軽度あり（額部） O-(15)検査データ：RBC　5.26×10⁴ mm³ 　　　　　　　　Hb　13.7 g/dL 　　　　　　　　Hct　42.2% O-(16)胸部X線：異常所見なし、転移なし	**酸素化** 呼吸数・リズムともに異常はみられない。骨肉腫の肺への転移が最も予測されるが、現在肺のX線所見も異常がみられないことから、呼吸機能は正常に機能していると推察する。 また、脈拍数や血圧より循環機能、検査データより、血液運搬機能も正常に機能しており、適応行動と判断する。

栄養

行動	判断とその根拠	刺激のアセスメント	看護診断
栄養 S-(1)気持ちが悪い。もういらない。 O-(1)食事習慣：3回/日　規則的 O-(2)食事形態： 　　常食（病院食）2,000 kcal/日 O-(3)食事摂取量：主食5割 　　　　　　　　副食3〜5割程度 O-(4)摂取方法：経口摂取 O-(5)間食：あり O-(6)嘔気・嘔吐：あり、8回/日 O-(7)食欲：食欲減退あり O-(8)腹満感：なし O-(9)嚥下障害：なし O-(10)口渇：なし O-(11)浮腫：なし O-(12)体重：34 kg　身長：143 cm	**栄養** 身長・体重よりローレル指数116であり、痩せ気味である。さらに化学療法の実施により、悪心・嘔吐の症状が出現している。そのため、食事摂取量の低下がみられており、栄養状態の悪化が予測される。 以上より、非効果的行動と判断する。	**栄養** 考えられる刺激 ・化学療法に伴う、有害作用 ・悪心・嘔吐の経験 ・母親不在による不安 健康問題は、悪心である。化学療法の実施に伴い、有害作用である悪心・嘔吐が出現している。悪心・嘔吐の発生の時期は、11月23日の化学療法開始日。程度は、6回の嘔吐。各食事後食欲不振がある。さらに、母親が不在であることで、安心感が得られがたく、精神的に悪心・嘔吐を増大させている可能性がある。 成り行きは、嘔気前の制吐薬の使用や、好	**栄養** 看護診断：#1　悪心 ●定義 のどの奥や胃に不快感を覚える主観的現象で、嘔吐を引き起こすこともあれば、そうでないこともある状態 ●診断指標 ■食物に対する嫌悪感 ■のどの絞扼感（しめつけられる感覚） ■唾液分泌の増加 ■嚥下数の増加 ■悪心 ■口の中が酸っぱい [刺激] 焦点刺激：化学療法に伴う、有害作用

行動のアセスメント		刺激のアセスメント	看護診断
行動	判断とその根拠		
O−⑬検査値：Tp 7.4 g/dL 　　　　　アルブミン 4.4 g/dL **排泄** S−①この薬（化学療法）してるときはすぐトイレに行きたくなる。どうしてかなあ。 O−①排便回数：1回/日 O−②便性状：有形便 O−③腹部の状態：腹鳴・蠕動音あり 　　　　　　　腹部膨満なし O−④薬剤使用：なし O−⑤排尿回数：7〜8回/半日 O−⑥残尿感：なし O−⑦尿の色：淡黄色、混濁なし O−⑧排泄方法の変更：なし O−⑨既往歴：遺尿症 O−⑩検査値：BUN　13.5 mg/dL 　　　　　Cr　0.82 mg/dL **活動と休息** O−①タイムスケジュール：規則的 　7：30起床、8：00朝食、12：00昼食、19：00夕食、23：00就寝 O−②睡眠パターン：規則的 O−③睡眠薬の使用：なし O−④利き手：右 O−⑤運動神経障害：あり O−⑥疾患により右下肢切断・回転術施行 O−⑦食事行動：自立 O−⑧排泄行動：車椅子にて移動 　移動後自立して実施可能 　化学療法時尿器設置 　尿器の使用は自立して可能 O−⑨体位変換、移動：自立 　移動：ふらつきなし O−⑩歩行：（短時間）松葉杖使用で可能 　階段の昇降、登りはやや困難、降りる	**排泄** 排便回数・性状は、規則的で確立されており、便を産生し、体外へ排出する機能は保たれている。 排尿回数は、化学療法の実施に伴い、増加している。しかし、化学療法の実施に伴う利尿薬の使用によるものであり、浮腫や尿の異常はみられないため、尿の産生、排出においても正常であると推察する。 以上より、適応行動であると判断する。 **活動と休息** 疾患に対する治療法にて、右下肢を切断しているが、各種セルフケアは自立して実施できている。歩行に関しても、車椅子・松葉杖を使用して、ぶらつき、転倒なく実施できている。サッカーをすることを目標に、リハビリにも意欲的に参加しており、活動は十分にできている。睡眠も十分に取れている。 以上より、適応行動と判断する。	みに合わせた食物の選択、母親の面会時間の工夫などを行うことで、悪心の緩和をはかる。	関連刺激：化学療法の嘔吐の経験 残存刺激：母親不在による不安

○─⑩ことは不可
○─⑪入浴・清潔行動：見守りの必要
　母親の面会にあわせて実施
　化学療法時は清拭：一部介助
○─⑫衣服着脱・整容行動：自立
○─⑬点滴：あり（右上肢）
○─⑭日中はベッド上にて生活。ベッド上では、スポーツ観戦をしている。また、友だちにメールをしたり、音楽を聴いたり、漫画を読んでいる。
○─⑮車椅子を使用して屋上や院内を散歩することもある。
○─⑯リハビリテーション実施：あり
　（内容）筋力改善・改善
　　関節拘縮の防止・維持
　　起立動作・歩行動作の訓練

保護(防衛)：
○─①感染：なし
　（HBs, HCV, ワッセルマン反応）
○─②感染リスクファクターの存在：なし
○─③麻疹・耳下腺炎・水痘の既往：あり
○─④検査値：
　WBC　2,800/μL
　CRP　0.1 mg/dL
　RBC　310×10^4/μL　Hb 8.9 g/dL
　PLT の方
○─⑤皮膚の湿潤、乾燥：なし
○─⑥創部の状態
　発赤・びらん・発汗：なし
○─⑦化学療法時
　顔面の発赤：軽度あり
　（開始1時間）
　体幹や発赤：あり
　全身の搔痒感：あり
　（開始数時間で軽減）
○─⑧今回の化学療法
　開始日1月21日
　終了1月25日
　シスプラチン、アドリアシンを使用し4日間持続点滴で行われる。主な有害作用は、悪心・嘔吐

保護(防衛)

幼児・学童期に好発しやすい感染症（麻疹・水痘など）は罹患しており、その他の感染症のリスクファクターもみられない。しかし、化学療法の実施に伴い、WBCの低下がみられている。化学療法に伴い、副作用の悪心・嘔吐に伴う栄養状態の悪化も考えられ、感染のリスクが高くなっている状態である。また、化学療法に伴い、さまざまな症状が出現している。
以上より、非効果的行動とする。

保護(防衛)

考えられる刺激
栄養状態悪化の危険性
・化学療法に伴う、免疫抑制
・化学療法に伴う、各種症状の出現

健康問題は、感染リスク状態である。化学療法実施に伴い、骨髄機能の造血機能障害が起こり、赤血球、白血球、血小板の産生が低下している状態にある。
そのため、免疫力が低下し、感染を起こしやすい状況である。また副作用として悪心・嘔吐があり、食欲減退に伴い、栄養状態の悪化が予測される。さらに、体幹などに発赤や発汗、搔痒感が生じている。以上より、感染しやすい状態にあると推察する。
成人は、#1悪心への介入により、栄養状態の悪化を防ぐことと、徹底した感染予防により、感染を起こさないようにする。

保護(防衛)

看護診断：#2　感染リスク状態
●定義
病原体が侵入し増殖しやすく、健康を損なうおそれのある状態
●危険因子
■不適切な第二次防衛機構の不備
■ヘモグロビン値の低下
■炎症反応の抑制（例：IL6, CRP）
■白血球数の減少
■免疫抑制
■栄養不良

[刺激]
焦点刺激：化学療法に伴う、免疫抑制
関連刺激：化学療法に伴う、栄養状態悪化の危険性
残存刺激：化学療法に伴う、各種症状の出現

行動のアセスメント		刺激のアセスメント	看護診断
行動	**判断とその根拠**		
体液・電解質 O-①検査値：Na　140 mEq/L 　　　　　　K　3.6 mEq/L 　　　　　　Cl　104 mEq/L O-②水分摂取量：約1,200 mL/日 O-③浮腫：なし O-④嘔吐：あり O-⑤下痢：なし O-⑥発汗：あり（額に軽度） O-⑦持続点滴：あり 　　　　2,500〜1,662 mL/日 **安楽** S-①足が痛いのはわかっているけれど、痛いです。痛みで目が覚めるときがあります。 O-①聴力障害：なし O-②視力障害：なし O-③コミュニケーション能力：問題なし O-④感覚障害：あり　幻肢痛あり O-⑤疼痛がある際に「イライラする」と訴えることがある。 **神経学的機能** O-①意識障害：なし O-②コミュニケーション手段：言語 O-③けいれん：なし O-④振戦：なし O-⑤不随意運動：なし	**体液・電解質** 化学療法実施により、水分摂取量に加え、約2,000 mLを右上肢より体内に取り込んでいる状態である。しかし、利尿薬により排尿回数の増加がみられないことから、体液と電解質に異常がみられないことから、体液と電解質バランスは保たれていると推察される。以上より、適応行動と判断する。 **安楽** 聴力・視覚障害はなく、コミュニケーションをとるうえで障害はない。切断に伴い、右下肢の幻肢痛がみられている。 したがって、身体的安楽が得られていない。 以上より、非効果的行動と判断する。 **神経学的機能** 意識・見当識障害なく、コミュニケーション能力も異常はない。脳・神経系の障害を示す所見はない。 以上より、適応行動と判断する。	**安楽** 考えられる刺激 ・右下肢切断 ・化学療法に伴う副作用による、不安 ・母親の不在による不安 健康問題は、急性疼痛である。疾患に対して、右下肢切断・回転術を行ったことにより、実際には存在しないはずの右下肢に痛みが生じている。発生の時期は、手術後。程度は、痛みで目が覚める。右下肢の残存感があり、感覚が過剰に反応している状態であるる。さらに、化学療法を実施しているための副作用が出現しており、母親が不在といること、精神的にも不安な状態にあることも関連していると推察する。母親の気持ちを傾聴し受容する行為は、患者の気持ちを傾聴し受容する態度を示しながら精神的な安寧をはかることで、症状が緩和すると推察する。	**安楽** 看護診断：#3　急性疼痛 ●定義 実在するあるいは潜在する組織損傷に伴う、もしくはそのような損傷によって説明される、不快な感覚的および情動的経験（国際疼痛学会）。発症は突発的または遅発的で、強さは軽度から重度までさまざまであり、回復が期待・予測できる。 ■診断指標 ■表出行動[例]：落ち着きがない（ソワソワ）、泣きわめく、警戒する） [刺激] 焦点刺激：右下肢切断 関連刺激：化学療法に伴う副作用による、不安 　　　　母親の不在による不安

6. 小児　255

内分泌機能
O－①構造障害はみられない。
O－②機能障害はみられない。
O－③ホルモン剤の使用はない。

自己概念様式
S－①（サッカー観戦をしながら）いいな。どうして僕の足なくなっちゃったのかな。

S－②けどね、看護師さんが、今は「義足」っていうのがあって、それを付けてサッカーしている人がいるって言っていたから、僕も「義足」を付けてまたサッカーやるんだ。だって、サッカー大好きだもん！

S－③僕ね、小学校の運動会でいつもリレー一番だったんだよ！　すごいでしょ。マでいつも速めてくれるんだよ。

S－④僕、勉強はあんまり好きじゃない。だってすぐ動きたくなるし……やっぱり運動が好き！

S－⑤僕の夢？う～ん……サッカー選手になるのが夢だったんだ！　けど、こうなっちゃったから、今は、一日も早くサッカーできるように、毎日身体を動かしてるんだ。

S－⑥いつでもサッカーできるように、毎日身体を動かすこと。

O－①趣味：サッカー、身体を動かすこと。スポーツ観戦。

O－②切断したことで、手術直後は毎日泣いている様子だった。

O－③手術後5か月経った現在は、いち早くサッカーができるよう日々努力をしている。

母親S－①「辛かったことを乗り越えて今は、サッカーをすることを目標に治療にもめげずに立ち向かって、本当に強い子。自慢の子です。」

内分泌機能
内分泌機能に異常を示すデータはみられない。
以上より、適応行動と判断する。

自己概念様式
下肢切断に伴う、ショック期を乗り越え、回復に向けて新たな世界を切り開こうとしている段階である。家族や友人、医療従事者からの励ましにより、「義足」を付けて自ら新たな生活を見出し、意欲的に行動している。
以上より、適応行動と判断する。

自己概念様式
考えられる刺激
・母親や友人からの励まし
・良好な人間関係
・医療従事者からの情報提供
・サッカーに対する意欲
・リハビリテーションの継続
・否定的な発言をしないという興味
・新たな世界への興味

健康状態は、希望促進準備状態である。患者は、下肢切断によりショックを受けていたが、母親や友人からの励ましを得て、ショックを乗り越え、医療従事者より聞いた、「義足」を付けてサッカーを再び遊ぶことができるという希望をもち、リハビリテーションに意欲的に取り組んでいる状態である。成功行きさは、S君の状態に合わせて、励ましを行い、必要な情報を提供することで、現在促進されている希望という意欲・希望促進状態しにくする。

自己概念様式
看護診断：#4　希望促進準備状態
●定義
自分のためにエネルギーを結集するのに必要な期待と願望のパターンにおいて、さらなる強化の可能性な状態
●診断指標
■達成可能な目標を設定する能力の向上を望む。
■可能性をもっと信じることを望む。
■他者とのさらなるつながりを望む。
【刺激】
焦点刺激：母親や友人からの励まし
医療従事者からの情報提供
サッカーに対する意欲
関連刺激：良好な人間関係
リハビリの継続
新たな世界への興味
残存刺激：否定的な考えをもたない。

行動のアセスメント		刺激のアセスメント	看護診断
行動	判断とその根拠		
役割機能様式 S－①ママは、いつも笑顔でお話してくれるよ．忙しいけど、辛いときは電話をくれたり、会いに来てくれてC．だからママ大好きなんだ． O－(1)家族構成：母子家庭（母：35歳，職業：工場勤務） O－(2)兄弟：なし，一人っ子． O－(3)住居：病院から車で片道1時間かかる． O－(4)病棟内の同年代の子どもたちとも会話している様子． O－(5)看護師，医師その他の医療従事者とも関係は良好． O－(6)院内学級へは毎日参加している． **相互依存関係** S－④友だちは、みんな学校だからなかなか会えないんだ． S－②早く元気になってまたみんなと遊びたいなぁ． S－③ママがなかなか来てくれないけど、ママもお仕事がんばってるから、僕も病気に負けないようにがんばらなくちゃ． 母親S－④Sは、いつも笑顔で迎えてくれるから、見舞いに来るたびに元気をもらっています．なかなか来られないから頼しい思いをさせてしまっているけど、Sがいるからがんばれます．あの子に負けないようにがんばらなくちゃ． 母親S－⑤病院でも、看護師さんがよくしてくださっているみたいだし、友だちもできて、よく嬉しそうに話をしてくれるんですよ． 母親S－⑥これから、足がないことでいろんな壁にぶつかるかもしれないけど、支えていきます．あの子な	**役割機能様式** 学童期にあり、エリクソンの発達段階によると、「勤勉性 対 劣等性」である．11歳のS君には、「息子・学童・患者」としての役割があり、母親、医療従事者との関係より、役割を果たしているといえる．学童役割としても、院内学級へ参加しており、十分に果たしている． 以上より、適応行動と判断する． **相互依存役割** 自宅が病院より離れていることに加え、母親が働いていることから、面会数・時間が制限されているが、今までの親子関係や、S君の母親への理解があることから、現在も良好な親子関係を維持できている．さらに、他患者や医療従事者とも良好な関係を保てている． 以上より、適応行動と判断する．		

ら大丈夫.
○-①教育：自宅近くの公立小学校
○-②地元に友だちとの写真あり.
○-③同室者との関係：良好
○-④同室に同年代の子がいるため、一緒にゲームをしている様子あり.

258　第7章◇専門領域別の実践例

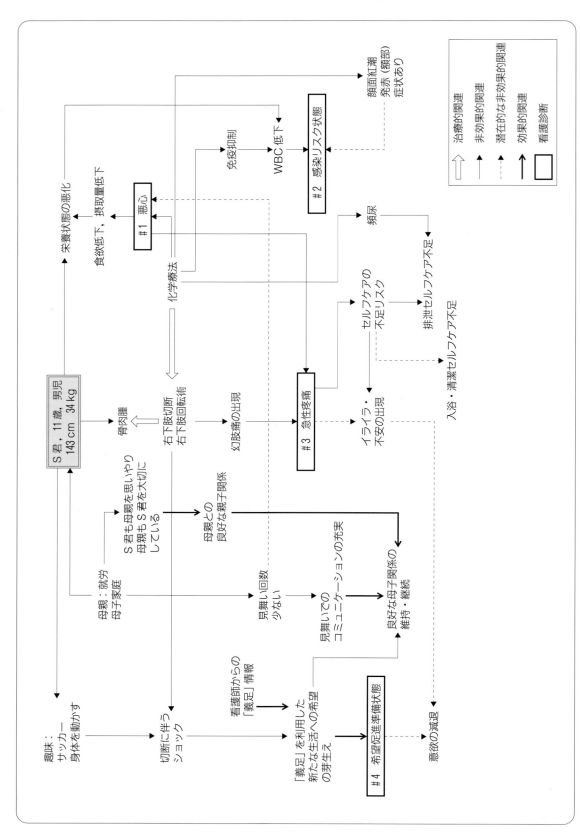

小児の事例：S君，男児，11歳，化学療法を受けている男児の関連図

看護診断	目標	介入	評価
看護診断：#1　悪心 ●定義 嘔吐の衝動または必要性をもたらす、咽喉の後部、心窩部、あるいは腹部の主観的な不快な波状感覚 ●診断指標 　食物に対する嫌悪 　■のどの絞扼感（しめつけられる感覚） 　■唾液分泌の増加 　■嚥下数の増加 　■悪心 　■口腔内が酸っぱい 【刺激】 焦点刺激：化学療法実施に伴う、悪心・嘔吐の出現 関連刺激：悪心・嘔吐の出現による、食欲不振 　食欲不振に伴う摂取量の減少 残存刺激：母親不在による不安	短期目標 ①11月25日までに嘔吐が3回/日以下となる。 ②11月30日までに、食事摂取量が8割を超える。 長期目標 化学療法実施中、食事量の低下がみられず、副作用に伴う悪心が軽減し、栄養状態の悪化がみられない。	Op ①現在の食事摂取量（病院食、間食） ②悪心・嘔吐の出現の有無、回数、程度 ③表情や顔色、全身状態の変化 ④栄養状態（TP、アルブミンなど） ⑤水分摂取量 ⑥嗜好 ⑦不快感の有無 ⑧不安の有無 Tp ①制吐薬の使用 　医師から処方されている制吐薬を指示に従い服薬させる。 ②水分摂取を促す。 ③食事摂取が可能なときに摂取するよう促す。刺激の少ない物を優先する。 ④刺激が少なく簡単に消化できる食事から割食について栄養士と相談する。 ⑤騒音で嫌気にならないよう、環境整備を行う。 ⑥患者が不安を訴えたときは、付き添う。 Ep ①悪心・嘔吐が生じた場合は、看護師に伝えるよう説明する。 ②意識して水分摂取するよう説明する。 ③母親の面会は、時間外であっても考慮し、優先する。	（評価日：11月25日） S：今日は、ご飯食べられた。 O：悪心・嘔吐は継続しているが、回数は軽減（2回/日、11月24日消失）している。病院食を約8割摂取できており、さらに間食でリンゴなどを摂取できている。 A：確実な制吐薬の服薬により、11月24日からの悪心・嘔吐の軽減ができている。そのため、食事摂取への影響が軽減し、化学療法開始時に比べ、摂取量の増加がみられている。さらに、化学療法終了後、11月24日より、悪心・嘔吐が消失し、食事摂取量も、増加している。 P：問題解決
看護診断：#2　感染リスク状態 ●定義 病原微生物によって侵入される危険が増加している状態 ●危険因子 　不適切な第二次防御機構の不備 　■ヘモグロビン値の低下 　■炎症反応の抑制（例：IL6、CRP） 　■白血球数の減少症 　■免疫抑制 　■栄養不良	短期目標 11月25日までに、感染のリスクとなる要因（切り傷の形成など）が生じない。 長期目標 ①感染が生じない。 ②感染徴候（炎症徴候など）が軽減する。	Op ①検査データ（WBC、CRP、RBC） ②出血や外傷の有無 ③栄養状態（摂取量、TP、アルブミンなど） ④各種症状（発赤、発汗、掻痒感）の有無、程度 Tp ①清潔操作の徹底 　手洗いや、消毒による清潔操作の徹底 ②食事摂取の悪化を予防する。（#1悪心にて介入） ③清潔セルフケアの援助 　1回/日の清拭の実施	（評価日：11月28日） S：ん～、特に変わりはないよ。 O：切り傷などの形成はなく、感染の徴候はない。 　WBC　3,800/dL（11/28） A：化学療法実施中での、感染や感染のリスクとなる要因の発生はなく経過している。さらに、WBCの上昇も確認できたことにより、目標達成。 P：問題解決

看護診断	目標	介入	評価
【刺激】 焦点刺激：化学療法に伴う、免疫抑制 関連刺激：栄養状態悪化の危険性 残存刺激：化学療法に伴う、各種症状の出現 看護診断：#3 急性疼痛 ●定義 実在するあるいは潜在する組織損傷に伴う、もしくはそのような損傷によって説明される、不快な感覚的および情動的な経験（国際疼痛学会）。発症は突発的または遅発的で、強さは軽度から重度までさまざまで、回復が期待・予測できる。 ●診断指標 ■表出行動（例：落ち着きがない〔ソワソワ〕、泣きわめく、警戒する）	短期目標 ①11月25日まで、幻肢痛出現に伴うストレス（中途覚醒）がなくなる。 ②11月30日まで、幻肢痛時に感情を表出することができる。 長期目標 幻肢痛が生じない。	Ep ①外傷が出現したときは、すぐに看護師に伝えるよう説明する。 Op ①幻肢痛（疼痛や灼熱感、拍動痛など）の有無、程度、出現の時期 ②幻肢痛に伴い、精神や睡眠への障害の有無（イライラ、不眠、不安など） ③下肢切断に対する発言や理解の有無 Tp ①幻肢痛出現時は、患者の話を傾聴し、受容的な態度で接する。 ②切断した下肢や、大腿部をさする。 ③入眠困難時は、付き添い、不安の軽減を図る。 Ep ①幻肢痛が生じたときは、我慢せず看護師に伝えるよう説明する。 ②下肢切断や幻肢痛に対して、感情を表出するよう説明する。	（評価日：11月25日） S：ぐっすり眠れたよ。 O：幻肢痛の出現による、夜間の中途覚醒はみられない。 A：今まで生じていた幻肢痛に伴う中途覚醒が消失している。継続して介入していくことで、幻肢痛の消失を図っていく。 P：計画続行
【刺激】 焦点刺激：右下肢切断後の残存感 関連刺激：化学療法に伴う副作用による不安 　　　　　母親の不在による不安 看護診断：#4 希望促進準備状態 ●定義 自分のためにエネルギーを結集するのに必要な期待と願望のパターンにおいて、さらなる強化の可能な状態 ●診断指標 ■達成可能な目標を設定する能力の向上を望む。 ■可能性をもっと信じられることを望む。 ■他者とのさらなるつながりを望む。	短期目標 11月25日まで、意欲低下が生じない。 長期目標 自己に対する感情を溜め込まず表出しながら、意欲を継続することができる。	Op ①意欲の有無、程度 ②希望に対しての、活動の有無、程度 ③人間関係（母子、友人、医療従事者） ④情報収集の手段 ⑤リハビリテーションへの参加状況 ⑥表情、全身状態 Tp ①将来の夢などの意欲的な発言を傾聴し、励ます。 ②患者が必要としている情報を提供する。 ③リハビリテーションを継続し、意欲的に取り組めるよう支援する。 ④良好な人間関係を築けるよう支援する。 ⑤母親に、日ごろの様子を説明する。	（評価日：11月25日） S：すぐ気持ちが悪くなっちゃうから、リハビリも十分にできないし。でも、がんばって早く治るようにやってる。困ったときははさせておいてもいい？リハビリでもいいのか、わからないときもあるから。 O：母親や、医療従事者に対して、早くリハビリテーションをしたいなどといった発言あり。積極的に質問してくる様子もみられる。化学療法後は悪心がある。 A：化学療法に伴い、点滴や、副作用により活動に制限が生じている。しかし、サッカーの試合をテレビで見たり、義足について質問するなど、意欲の低下下はみ

られず、逆に、早く活動したいという意欲的な発言が聞かれている。肯定的な行動が取れており、刺激の操作管理は効果的である。
P：計画続行

Ep
①情報がほしいときは、遠慮せず尋ねるよう説明する。
②否定的な感情も、看護師に伝えてもよいことを説明する。
③母親に、面会時はよく話を聞いてあげ、褒めてあげるよう促す。

【刺激】
焦点刺激：母親や友人からの励まし
　　　　　医療従事者からの情報提供
関連刺激：サッカーに対する意欲
　　　　　良好な人間関係
　　　　　リハビリテーションの継続
　　　　　新たな世界への興味
残存刺激：否定的な考えをもたない

第7章 ◇ 専門領域別の実践例

7 精神 うつ病患者の看護過程

事例紹介

Yさん，女性，46歳

医学診断
うつ病

現病歴
　25歳で結婚したときに漠然とした不安を感じ，不眠になったが，数か月で自然と改善する．夫は転勤が多いため，それまで続けていた中学校の英語教師は結婚を機に退職した．次女を妊娠した際に，再び以前経験したような不安が現れ，不眠となった．妊娠中は自分で何とか我慢していたが，出産後半年経った頃，精神科外来を受診し薬物治療を受け不安は軽減した．35歳頃からきっかけなく針が怖くなり，裁縫道具がある場所に行くと不安を感じるようになった．そんなことはおかしいと自分ではわかっているが，恐怖心は消えなかった．この症状は外来通院することなく，自然と落ち着いた．
　その後も夫は転勤が多かったため，子どものことを考え実家に娘2人，両親の5人で暮らすようになったが，2年前から再び針への恐怖心が現れるようになった．徐々に不安が増強し，「こんな自分は生きている意味がない」という考えにとらわれ，家事や育児が手につかなくなり日常生活に影響が出てきたため，家族に相談し平成X年8月に精神科病院を受診，うつ病の診断を受ける．外来において薬物治療を開始し，精神的な落ち着きを取り戻した．しかし，1週間前から死にたいと思うほどの身体のきつさを感じるようになり食欲が低下した．本人の希望によって10月20日任意入院となった．

入院してから計画立案までの経過
　入院時の主訴は，抑うつ気分，食欲低下，思考制止，希死念慮，不安であった．入院7日目の現在は，希死念慮の訴えは聞かれない．睡眠は睡眠薬の内服により8時間確保できているが，寝付きが悪く熟睡感はない様子．食欲がないため，入院後，本人希望により毎食おかゆ300gとし，3割程度摂取している．倦怠感や気分の落ち込みが持続していることから，ベッド上で臥床していることが多い．清潔に関しては，おっくうだという訴えが聞かれており，入浴の拒否をすることがある．倦怠感は抗うつ薬による副作用であると本人は自覚しているが，薬を減らすことに対しては不安を感じている．

既往歴
特記事項なし

入院目的
　症状軽減のために薬物療法をしつつ，休養をとる（薬剤調整と休養）

使用薬剤

フルボキサミンマレイン酸塩錠	100 mg/日	2×朝・夕
リフレックス錠	30 mg/日	1×就寝前
ソラナックス錠	1.8 mg/日	3×毎食後
グッドミン錠	0.25 mg/日	1×就寝前
フルニトラゼパム錠	2 mg/日	1×就寝前

〈不眠時〉コントミン　25 mg 1錠　　1日2回まで，2時間あける
〈便秘時〉ラキソベロン　20滴　　3日以上排泄がみられないときに使用

計画立案日　11月1日

7. 精神

行動のアセスメント		刺激のアセスメント	看護診断
行動	**判断とその根拠**		
酸素化 O—①脈拍数 72/分 脈拍のリズム、数、強弱に問題はない。 O—②呼吸数 18〜22/分 O—③血圧 112/70 mmHg、降圧薬服用なし。 O—④喫煙歴なし O—⑤SpO₂ 99% O—⑥入院時血液データ RBC 4.8×10⁶ Hb 13.0 g/dL Ht 38.8% Plt 229.2×10³ O—⑧顔面蒼白、チアノーゼはみられず。	**酸素化** 入院時血液データは、すべて正常範囲内で問題はみられない。経過観察すべき事項はあるが現在は酸素化の悪化に影響する事項はない。したがって適応行動と判断する。		
栄養 S—①なるべく水分を摂るようにしています。 S—②不安で食欲がないです。 O—①身長 158 cm 体重 55 kg（通常時より2 kg減）BMI 22 O—②現在軟食（おかゆ、刻み食）を摂取している。食欲はなく、3割程度摂取 O—③TP 7.1 g/dL Alb 4.5 g/dL O—④飲酒歴はなし。 O—⑤1日の水分摂取量は約600〜700 mLである。	**栄養** 栄養状態は、入院時 BMI 22 であり、標準 BMI 18.5〜25 から判断すると肥満ややせは示していない。うつ状態の悪化によって食欲低下を訴え2 kg減少しているが、現在はおかゆを3割程度摂取しており、今後さらに体重減少や食欲が低下するようであれば栄養状態が悪化する恐れがある。現在のところは様子観察とし、適応行動と判断する。		
排泄 S—①便がつまってて苦しい感じがします。 O—①排便回数1回/3〜4日 入院前に、排便が1週間程度ない時期があった。 O—②腸音あり、排便時の痛みはない、便潜血検査の結果陰性。 O—③緩下剤〔便秘時〕ラキソベロン20滴 3日以上排泄が見られないときに使用。 O—④排尿回数 6〜7回/日 1日の尿量1,200 mL程度/日	**排泄** 排尿の回数は6〜7回/日、約1,200 mL/日、排尿時残尿感、排尿痛はなく、尿の性状・色、検査データは正常である。尿を体外に排出する機能に異常はないと判断する。排便回数は1回/3〜4日であり、腹部膨満感がみられ、腸管の蠕動運動が弱くなっている。また、抗うつ薬には便秘の副作用がある。さらに、抑うつ症状による意欲低下、疲労感、自律神経障害をきたしているため、便秘を引き起こす活動が低下している。したがって、排泄は非効果的行動であると判断する。	**排泄** 健康問題は便秘である。発生は抗うつ薬を服用し始めた頃である。問題の程度は3〜4日に1回の排便。抗うつ薬の内服により、抗コリン作用が作動し、腸蠕動作用が低下したものと推察する。また、抑うつ状態による活動性が低下したことも、腸蠕動運動が抑制されて要因と考える。したがって、焦点刺激を〔抗コリン作用による腸蠕動運動の低下〕、関連刺激を〔活動性の低下による腸蠕動運動の低下による腸蠕動運動の抑制、腸蠕動運動の減少、食思不振に伴う水分摂取量の減少〕、残存刺激を〔入院による環境変化に伴う精神的ストレス〕とする。	**排泄** 看護診断：#3 便秘 ●定義 通常の排便回数が減少、排便困難や不完全な便の排出や、非常に硬く乾燥した便の排出を伴ううつ状態 ●診断指標 ■排便パターンの変化 ■排便回数の減少 ■硬い有形便 〔刺激〕 焦点刺激：抗コリン作用による腸蠕動作用

行動のアセスメント		刺激のアセスメント	看護診断
行動	**判断とその根拠**		

行動	判断とその根拠	刺激のアセスメント	看護診断
排尿時痛はない。 O−⑤尿蛋白（−）尿潜血（−） 尿糖（−）尿ウロビリノゲン（±） pH 5.2 尿比重 1.02		成り行きは、緩下剤による排便コントロールや活動の促進、抑うつ症状の軽快で改善可能と推察する。	の低下 関連刺激：活動性の低下による腸蠕動運動の抑制 食思不振に伴う水分摂取量の減少 残存刺激：入院による環境の変化に伴う精神的ストレス
活動と休息 S−①動きたいけど動けない。身体がきついです。 S−②身体の動きにくさと不安な気持ちはつながっています。 S−③寝つきが悪いです。眠れても熟睡できません。 S−④「入浴はおっくうです」 O−①トイレと食事，飲水（3回/日）以外はベッド上で臥床していることが多い。 O−②睡眠薬を服用して夜間8時間程度臥床している。 O−③他の患者とかかわることはない。表情は乏しく，入院後はほとんどベッド上臥床して過ごしている。 O−④食事，排泄は自立しているが，清潔に関して特に入浴は拒否することがある。	**活動と休息** 患者は抑うつ症状に伴う不安，意欲低下，倦怠感，疲労感がある。自律神経障害については抗うつ薬の副作用，動作緩慢と推察される。食事，排泄に関する日常生活動作は自立しているが，清潔に関する更衣やシャワー浴はおっくうと訴え消極的である。 抑うつ症状による精神的な消耗から身体症状が出現し，活動の低下に伴い臥床がちに過している。 睡眠薬の服用によって夜間8時間程度睡眠は確保できているが，入眠困難，熟睡感が得られないのことから，活動と休息は非効果的行動と判断する。	**活動と休息** 健康問題は，抑うつ症状による不安，意欲低下，倦怠感，疲労感である。睡眠は睡眠薬服用によって確保できているが，不安が持続しているため，精神的安寧が得られていない状態である。清潔面に関して入浴は，興味・関心が鈍く，自立しているとはいえない状況である。以上のことから，入浴セルフケアを実施する意欲に問題がみられるため，ケアが必要である。したがって焦点刺激［抑うつ症状に伴う不安感，意欲低下，倦怠感，疲労感による入浴セルフケア不足］，関連刺激［抑うつ症状による身体的・精神的反応の鈍さに伴う清潔行動に関する興味・関心の低下］とする。 成り行きは，抑うつ症状の改善により，回復傾向に向かうことと推察される。入浴セルフケアは看護師による声かけやケア介助が必要な状態である。看護診断：入浴セルフケア不足	**活動と休息** 看護診断：#2 入浴セルフケア不足 ●定義 自分のために入浴行動を行う，あるいは完了する能力に障害のある状態 [刺激] 焦点刺激：抑うつ症状に伴う不安感，意欲低下，倦怠感，疲労感 関連刺激：抑うつ症状による身体的・精神的反応の鈍さに伴う清潔行動に関する興味・関心の低下
保護 O−①皮膚状態は乾燥傾向である。 O−②体温 36.4℃ O−③下肢の浮腫はみられない。 O−④WBC 3,440/μL　CRP 0.3 mg/dL 炎症徴候はみられない。 O−⑤免疫系機能において問題はない。	**保護** 皮膚・毛髪・爪の状態は特に問題ない。血液データの免疫機能の変化を示す所見は正常である。身体を保護する機能は正常に保たれている。適応行動と判断する。		
感覚 O−①視覚障害：なし O−②聴力障害：なし	**感覚** 視力，聴力，嗅覚，味覚ともに日常生活に支障はきたさない程度の機能が保たれてい		

7. 精神

自己概念様式

看護診断：#1　自尊感情慢性的低下

● 定義
患者自身や自己能力についての否定的な自己評価/感情が長期間にわたる状態
● 診断指標
■ 自分についての否定的なフィードバックの誤張

自己概念様式

健康問題は自己尊重慢性的低下である。対象者は、ライフイベントを迎えることに抑うつ症状や不安を訴え、なんとか本人なりに乗り越えようとしているが、それを繰り返すたびに精神的に疲弊し、自尊感情の低下を引き起こしている状況である。さらに、夫の単身赴任により、本人の果たすべき家

る。その他、疼痛刺激にも問題はないため、適応行動と判断する。

体液・電解質
電解質のデータや水分の摂取量、排尿の回数から、体液と電解質のバランスは、正常に保たれており特に問題はないと考える。適応行動と判断する。

神経学的機能
意識は清明であり、見当識や認知に障害はない。うつ状態が重症化すると、昏迷状態や副作用であるセロトニン症候群を発症する危険性があるため意識状態の確認は必要である。また、脳神経系の障害を裏付ける行動はなく、適応行動と判断する。

内分泌機能
ホルモン分泌異常のデータは示されていない。内分泌機能への影響は、現在はないと判断する。適応行動と判断する。

自己概念様式
うつ病の症状による罪業妄想、貧困妄想、抑うつ気分などの思考によって自責的になり「生きている意味がないのではないか」などの希死念慮が認められる時期があった。また、発言の内容から、絶望感や無価値観といったネガティブな感情に圧倒され、心理的な視野狭窄に陥り、自尊感情が低下

O-(3)嗅覚障害：なし
O-(4)味覚障害：なし
O-(5)痺れ：なし
O-(6)めまい：なし
O-(7)意識状態：清明
O-(8)疼痛：なし

体液・電解質
O-(1)水分摂取量　1,200 mL/日
O-(2)尿排泄量　1日6~7回程度
O-(3)Na　137 mmol/L
O-(4)K　4.0 mmol/L
O-(5)Cl　103.4 mmol/L
O-(6)血中クレアチニン　0.6 mg/dL
O-(7)浮腫：なし
O-(8)嘔吐：なし

神経学的機能
O-(1)意識障害：なし
O-(2)見当識障害：なし
O-(3)記憶力障害：なし
O-(4)認知障害：なし
O-(5)コミュニケーション障害：なし
O-(6)理解力に問題はない
O-(7)振戦：なし
O-(8)不随意運動：なし

内分泌機能
O-(1)現在のところ、眼球突出、ムーンフェイス、甲状腺肥大、外性器肥大、末端骨の肥大、皮膚の色素沈着、体毛異常すべて特記すべき事項はない。
O-(2)ホルモンを示す血液データは異常なし

自己概念様式
S-(1)入院時：死にたいくらいにつらい。生きている意味がないんじゃないかと思うことがあった。
S-(2)針が怖くて、不安です。実家にあるものには針が入っていないか心配になります。そんなはずはないのに。
S-(3)早くよくなりたいけど自信がないんだ。

行動のアセスメント		刺激のアセスメント	看護診断
行動	判断とその根拠		
です。いろんなことが不安です。 S－④私はだめな人間です。みんなに迷惑をかけています。	している状況である。 　以上のことより、非効果的行動と判断する。	族役割が大きな負担となり、その役割を果たせず自己価値を見失っている状況である。 　したがって、焦点刺激[抑うつ症状に伴う不安、自尊感情の低下]、関連刺激[家族役割の増加に伴う精神的疲労、頑張りすぎる性格、感情表出がうまくできない、残存刺激[家族に対する自責の念、将来への不安]とする。 　成り行きさせは家族が対象者の病気を理解し成り行きさせ…身体的協力が得られる家庭環境を精神的・整備し、対象者が感情を表出できる機会を増やすことで、自己価値感を見出すこととする。	■罪悪感 ■出来事への対処能力を過小評価する 　羞恥心／罪悪感を訴える 　出来事をできないについての否定的なフィードバック 　自分についての否定的なフィードバックの誘導 　新しい経験をためらう [刺激] 焦点刺激：抑うつ症状に伴う不安、自尊感情の低下 関連刺激：家族役割の増加に伴う精神的疲労 　頑張りすぎる性格、感情表出がうまくできない 残存刺激：家族に対する自責の念、将来への不安
役割機能様式 S－①こんな姿、娘にはみられたくないです。 S－②娘と夫は（自分の病気のことを）わかってくれていると思います。 O－①元中学校音楽教師である。結婚を機に退職している。現在は主婦である。 O－②家族構成　夫（単身赴任）両親（同居）子ども（娘2人同居） O－③家族役割の変化：夫が単身赴任のため、子どもに対しての家族役割が増えている。	**役割機能様式** Y氏は46歳であり、エリクソンの発達段階では成人期であり「生殖性」対「停滞」である。音楽教師として働き、その後、結婚・出産・子育てと順調に家庭を築き、発達課題を達成している。二次的役割は、妻、母親、子どもの役割を担っている。現在は役割を活動レベルで遂行することは困難な状態であるが、家族との関係性からY氏は妻・母親、子としての役割を努力しながら遂行してきたと推察される。しかし、抑うつ症状の悪化に伴い、現在はその役割を十分に果たせていないと自責の念をもっている。しかしながら、これまでの家族役割は効果的に遂行されている。患者役割としては病気の治療に専念するために、健康回復に向けて必要な治療は受け入れ、指示された薬の内服は行えているため、適応行動と判断する。		
相互依存様式 S－①迷惑をかけたくないので、娘には来	**相互依存様式** キーパーソンは患者の母親である。週に		

S－②家族の存在は大きいですねないでって言ってます。

O－①重要他者　夫（単身赴任），両親（同居），子ども（娘2人同居）

O－②同居家族は両親と娘2人である。夫は単身赴任で県外で働いている。家族の面会は患者の母親のみである。夫は、単身赴任先から電話を1度してきたのみである。

O－③家族に対してはこんな姿を見られたくないという気持ちが強い。洗濯物を頼む際にも直接家族に電話をすることができず、看護師に依頼してくれ行ってもらっている。

1回面会があり、洗濯物の交換など必要なものを持参している。母親との関係性は良好で、患者の思いに寄り添うことができている。娘と夫の関係性は良好であるが、迷惑をかけたくない、母親として妻として病気の姿を見せたくないという思いが強く、連絡をとることに戸惑いを感じている。

以上のことから、抑うつ症状に伴い自尊感情が低下しており、家族との一時的な感情のすれ違いはあるものの相互依存様式は適応行動であると判断する。

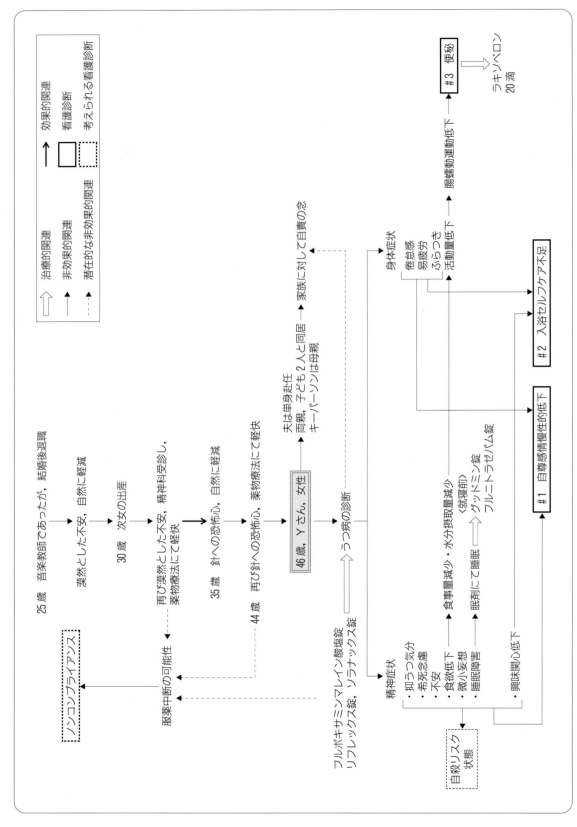

精神の事例：Yさん、女性、46歳、うつ病の人の関連図

7. 精神

看護診断	目標	介入	評価
看護診断：#1 自尊感情慢性的低下 ●定義 患者自身や自己能力についての否定的な自己評価/感情が長期間にわたる状態 ●診断指標 ■自分についての否定的なフィードバックの誇張 ■罪悪感 ■出来事への対処能力を過小評価する 羞恥心／罪悪感を訴える 出来事をできないで自己評価する 自分についての否定的なフィードバックの誇張 新しい経験をためらう [刺激] 焦点刺激：抑うつ症状に伴う不安、自尊感情の低下 関連刺激：家族役割の増加に伴う精神的疲労 頑張りすぎる性格、感情表出がうまくできない 残存刺激：家族に対する自責の念、将来への不安	立案日 11月1日 短期目標 11月10日までに自分の思いを看護師に伝えることができる 長期目標 自己否定的な発言や不安感が軽減し、今まで同じように社会生活が送れるようになる	Op ①臥床時間、離床時間、日中の過ごし方の観察 ②表情（険しさ、笑顔、疲労感など） ③姿勢（うつむき加減、座る位置など） ④食事摂取状況の確認 ⑤感情表出の有無とその程度 ⑥活動への意欲の有無とその程度 ⑦睡眠のリズム、睡眠時間、熟睡感、入眠困難や早朝覚醒はないか ⑧疾患に対する認識 Cp ベッドサイドで話をする時間をもつ。その場合、相手のペースを尊重したかかわりをもつ 患者の苦痛や気持ちに対して受容的な態度で接し、共感を示す 苦痛を受け止めた後に、できていることをフィードバックする うつ病はゆっくりではあるが改善することを伝え、安心感をもてるようなかかわりを行う 今後について決めかねている決断は先延ばしにするよう伝える 家族への思いについても傾聴し、必要時面会の調整を行う	11月10日 S：（散歩中に）外を歩くのはひさしぶりです。気持ちがいいですね。このところ気持ちが落ち込んではがっかりで、考えれば考えるほど悪い方向に考えてばかりで、考えても仕方ないんですけどね。 O：看護師が散歩に誘うと応じる。自らの心境について話し始める。表情は穏やかであり、歩行状態にも問題はない。 A：自己の感情を看護師に伝えることができている。また、自己のネガティブな感情に自分自身が支配されていることを自覚できている。刺激の自己管理操作は効果的であると推察される。 P：計画続行とする
看護診断：#2 入浴セルフケア不足 ●定義 自分のために入浴行動を行う、あるいは完了する能力に障害のある状態 [刺激] 焦点刺激：抑うつ状態に伴う意欲低下、倦怠感、疲労感、不安感 関連刺激：抑うつ状態による身体的・精神的反応の鈍さに伴う清潔行動に関する興味・関心の低下	立案日 11月1日 短期目標 11月10日までに、看護師の声かけにより、入浴の準備を行い自力で入浴することができる 長期目標 発症前のセルフケアレベルに到達することができる	Op ①現時点での入浴に関するセルフケアレベルを正確にアセスメントする ②毎回の入浴に関するセルフケアレベルをチェックする Cp ・朝よりも夕方が症状が緩和することが多いので、患者が少しでも気力的に楽そうなときに入浴を促す ・最初は入浴の心地よさを味わうことが目的と考え、入浴の準備は看護師が行い、洗いカが不十分なときは援助や声かけを行い積極的な指導は避ける。徐々に患者が自分のペースで自立できるよう指導を	11月10日 S：お風呂はまだ（入らなくて）いいです。もう少ししたら入ります。 O：入浴を促すと、あまり乗り気ではない様子であるが、必要性は理解している様子。しばらくして再度声かけを行うと、素直に応じる。しかし、着替えを準備しないまま浴室に向かおうとするので、看護師の声かけに応じながら準備をして入浴が行えている状況である。 A：入浴に関しては、現在も声かけ、一部介助が必要な状況である。清潔に関する意欲低下や反応の鈍さは持続している

270　第 7 章 ◇ 専門領域別の実践例

看護診断	目標	介入	評価
看護診断：#3　便秘 ●定義 通常の排便回数が減り、排便困難や不完全な便の排出や、非常に硬く乾燥した便の排出を伴う状態 ●診断指標 排便パターンの変化 排便回数の減少 硬い有形便 ●刺激 焦点刺激：抗コリン作用による腸蠕動作用の低下 関連刺激：活動性の低下による腸蠕動運動の抑制、食思不振に伴う水分摂取量の減少 残存刺激：入院による環境の変化に伴う精神的ストレス	立案日　11月1日 短期目標 11月10日までに、排便が3日に1回はある 長期目標 1回/2～3日の排便が定期的にある	行っていく。 ・自尊心を考慮した声かけ、援助、プライバシーへの配慮を心がける Op ①食事・水分摂取量の観察 ②排便性状の確認 ③腸蠕動運動の有無、程度 ④腹部状態の観察（腸蠕動運動の聴取、排ガスの有無・程度） ⑤抗うつ薬の投与量および副作用の確認 ⑥日中の活動状況の観察 ⑦抑うつ症状に伴う疲労感、倦怠感の程度 Cp ・腹部膨満感があった場合には温罨法やマッサージを施行する ・散歩など、本人の負担にならないよう日中の活動量を少しずつ上げるかかわりを行う ・3日間排便がなかった場合は、緩下剤の服用を促す ・腹部の不快感などがあった場合は、そのままにせず看護師に申し出るよう声かけをする Ep ・毎朝食後の排便誘導の声かけを行い、定期的な排便を心がけるよう指導する	が、全く拒否をする状況ではないため、刺激の操作・管理は効果的であると判断する。 P：計画続行 11月10日 S：今日は排便がありました。3日間排便がなかったので、昨日、下剤（ラキソベロン20滴）を飲みました。 O：3日以上排泄がみられないときに、緩下剤（ラキソベロン20滴）を使用し、排便がみられている。自然排便はない。腸蠕動運動は、聴取でき、腹部膨満感の訴えや排便困難の訴えはほぼ変わらないが、1日の水分摂取量は少しずつ増加している。食事摂取量はほぼ変わらない。 日中の活動については、気分がいいと、散歩を促すと応じている。抗うつ薬について薬剤、投与量の変更はない。 A：今後、薬物療法の効果がみられ、抑うつ症状が軽快し、活動量の増加、食事・水分摂取量が増加することで腸蠕動運動が活発になり排便コントロールが可能となることが推測される、刺激の操作・管理は効果的であると判断する。 P：計画続行

8 在宅 自宅療養している成人男性の看護過程

事例紹介

A氏，男性，73歳
自営業（燃料小売業）を営んでいた．妻と2人暮らし．2人の子どもは遠方（長男はH県，次男はC県在住）で生活している．現在は年金生活．

医学的診断
1. 慢性呼吸不全
2. 肺気腫
   2015年4月現在

現病歴
　20歳から喫煙を始めた．45年前からは1日40本ほどを喫煙していた．
　65歳頃から労作時の息切れを感じ始め，68歳のときに肺気腫と診断される．71歳のときに感冒から肺気腫の増悪をきたし，慢性呼吸不全となり，在宅酸素療法を開始する．
　現在の酸素処方量は安静時1L/分，労作時2L/分，就寝時1L/分である．

入院後の経過
　先月，酸素療法を開始して初めて増悪し，入院治療を受ける．
　退院時に介護保険の申請を行い，要介護3の認定を受けた．家事は妻が行えることより，療養生活指導の希望により，週1回の訪問看護のサービスを受けている．
　身長167cm，体重48kg　体重はここ3か月間減少傾向である（2月前：50kg，1月前：49kg）．趣味は山歩きであったが，労作時の息苦しさにより現在は行えていない．
　2階建ての一軒家で生活している．階段の昇降によって息切れが生じるため，2階にはほとんど行かず，1階部分の1室を自分の療養生活の場としている．座ったままで手の届く範囲にテレビやエアコンのリモコン，薬を置いている．食事の準備，洗濯，掃除などは妻が行っている．入浴中も酸素を吸入しているが，洗身，洗髪時に息切れが強くなる．そのほかの日常生活動作は自立している．認知機能に障害はない．20分程度の散歩を日課としていたが，息切れが生じるようになり，最近は散歩をせずに家にいることが多くなっている．

既往歴
　20歳：虫垂炎

定期内服薬等
　（内服）
　　テオドール200mg×1日2回（朝，夕）
　（吸入薬）
　　アドエア500ディスカス　1吸入1日2回（朝，夕）
　（酸素処方）
　　安静時：1L/分×14時間
　　労作時：2L/分×1〜2時間
　　就寝時：1L/分×8時間
　　外出時：携帯用酸素2L/分

計画立案日　4月11日

行動のアセスメント		刺激のアセスメント	看護診断
行動	**判断とその根拠**		
酸素化 S-①息が苦しくなるから、散歩はしないときがある。 S-②食事をしていると息が苦しくなる。 S-③2階には行かない。息が苦しくなるから。 S-④顔を洗ったり、風呂で体を洗うと息が切れる。 S-⑤いろんなものを身の近くに置くようにしている。取りに行かなくてもいいようにね。 S-⑥酸素をしないとね。すぐ苦しくなる。 S-⑦病院で習った運動は、あまりやってない。 O-①入浴中も酸素を吸入しているが、洗身、洗髪時に息切れが強くなる。 O-②洗面時、息が結わ苦しくなることもある。 O-③階段の昇降によって息切れが生じるため、2階にはほとんど行かず、1階部分の1室を自分の療養生活の場としている。 O-④座ったままで手の届く範囲にテレビやエアコンのリモコン、薬を置いている。 O-⑤散歩を日課とし、携帯用酸素ボンベを持って近所を20分ほどゆっくり歩いていたが、最近は散歩をしない日もある。 O-⑥歩行速度は同世代の人よりもゆっくりである。 O-⑦労作時、肩呼吸あり。 O-⑧呼吸筋ストレッチ体操を習ったが、腕を回すことのみで、あまり行っていない。 O-⑨酸素吸入時、チアノーゼなし。 O-⑩胸部X線：肺野の透過性亢進、肺野末梢の血管陰影の細小粗結化、横隔膜の平坦化、肋骨間の開大、滴状心（中心部肺血管および心臓の圧迫）を認め、典型的なCOPD像を示し	**酸素化** 日常生活において、酸素吸入が必要な状態を自覚しており、特に労作時は安静時の倍量の酸素を必要としている。しかし、酸素を吸入していても同年代の人と同等の活動は困難な状態である。 胸部X線上、典型的なCOPD像を示しており、肺気腫病変は肺野の70%を占めていることより有効なガス交換を行える肺胞数が少ない状態である。 1秒率が28.3%であり気流の閉塞がある。したがって、ガス交換に困難な肺胞数の低下があり、低酸素血症、高二酸化炭素血症が認められる。痰の喀出に困難を有している状況はCOPDによって狭小化した気管支をさらに狭めることが推測される。さらに気道に分泌物が貯留し、より効果的な呼吸に努めることとなると予測する。 血管血管の攣縮をきたし、心臓への負担を増加させる。処方どおりの薬の服用と酸素の軽減がはかられると推測する。また気道の清浄化に努めることにより、より効果的な呼吸が可能となると予測する。 以上より、酸素化は非効果的な行動と判断する。	**酸素化** 健康問題はガス交換障害である。低酸素血症、高二酸化炭素血症が認められ、生体が必要とするO_2の吸収と不要となったCO_2を排出が困難な状態である。これは胸部X線上、典型的なCOPD像を示しており、肺気腫病変は肺野の70%を占めていることより有効なガス交換を行える肺胞数が少ない状態である。 1秒率が28.3%であり気流の閉塞がある。さらに、痰の喀出に困難なことより、気道内における分泌物の貯留が推測され、その状況はCOPDによって狭小化した気管支をさらに狭め、ときに閉塞をきたすことも推測される。また、すべての実施には至っていない、そのため筋力の維持増進に対して有効に働いていないものと推測する。 低酸素血症は肺血管の攣縮をきたし、心臓への負担を増加させる。処方どおりの薬の服用と酸素の吸入により低酸素血症の改善、心負荷の軽減がはかられると推測する。また気道の清浄化に努めることにより、より効果的な呼吸が可能となると予測する。 以上から、焦点刺激、関連刺激を分泌物貯留により気道の狭窄、残存刺激を不十分な呼吸筋ストレッチ体操の実施による呼吸筋の減弱化、とする。	**酸素化** 看護診断：#1 ガス交換障害 ●定義：肺胞-毛細血管膜での酸素化の過剰や不足、およびまたは、肺胞-毛細血管膜での二酸化炭素排出の過剰や不足がみられる状態 ●診断指標 ■動脈血ガス分析値の異常 ■動脈血 pH の異常 ■呼吸パターンの異常（例：数、リズム、深さ） ■皮膚の色の異常（チアノーゼ） ■呼吸困難 ■高二酸化炭素血症 ■低酸素血症 ■肺胞-毛細血管膜の変化 ●関連因子 ■肺胞-毛細血管膜の変化 [刺激] 焦点刺激：ガス交換に有効な肺胞数の減少 関連刺激：分泌物貯留による気道の狭窄 残存刺激：不十分な呼吸筋ストレッチ体操の実施による呼吸筋の減弱化

ている.
O-⑪肺高分解能CT検査
　　気腫性病変が肺野面積の70%を占めている.
O-⑫呼吸機能検査
　　肺活量 3.01 L, 1秒量 650 mL, 1秒率 28.3%
O-⑬動脈血ガス分析
　　pH 7.39, PaO₂ 58.2 mmHg, PaCO₂ 45.2 mmHg, HCO₃⁻ 27.0 mEq/L, SaO₂ 92.1% (Room air)
O-⑭酸素処方
　　安静時：1 L/分×14時間
　　労作時：2 L/分×1～2時間
　　就寝時：1 L/分×8時間
　　外出時：携帯用酸素 2 L/分
O-⑮処方薬
　　内服薬：テオドール 200 mg 1日2回 (朝・夕)
　　吸入：アドエア 500 ディスカス 1 吸入1日2回 (朝, 夕)
　　白色粘稠な喀痰1日6～7回 (中等量, 喀出やや困難)

栄養

S-①すぐにお腹いっぱいになっちゃう. さ
S-②食べていると息が苦しくなって, もういいかなあと思っちゃう.
S-③食欲はないけど, 先生 (医師) に食べろと言われているから…
O-①身長 167 cm, 体重 48 kg. 体重はここ3か月間減少傾向である (2月前：50 kg, 1月前：49 kg)
O-②食事は妻が用意したものを7割程度 (約1,400 kcal) 摂取している.
O-③好き嫌いがあるが, 妻がメニューの工夫をして, 食事の摂取を促している.
O-④メニューには好物の麺類を希望することが多い.
O-⑤Alb 3.5 g/dL, TP 5.3 g/dL
O-⑥皮膚の損傷, 発赤などなし.
O-⑦横隔膜の平坦化あり.

栄養

BMIは17.2であり, やせに該当する. さらに体重はここ3か月間減少している. AlbおよびTPが低値であり, 十分に蛋白質の摂取がされてない状態にある.
横隔膜の平坦化による腹部の圧迫があり, 十分に食事がとられていない状況にあり, 食事摂取前に満腹感を感じてしまう.
COPDでは代謝の亢進もあり, 体重の減少もみていることからHarris-Benedictの式より算出した基礎エネルギー消費量にストレス因子1.5, ストレス因子1.3を乗じた2,082 kcalの摂取が必要と考えられる. 現状では, 必要とするエネルギー量よりも約700 kcal少ない摂取状態である. 摂取量が少ないと呼吸筋疲労を増加しないし, 筋量の減少や呼吸筋疲労をもたらし, 呼吸困難を増大させると予測される. 麺類を好物にしており, 炭水化物の摂り過ぎは, 食事によるCO₂産生を高めるものと推測される.

栄養

健康問題は低栄養である. 嚥下に伴う呼吸の停止は酸素の取り込みに影響し, 酸素不足を招いてしまう. さらに, 横隔膜の平坦化によって腹部を圧迫し, 必要とする食事量を摂取する前に満腹感を感じてしまう状況であり, 妻が用意した食事の7割程度 (約1,400 kcal) しか摂取できていない. また, 麺類を好むことより, 食事の内容が炭水化物に偏り, 消化に伴うCO₂産生を高めていると推測する. したがって, COPDに伴う呼吸苦を焦点刺激, 横隔膜の平坦化による腹部の圧迫によるCO₂産生を関連刺激, 好物の麺類によるCO₂産生量の増加を残存刺激とする.

栄養

看護診断：#2 栄養摂取消費バランス異常：必要量以下

定義
代謝に必要な量を満たすには栄養摂取量が不十分な状態

●診断指標
■体重が理想体重よりも20%以上少ない
■食物摂取量が1日あたりの推奨量よりも少ない
■食べ始め直後の満腹感
■口腔内の痛み
■嚥下に使う筋力の低下
●関連因子
■生物学的要因
■食事摂取量の不足

[刺激]
焦点刺激：COPDに伴う呼吸苦

行動のアセスメント		刺激のアセスメント	看護診断
行動	判断とその根拠		
O─⑧水分摂取 1,000 mL/日	肺の過膨脹により「すぐにお腹いっぱいになっちゃうし、食事の途中で満腹感を感じており、さらには食べている間に、息が苦しくなっちゃって、もう食事はいいかなあと思っちゃう」と途中で呼吸苦を感じ食事を続けることができない状況も感じる。以上より、栄養は非効果的行動と判断する。肺機能の低下によりさらに必要栄養量が十分に摂取できないことも予測される。以上より、栄養は非効果的行動と判断する。		関連刺激：横隔膜の平坦化による腹部の圧迫 残存刺激：好物の麺類による CO_2 産生量の増加
排泄 S─①全部食べたいけど、途中でお腹がいっぱいになる。 O─①排尿は問題なく行えている。 O─②便秘がちである。排便は3日に1回 O─③排便時の怒責において、息が続かないことがある。	**排泄** 排尿機能は正常に機能している。排便については、怒責により呼吸苦が生じ、有効に腹圧をかけることが困難であることが推測される。また、呼吸苦による運動量の低下は現在、食事摂取量は用意されたものの約70%であり、呼吸苦によりさらに摂取量が少なくなれば、食事摂取量による直腸圧を感じるだけの便の量が生成されないことも予測される。以上より、排泄は非効果的行動と判断する。	**排泄** 　健康問題は便秘である。しかし、栄養での介入による食事量と水分摂取量の増加、および、活動と休息での運動量の増加に伴う腸蠕動の促進、呼吸法の習得によって有効な怒責が可能になることが考えられる。したがって、排泄に関しては栄養と活動と休息の介入で対応する。	
活動と休息 S─①前は近所を散歩してたけど、最近はあんまり外に出てないね。 S─②ベッドの近くに必要なものを置いてくれね、立ったりしなくて済むの。 S─③2階にはほとんど行かない。 S─④お風呂のときとかに、息苦しくなるときがある。 O─①入浴中も酸素を吸入しているが、洗身、洗髪時に息切れが強くなる O─②洗面時、息が続かないこともある O─③階段の昇降によって息切れが生じるため、2階にはほとんど行かず、1階部分の1室を自分の療養生活の場としている O─④座ったままテレビの届く範囲にテレビやエアコンのリモコン、薬を置いて	**活動と休息** 日常生活において、酸素吸入が必要な状態であることを自覚しており、労作時は安静時の倍量の酸素を必要としている状態である。酸素を吸入していても同年代の人と同等の活動は困難な状態である。 胸部X線上、典型的なCOPD像を示しており、肺気腫病変は肺野の70%を占めている。1秒率が28.3%であり高度の気流閉塞を認め、低酸素血症、高二酸化炭素血症が認められる。ガス交換能の低下により、運動に必要な酸素の供給が困難となり、日常生活にも支障がみられる。呼吸筋ストレッチ体操を指導されたものの、すべての実施には至っていない。そのため筋力の維持増進に対して有効に動いていないものと推測する。	**活動と休息** 　活動時に十分に酸素が供給されないことが、A氏の生活全般に影響を与えている。したがって、酸素化の介入によって呼吸苦の軽減、活動の拡大が期待される。以上から酸素化で対応する。	

以上より非効果的行動と判断する。

- ○-⑤散歩を日課とし、携帯用酸素ボンベを持って近所を20分ほどゆっくり歩いていたが、最近は散歩をしない日もある。
- ○-⑥歩行速度は同世代の人よりもゆっくりである。
- ○-⑦労作時、肩呼吸あり。
- ○-⑧呼吸筋ストレッチ体操を病棟で習ったが、胸を回すことのみで、あまり行っていない。
- ○-⑨酸素吸入時、チアノーゼなし。
- ○-⑩胸部X線
  肺野の透過性亢進、肺野末梢の血管陰影の細小粗化、横隔膜の平坦化、肋骨間の開大、滴状心（中心部肺血管および心臓の圧迫）を認め、典型的なCOPD像を示している。
- ○-⑪肺高分解能CT検査
  気腫性病変が肺野面積の70％を占めている。
- ○-⑫呼吸機能検査
  肺活量3.01 L、1秒量650 mL、1秒率28.3％
- ○-⑬動脈血ガス分析
  pH 7.39、PaO_2 58.2 mmHg、$PaCO_2$ 45.2 mmHg、HCO_3^- 27.0 mEq/L、SaO_2 92.1％（Room air）
- ○-⑭酸素処方
  安静時：1 L/分×14時間
  労作時：2 L/分×1〜2時間
  就寝時：1 L/分×8時間
  外出時：携帯用酸素2 L/分
- ○-⑮処方薬
  内服薬：テオドール200 mg　1日2回（朝、夕）
  吸入薬：アドエア500ディスカス　1吸入1日2回（朝、夕）
- ○-⑯白色粘稠の喀痰1日6〜7回（中等量、喀出やや困難
- ○-⑰睡眠時間　8時間
- ○-⑱睡眠中、中途覚醒はない。
- ○-⑲睡眠導入薬の使用はない。

行動のアセスメント		刺激のアセスメント	看護診断
行動	**判断とその根拠**		
活動 ○-②労作時、息が続かないときは活動を止め、呼吸を整えている。			
保護（防衛） ○-①皮膚に発赤などはない。 ○-②白色粘稠の喀痰1日6〜7回（中等量、喀出やや困難。 ○-③処方薬 吸入薬：アドエア500 ディスカス 1吸入1日2回（朝、夕）	**保護（防衛）** 全身の皮膚には、炎症などを示すデータはない。しかしながら、COPDに伴う気道の炎症は持続している状態であるものと推測する。	**保護（防衛）** COPDに伴う気道の炎症は継続している。この炎症については、処方薬の吸入など酸素への介入により、軽減をみることが予測される。したがって、酸素化の介入により対応する。	
感覚 S-①お風呂のときとかに、息苦しくなるときがある。 ○-①嗅覚、味覚、聴覚、触覚に異常はみられない。 ○-②入浴中も酸素を吸入しているが、洗身、洗髪時に息切れが強くなる。 ○-③洗面時、息が続かないこともある。 ○-④階段の昇降によって息切れが生じるため、2階にはほとんど行かず、1階部分の1室を自分の療養生活の場としている。 ○-⑤労作時、肩呼吸あり。	**感覚** 嗅覚、味覚、聴覚、触覚に関しては異常を示すデータはない。しかしながら、労作時など呼吸苦を感じている。非効果的行動と判断する。	**感覚** 労作時に十分な量の酸素の取り込みができさないことにより呼吸苦を感じている。酸素化への介入により症状の軽減をみると考えられるため、酸素化で対応する。	
体液・電解質 ○-①動脈血ガス分析 pH 7.39, PaO_2 58.1 mmHg, $PaCO_2$ 45.2 mmHg, HCO_3^- 27.0 mEq/L, SaO_2 92.1%（Room air） ○-②水分摂取量：700 mL/日 ○-③嘔吐なし ○-④下痢なし ○-⑤口渇なし	**体液・電解質** COPDによる肺胞の破壊により、肺胞の弾性力の低下および死腔の増加が生じ、CO_2の排出が困難となっている。CO_2の体内貯留量の増加に伴い血液は酸性に傾いている状態である。したがって非効果的行動と判断する。	**体液・電解質** 肺胞数の減少、肺胞の弾性力低下によってCO_2の排出が困難な状態である。酸素化によるガス介入により、CO_2の排出が進めば、血液のpHは是正されるものと推測する。以上から、酸素化への介入で対応する。	
神経学的機能 ○-①意識障害なし ○-②見当識障害なし ○-③記憶障害なし ○-④処方どおりの酸素量の調整は自分で	**神経学的機能** 記憶、認知、意識レベルに異常はみられない、処方どおりの酸素量の調整も自己で行えているることより、高濃度の酸素の吸入によるCO_2ナルコーシスの危険も少ないと		

8. 在宅

役割様式

看護診断：#3 介護者役割緊張リスク状態

● 定義
家族や重要他者にとって、介護する人としての役割の遂行が困難になりやすく、健康を損なうおそれのある状態

● 危険因子
■ 介護作業の複雑さ
■ 女性の介護者
■ 無効的な家族の適応
■ 介護者のための見通しの不足
■ パートナーが介護者
■ ストレッサー（ストレス要因）

［刺激］
焦点刺激：工夫を凝らした食事の提供にもかかわらず増えない食事摂取量
関連刺激：体重の減少
残存刺激：食事摂取量が増えないためのさらなる調理の工夫

役割様式

健康問題は介護役割緊張リスク状態である。2人暮らしのためA氏の介護をする妻が料理を作ってもＡ氏の食事量の増加をみないこと、さらに、直近の3か月では体重が減少しており、食事を食べてもらえないことに大きな負担を感じている。さらに料理に工夫を凝らしても食量が増えないことで、さらに努力をするというスパイラルな状況に至っている。これにより疲労を重ねる状況とともに、どんなに工夫を重ねてもだめと感じ、料理に対する自信が揺らいでいる。料理だけでなく他の夫の介護に対しても否定的な感じを抱きつつある。以上から、焦点刺激、工夫を凝らした食事の提供にもかかわらず増えない食事摂取量、関連刺激、残存体重の減少、残存刺激を食事摂取量を増えないためのさらなる調理の工夫をする。

内分泌機能
考える。以上より、適応行動と判断する。

COPDの症状の緩和のためにステロイド吸入薬を使用している。クッシング症候群などの副作用が認められないことにより適応行動と判断する。

自己概念様式
住み慣れたわが家で生活を続けていく自分を本来の自分であると考えている。酸素チューブをつけなくては生活できない自分を本来の自己像とは思っていないが、酸素の吸入なくしては日常生活を送れないこともまた認識している。A氏が思う自己像と現実自己との乖離は大きくないと判断する。以上より、適応行動と判断する。

役割様式
老年期でのエリクソンの発達段階では、統合絶望の時期である。現在、無職であり、地域における役割はなく、家事は妻に任せているが、家長としての役割をもっている。
A氏に必要な食事量を摂取することを妻は期待されている役割と認識している。しかしながら、A氏は食事を始めてすぐに満腹感を感じており、必要とする食事それを、それに対して、妻は料理本を購入する、高価な植物油を使用したり、訪問看護師に食事の工夫を聞くなど、さまざまな対応方法を試みているが、直近の3か月では体重は減少しており、役割の遂行が困難を感じ、疲弊しつつある状態といえる。以上から、妻は介護における役割緊張に近い状態と判断し、非効果的行動とする。

内分泌機能
O-①アドエア500 ディスカス 1吸入1日2回（朝、夕）
O-②クッシング症候群なし

自己概念様式
S-①酸素チューブをつけて外出することは恥ずかしいわが家であると考えている。でも、酸素を使わないと何もできないから。
O-①できることは自分で行い、住み慣れた自分の家で生活をしたいと考えている。

役割様式
S-①家のことは何でも私が決めている。
S-②たくさん食べるように工夫するのですけど、すぐにお腹いっぱいになるのか、全部食べきれない。（妻）
S-③食べてくれなくて、体重が減って…。食べてくれる方法はあるますか。（妻）
S-④どんなに工夫しても食事を残してしまいます。（妻）
S-⑤最近はいろいろ工夫するのも疲れちゃって。（妻）
S-⑥食べないと弱っちゃうと思って…でも、なかなか食べてくれない…。（妻）
S-⑦工夫しても…。（妻）
S-⑧夫の身の回りのこと、段々億劫になってきて…。（妻）
S-⑨いろいろ作ってくれるんだけど、すぐにお腹いっぱいになっちゃう…。
S-⑩無理して食べると苦しい。
O-①妻と2人暮らし。
O-②妻に疲労感あり。
O-③妻の表情は暗い。
O-④妻は料理好きであり、料理に自信を

行動のアセスメント		刺激のアセスメント	看護診断
行動	判断とその根拠		

行動	判断とその根拠	刺激のアセスメント
もっている。 O-⑤夫の食事摂取量を増やすため料理本を数冊購入している。 O-⑥高価な植物油を購入している。 O-⑦食事の準備、洗濯、掃除などは妻が行っている。 O-⑧家庭では家長としての役割を遂行している。 O-⑨現在は無職である。 O-⑩地域での役割は担っていない。 **相互依存様式** S-①すぐお腹いっぱいになるけど、いろいろとエ夫してくれてね。ありがたいね。 S-②商売を続けられたのも妻のおかげだね。 S-③妻には本当に感謝している。 S-④「ありがとう」の言葉があるから、また頑張ろうと思う。(妻) S-⑤どんなにエ夫しても食事を残してしまいます。(妻) S-⑥最近はいろいろエ夫するのも疲れちゃって。(妻) S-⑦食べないと弱っちゃうと思って…でも、なかなか食べてくれない…。(妻) O-①重要他者：妻 O-②夫婦仲：よい O-③家事行動は妻に任せている。 O-④妻に疲労感あり。	**相互依存様式** 重要他者である妻との関係は良好である。家事仕事だけでなく、日頃から食事をエ夫して提供する妻に対して感謝と愛情をもって応えている。また、これまでの生活についても妻の支えがあって、今があることを実感している。妻からの支援を受けることが受容行動であり、それに対し感謝と愛情をもって応えることはさまざまな増加の手立ての一つと判断する。しかしながら、さまざまな食事量の増加を凝らした食事を提供しても重を凝らしていることから、エ夫を行い食事を提供していることに疑問を感じていることから、さらに疲労を訴えている。以上から、非効果的行動と判断する。	**相互依存様式** 妻からのエ夫を凝らした食事を提供されているのにもかかわらず、食事量が増加はみられていない。妻の夫に対するエ夫を凝らした食事の提供という寄与行動の間についても体重の増加という受容行動としてアンバランスな状態が生じているものと判断する。さまざまなエ夫を凝らして食事を提供しているにもかかわらず、食事量の増加をみず、さらなる食事摂取量の増加のための手立てを失っているものと推測する。これは役割緊張の状態と判断し、役割機能様式への介入によって対応する。

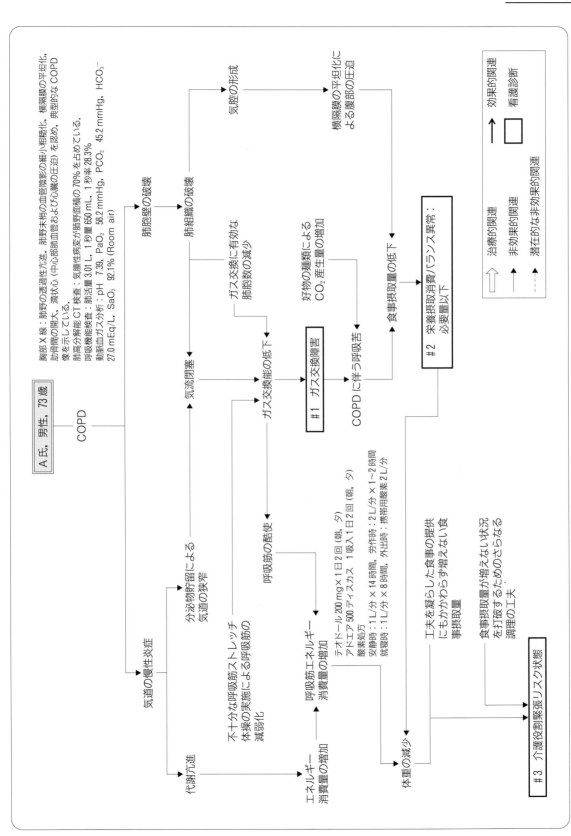

在宅の事例：A氏，男性，73歳，自宅療養している成人男性の関連図

看護診断	目標	介入	評価
看護診断：#1　ガス交換障害 ●定義：肺胞-毛細血管膜での酸素化の過剰や不足、および/または、肺胞-毛細血管膜での二酸化炭素排出の過剰や不足がみられる状態 ●診断指標 ■動脈血ガス分析値の異常 ■動脈血 pH の異常 ■呼吸パターンの異常（例：数, リズム, 深さ） ■皮膚の色の異常（チアノーゼ） ■呼吸困難 ■高二酸化炭素血症 ■低酸素血症 ●関連因子 ■肺胞-毛細血管膜の変化 [刺激] 焦点刺激：ガス交換に有効な肺胞細胞数の減少 関連刺激：分泌物貯留による気道の狭窄 残存刺激：不十分な呼吸筋ストレッチ体操の実施による呼吸筋の減弱化	立案日 4月11日 短期目標 5月11日までに日課であった散歩を週2回行うことができる。 長期目標 日課であった散歩を毎日実施できる	Op ①呼吸状態の観察（呼吸数, 呼吸のリズム, 呼吸の深さ, 呼吸様式, 呼吸音, 気道狭窄の有無, 呼吸困難の有無） ②痰の量, 性状の観察 ③日々の運動の状況とそのときの呼吸状況 ④水分摂取量 Tp ①気道の浄化 ・スクイージング Ep ①労作時に対する呼吸法を一緒に行い, 指導する ・口すぼめ呼吸 ・腹式呼吸 ・呼気時に労作を開始することを指導する ・排便時, 呼気中にいきむことを指導する ・繰り返すような動作のある運動を行う際はゆっくり行うことを指導する。 ②呼吸筋ストレッチ運動を指導する ③労作時に酸素量を指示どおり増加するよう指導する ④酸素濃縮器の取り扱い方法を確認し, 間違いがあれば取り扱い方法を指導する ⑤日課であった散歩を再開するよう指導する	5月11日 S：①散歩はだいたい15分くらい. ②目標どおり週2回, 散歩した. ③体操もできるところでしています. ④動くときとてもとても苦しくなります. そのときは口をすぼめて呼吸を整えます. ⑤酸素の調整は簡単にできますよ. ⑥チューブや（吸気口の）スポンジは妻に綺麗にしてもらっています. ⑦痰は出しにくいところは今のところあります. ⑧トイレでいきむときに苦しくなったことがあった. O：・①呼吸状態の増悪なし. ②処方された酸素流量を守り, 生活をしていた. 労作時に呼吸苦がみられるが, 口すぼめ呼吸を実施して呼吸を整えることができている. ③吸気時に歩き出したりなど, 呼気時に行動を始めのていないこともみられる. A：・処方されたとおりの酸素を使用でき, また, 妻の協力も得てHOTに必要な物品管理もできている. 呼吸状態も増悪もなく, 痰の喀出に困難はないし, 散歩も週2回はできるようになってきており, 痰の喀出はできるようになってきているものと推測する. 体力が増強してきているものと推測する. 行動の開始のタイミングが増強のときもあり, この点に注意してもらう必要がある. P：Op①~④, TP①は継続する. Ep①のうち,「呼気時に労作を開始することを指導する」「排便時, 呼気中にいきむことを指導する」「繰り返すような動作のある運動を行う際はゆっくり行うこと」を継続してもらう.
看護診断：#2　栄養摂取消費バランス異常：必要量以下	短期目標 5月11日までに1日に 2,000 kcal の食事が摂	Op ①食事の摂取状況	5月11日 S：①1回の量は少ないけれど, 回数を増

8. 在宅　281

● 定義
代謝に必要な量を満たすには栄養摂取量が不十分な状態
● 診断指標
■ 体重が理想体重よりも20%以上少ない
■ 食物摂取量が1日あたりの推奨量よりも少ない
■ 食べ始め直後の満腹感
■ 口腔内の痛み
■ 嚥下に使う筋力の低下
● 関連因子
■ 生物学的要因
■ 食事摂取量の不足

【刺激】
焦点刺激：COPDに伴う呼吸苦
関連刺激：横隔膜の平坦化による腹部の圧迫
残存刺激：好物の麺類によるCO_2産生量の増加

長期目標
BMI正常域まで体重が増加する

② 体重
③ 上腕周囲長
Tp
① 体重の減少が著しい場合、栄養補助製剤の処方を医師に依頼する
Ep
① 高蛋白、高エネルギー食を摂取するよう指導
② 1回に摂取する量が限られるようであれば、食事回数を増やすよう指導する
③ ガスを産生しやすい食材を避けるよう指導する
④ 呼吸商の高い麺類は摂りすぎないよう指導する

やしたから、たくさん食べれるようになったよ。
② 体重はあまり変わらないかな。
③ いろいろとね、僕の注文（麺が食べたい）があるので…妻がね、大変だと思う。やっぱり、麺は好きだからね。
④ 栄養ドリンクは違う味のほうがいいな。
⑤ 食べてくれるようになって、私もうれしい。（妻）
O：① 体重 48.5kg
② 上腕周囲長に変化なし。
③ 1日に5回に分けて食事を摂取している。ほぼ2,000kcalの食事が摂れている。
④ 医師より栄養補助製剤の処方があり、6月20日より100kcalを午前と午後（計200kcal）服用。
⑤ 水分摂取量1,200mL。
A：1日5回の分食と栄養補助製剤とにより目標となる2,000kcalのエネルギーが摂取できている。体重も減少傾向が止まってきている。栄養補助製剤の味を気にしている。
食事の増加に妻も満足しているように推測される。好物である麺を食べたいという欲求は変わらず麺を食べさせるうえでの楽しみでもあったため、無理な制限をせず、摂りすぎないとの指導を継続する。
P：Op①~③、Ep④を継続する。Tpとして好みの味を聞き、異なるフレーバーを提案する、を追加する。

看護診断：#3 介護者役割緊張リスク状態
● 定義
家族や重要他者にとって、介護者（世話をする人）としての役割の遂行が困難になりやすく、健康を損なうおそれのある状態
● 危険因子
■ 介護作業の複雑さ

短期目標
妻にCOPDの特徴を再度理解してもらい、うつ的な気分の軽減ができる
長期目標
料理に対する自信を取り戻して、楽しみながら食事の提供ができる

Op
① 妻の気分、表情
② 妻の疲労の度合い
③ 妻の介護への意欲
④ 妻のバイタルサイン（血圧、脈拍）
Tp
① 妻の食事の提供に対する気持ちを聞き、その思いに寄り添う

5月11日
S：① 分食にしたら、主人が食べてくれるようになったんです。1回の量が多かったみたいです。（妻）
② いろんなものを作ってあげたいと思います。（妻）
③ 栄養ドリンクも朝、夕、欠かさず飲んでくれています。（妻）

282　第7章◇専門領域別の実践例

看護診断	目標	介入	評価
■女性の介護者 ■無効な家族の適応 ■介護者のための息抜きの不足 ■パートナーが介護者 ■ストレッサー（ストレス要因） 【刺激】 焦点刺激：工夫を凝らした食事の提供にもかかわらず量が増えない食事摂取量 関連刺激：体重の減少 残存刺激：食事摂取量が増えないのを打破するためのさらなる調理の工夫		Ep ①COPDによる横隔膜の平坦化により腹部が圧迫され、食事を始めてすぐに満腹感を感じてしまうことを指導する ②嚥下の際、呼吸を止めてしまうため、嚥下を繰り返すうちに呼吸苦が生じることを指導する ③1回に摂取する量が限られるようであれば、食事回数を増やすよう指導する ④介護負担が増加するようであれば、訪問看護師やケアマネジャーに相談するよう指導する	④COPDって、食べるのも大変なんですね。（妻） ⑤週1回、私も休みをもらうことにしたんです。新しい料理のアイデアも仕入れなくちゃいけないし…。（妻） ⑥体重も落ちなくなったようですし…ちょっと安心です。（妻） O：①妻の表情は明るい。 ②妻に疲労の色はみられない。 ③バイタルサインは通常と変わらず（血圧138/64mmHg、82回/分） ④6月15日より1日5回の分食として食事の提供を開始している。 ⑤6月20日より通所介護サービス（週1回）を利用し始める。 A：A氏の食事摂取量が増えないことがCOPDによる影響であることを理解できたものと推測する。A氏の食事量が増加したことにより、妻のストレスが軽減したと推測される。また、体重の減少傾向が止まったことにより、客観的に食事摂取量増加の効果を認識し、さらに、通所介護サービスの利用により、自分の時間をもてたことにより、新たな食事メニューを考えるなど介護への意欲を新たに獲得したと推測する。以上により、この診断に対する介入は終了とする。

ロイ適応看護理論の研究

本章では，ロイ適応看護理論を基盤にした研究例を提示する．ロイの研究プロジェクトのいくつかに触れ，ロイ適応看護理論の研究の将来として質的研究および量的研究の発展について述べる．

1 はじめに

　ロイ適応看護モデルが初めて看護ジャーナル『Nursing Outlook』誌に掲載されたのは1970年である．遡って，ロイがUCLAの修士課程のドロシー・ジョンソン教授のある授業の中で「看護とは何か」と問われ，「看護とは適応である」と看護適応モデルの考えを述べた1964年から，ちょうど50年．ロイは「看護とは何か」を問い続けながら，半世紀を駆け抜け，ロイ適応モデルを洗練し発展させてきた．ロイ適応モデルの魅力は，人間のもっているレジリエンス（能力）に注目し，常に変化し刺激となる環境と個・集団の統合を促進する看護を目指していることであろう．ロイ適応モデルにおいては健康を，環境との相互作用による"統合された全体的存在"を目指すプロセス，統合を創りだすために"自覚的な意識と選択を用いる過程と成果"（適応）として捉え，看護の役割は「健康な場合にも病気の場合にも適応を促進」させることとする．（Roy, 2009, p.34, pp.61-63）．ロイ適応モデルは，看護学の4つのエッセンス（メタパラダイム）である「人間」「環境」「健康」「看護」を統合する看護の基本を提示している．

　ロイ適応モデルの有用性とモデルに基づいた研究成果については，筒井編集『看護理論家の業績と理論評価』第20章「シスター・カリスタ・ロイ：人と環境の統合を創生する変化に対するレジリエンス（能力）」（津波古，2015, p.313）を参考にされたく，本章では説明を割愛する．

　研究についてロイは，現象（what），2つ以上の現象の関係（what and how），1つの現象が他に及ぼす影響（how and why）の記述である（Roy, 2009, p.525）とする．これまでのロイ適応モデルの発展は，ロイ適応研究学会（RAA）のコア研究メンバーの看護実践への情熱とモデル構築への絶え間ない努力，探究心と研究にあるといえる．毎年開催されるロイ適応研究学会では国際的な拡がりをみせ，海外からの研究発表も増加する中，常にモデルに関連したチャレンジ的研究のコアメンバーによる発表がある．

　ロイ適応モデルに関連するこれまでの研究のまとめは，まず，ロイ適応研究学会のコアメンバーによる1970年から1995年までの25年間の163の文献レヴュー（Boston Based Adaptation Research in Nursing Society, 1999）がよく知られている．加えて，その後の1995年から2001年までのレヴューは，55文献のレヴュー（Barone, Roy, & Frederickson, 2008）がある．筆者は，2003年フルブライト・フェローとして渡米した際，ボストン・カレッジの客員研究員としてロイの指導を受けながら後半のレヴューのプレ・スクリーニングに関わらせてもらった．文献レヴューはいくつものステップでシステマティック・プロセスにより行われており，明確な学術的手法は当時の筆者には新鮮だった．そのときにレヴューした文献の中からいくつかを表題「ロイ適応看護モデルに基づく研究：1995～2001年の研究のクリティークを中心に」（津波古, 2003, pp.

13-30）に紹介した．上記の文献レヴューに加えて，Perrett, S. E.（2007）の質的研究に焦点を当てたレヴューがある．1995 年から 2005 年までの文献を Fawcett, J.（2005）の評価基準をもとにレヴューを行い，質的研究のロイ適応モデルの開発への貢献を検証している．また，Dobratz, M. C.（2008）も，近年のロイ適応モデルの概念枠組みを適用した研究プログラムや中範囲理論の構築などを含む研究の文献レヴューを行っている．

さらに，ロイ適応モデルに基づいた中範囲理論の集大成『Generating Middle Range Theory: From Evidence to Practice』（Roy, 2014）の著書である．

ロイ適応モデルに基づいた中範囲理論（Roy, 2014），ロイモデルから抽出された研究測定用具や実践活用ツール（津波古，2015, p.314-317）などは，半世紀にも及ぶロイの「Research for Practice」と明言するこれまでの研究のエビデンスとして画期的である．

本章では，2000 年から 2015 年までのロイ適応モデル基盤・原著・英文・全文入手などの限定条件のもとで得られた文献を中心に，研究の傾向と動向を提示し，ロイ適応モデルに関連した課題や新しい視座を得るために資する．

2 ロイ適応モデルに基づいた海外の研究　2000〜2015 年までの文献の傾向

初版で紹介した 2000〜2008 年までのロイ適応モデルを基盤にした英文研究論文と，2008 年以降の文献を合わせて 38 件を本書第 2 版の文献傾向として紹介する．初版，第 2 版ともに同様の手続きを踏んで文献を検索した．まず，「nursing」「Roy adaptation theory」をキーワードとし，「PubMed」および「CINAHL」により「原著論文」に絞り込んで検索した．初版の検索期間は「2000 年から 2008 年」，（検索年月日 2009/01/09）28 件が抽出された．さらに，重複文献およびレヴュー文献などを除き，計 15 件を取り上げた．第 2 版の検索期間は「2008 年から 2015 年」，（検索年月日 2015/05/07＆2015/07/14）141 件に「限定条件〈全文〉」を加えると 56 件が抽出された．重複，複数理論併用論文，原文英語以外，レヴューおよび総説などを除き，最終的に 32 件を対象とした．対象文献について，著者および発行年，対象，方法，モデルの検証および適用領域などを一覧表（表 8-1）に示す．量的研究は 10 件，質的研究 12 件，ミックスメソッド研究 6 件，準実験 3 件，介入研究は 1 件であった．

さらに，海外の文献で概念分析，文献レヴュー，理論比較で，ロイ適応モデルに関する多くの示唆が与えられる文献 6 件を表 8-2 に提示する．対象は，小児・思春期，成人，高齢者で発達的広がりが見られる．テーマはがん患者の適応対処行動，心不全の教育・エクスサイズ・ソーシャルサポートの介入研究，QOL 概念モデルとロイ適応モデルの比較，退院時移行期の家族の対処行動など，ロイ適応モデルから導きだした中範囲理論の慢性疼痛やケア提供者のスト

第8章◇ロイ適応看護理論の研究

レスの検証など多岐にわたる.

表 8-1　2000 年から 2015 年の文献の傾向（N＝32）

発表年	研究者	目的	対象	方法
2015	Pullen, L., Modrcin, M.A., McGuire, S. L., Lane, K., Kearney, M., & Engle, S.	1) ロイ適応モデルを概念枠として，非臨床集団の思春期にある人たちの自己報告による怒りのレベルの明確化，2) 怒りと性別，運動，ストレス，喫煙，親のアルコール依存，うつ的,宗教/霊的参与との関係の検証	非臨床集団の思春期にある人 N＝139	・怒りの自己報告 ・質問紙調査 ・便宜的標本抽出にて選択した思春期を3つに区分し（早期：12〜14歳，中期：15〜16歳，後期：17〜19歳）「怒り」と変数（性別,文化，家族環境，宗教/霊性，薬物乱用，憂うつ）との相関
2014	Alkrisat, M., & Dee, V.	対処適応過程尺度（CAPS）の信頼性と妥当性の検証	複数の急性期ケア施設で勤務する看護師 N＝199	・横断的デザイン ・便宜的標本抽出 ・CAPS の質問紙（47 項目）にて，クローンバックのアルファ信頼性係数と因子分析
2013	Aber, C., Weiss, M., & Fawcett, J.	1) 現代の母親の身体的，心理的，機能的，社会的適応の記述，2) 3〜6 週目産褥婦の選択的な統計学基礎データおよび周産期変数と適応の関係を検証	3〜6 週目の産褥婦 N＝313 2 看護大学の母性看護学コースでかかわった産褥婦対象	・ミックスメソッドデザイン ・著者開発統計学的調査の質問紙と親への適応に関するインタビュー
	Reis, D., Walsh, M. E., Young-McCaughan, S., & Jones, T.	12 週間の条件なし運動「Nia」* プログラムを自宅で行う，放射線治療中の乳がん女性の疲労感，QOL，有酸素許容力，肩の柔軟さの検証 *「Nia」とは循環器と全身を整え，5つの感覚（強さ，柔軟さ，可動性，敏捷性，安定性）を統合するプログラム	放射線治療中の乳がん女性 N＝41 （Nia 群＝22，対照群＝19）	無作為で選択した22名は，週3回 Nia プログラムを20〜60 分実施し，それを12 週間継続. 通常の活動対照群19名の比較
2012	Omran, S., Saeed, S. M. A., & Simpson, J.	ロイ適応理論をもとに，ヨルダンの化学療法中乳がん女性の症状苦痛傾向の調査	5 か月内に乳がんと診断されたヨルダン人女性 N＝112	・統計学的，臨床特徴的データ収集アンケート ・アラブ修正版 The Distress Thermometer インタビューにより，身体的・臨床的症状，家族の問題，心理的スピリチュアル苦痛を記述

（次頁につづく）

2. ロイ適応モデルに基づいた海外の研究 2000〜2015 年までの文献の傾向　**287**

表 8-1（つづき）　2000 年から 2015 年の文献の傾向

発表年	研究者	目的	対象	方法
2012	Debiasi, L. B., Reynolds, A., & Buckner, E. B.	自宅外で育てられている子どもの情動的健やかさ・ウェルビーイングの評価スクリーニング法の効果と効率検証	ホンジュラスの 7〜12 歳の孤児 N＝11	・情動的ウェルビーイングをロイ適応モデルの自己概念様式で概念化 ・情動的指標として人物画を評価 ・不安は，the Revised Children's Manifest Anxiety Survey (RCMAS) にて測定
	Stewart, M.	透析治療がアフリカ系米国人のセクシュアリティに及ぼす影響の調査	透析中のアフリカ系米国人男女 N＝19 （男 12 名，女 7 名）	・半構成的インタビューによる質的研究 ・ロイ適応モデルから抽出された中範囲理論「セクシュアリティ適応モデル (SAM)」を適用し，透析治療に伴うストレッサーとアフリカ系米国人の視座から捉えたセクシュアリティ知覚の記述
	Akyil, R. Ç., & Ergüney, S.	慢性閉塞性肺疾患 (COPD) 患者に対するロイ適応モデルに基づく教育（介入）の効果の測定	東トルコ人 COPD 患者 N＝65 （介入群 32 名，対照群 33 名）	・仮説検証型の準実験デザイン ・RAM に基づく教育を受けた介入群と対照群 ・生理的様式，自己概念，役割機能，ソーシャル・サポートを含めた相互依存様式を記述
	Ordin, Y., Karayurt, O., & Wellard, S.	ロイ適応モデルを用いた肝移植者の適応の調査	トルコ人肝移植者 N＝21 （男性 16 名，女性 5 名）	・記述的質的デザイン ・肝移植適応インタビューフォームを使用 ・演繹的内容分析を用いてカテゴリー化
2011	Fawcett, J., Aber, C., Haussler, S., Weiss, M., Myers, S. T., Hall, J. L., & Waters, V. L., et al.	帝王切開出産のタイプ，数，およびプレパレーションと女性の知覚と反応の関係を検証	帝王切開出産褥婦 N＝488 （米国 253 名，フィンランド 213 名，オーストラリア 22 名）	・ロイ適応モデル基盤の国際的ミックスメソッド ・帝王切開出産への反応と知覚についての理論をパス分析
	Ruth-Sahd, L. A.	ロイ適応モデルを概念枠とした，看護学生の臨床における効果的協同学習の体験を調査	看護学生 N＝64 （32 組のペア）	・グラウンデッドセオリー法を用いた質的研究 ・看護学 2 年生を 2 人 1 組で，ヒューマニスティック，ホリスティック，協同的学習哲学を適用して検証

（次頁につづく）

第 8 章 ◇ ロイ適応看護理論の研究

表 8-1(つづき) 2000 年から 2015 年の文献の傾向

発表年	研究者	目的	対象	方法
2011	Poirier, P.	放射線療法中の患者の疲労と副作用と個人特性の役割における影響を明確化	放射線療法中患者 N＝77	・The Piper 疲労尺度，信念疲労インベントリーを，ロイ適応モデルの一次的役割，二次的役割，三次的役割に区分
2010	Sercekus, P., & Mete, S	トルコの女性の出産前および産褥後教育の効果に関する調査	トルコの産褥婦 N＝120	ロイ適応モデルに基づいた準実験的調査 ・集団／個人的に教育プログラム参加 2 群とコントロール群の 3 つを比較
2009	Weiss, M., Fawcett, J., & Aber, C.	ロイ適応モデルを基盤とした 1) 帝王切開出産後 2 週間目の女性の身体的，情動的，機能的および社会的適応の記述，2) 学習ニーズの調査を通した看護介入の明確化	帝王切開出産後 2 週目褥婦 N＝233	ミックスメソッド（質的・量的）記述デザイン
	Mayne, I. P., & Bagaoisan, C.	成人の麻酔導入中におけるサポート・パーソンの必要性の調査	N＝69 （患者 35 名，支援者 34 名）	・量的調査 ・統計的および態度的質問紙法
2008	Weinert, C., Cudney, S., & Spring, A.	適応に向けた慢性疾患 "女性から女性へ (WTW)" 概念モデル* "the Women to Women Conceptual Model for Adaptation to Chronic Illness"の発展的記述 *WTW とは，オンラインによる介入研究で，米国東部の地方在住の慢性疾患中年女性へのサポートと健康情報を提供するプログラム	米国東部の郊外在住の慢性疾患中年女性 (Phase 1＝301 名，Phase 2＝233 名，Phase 3＝320 名)	WTW プログラムは 3 つの様相からなり，それぞれに目標と方法 (Telehealth 介入など) を定めて実施
	Evans, L.	ロイ適応モデルの病気に対する個の反応と看護師の役割の観点から，手術室における乳房生検中の家族立会いの実現可能性を探るため，手術室看護師の態度を調査	* AORN ローカルチャプター会員 635 名に郵送し，返送された看護師 N＝338 *AORNとは，手術室看護師のための「米国周手術期看護師協会」(Association of perioperative Registered Nurses)	自記式報告調査デザイン
	Flood, M., & Boyd, M.	ロイ適応モデル概念枠を用い，サクセスフル・エイジングの視点から高齢者の身体的機能的変化に対する適応を調査	南部カリフォルニア郊外の 55 歳以上成人 N＝57	事前－事後テスト実験デザイン

(次頁につづく)

2. ロイ適応モデルに基づいた海外の研究 2000～2015 年までの文献の傾向　289

表 8-1(つづき)　2000 年から 2015 年の文献の傾向

発表年	研究者	目的	対象	方法
2008	Dell, D. D., Weaver, C., Kozempel, J., & Barsevick, A.	Transverse Rectus Abdominis Myocutaneous (TRAM) flap 乳房形成術後患者の疼痛と行動制限のアセスメントと実現可能目標設定に向けた調査	Transverse Rectus Abdominis Myocutaneous (TRAM) flap 乳房形成術後女性患者 N＝16	術前－術後比較研究
	Waweru, S. M., Reynolds, A., & Buckner, E. B.	ロイ適応モデル概念枠に基づく米国とケニアの HIV/AIDS 感染児の情動的指標と関連した自己概念の認知の調査	HIV 陽性の 7～12 歳の子ども N＝48 (米国 6 名, ケニア 42 名)	・ミックスメソッド ・修正版 Piers-Harris 自己概念尺度および人物画
	Cheng, H. C., Quin, L. X., & Tee, H. K.	ロイ適応モデル概念枠を用い, 血液疾患患者の治療中の隔離体験についての調査	シンガポールの某がん病棟隔離 3 日目の血液疾患患者 N＝4	質的研究デザイン 半構成的インタビュー (面接 4 回)
	Ramini, S. K., Brouwn, R., & Buckner, E. B.	思春期のがん罹患者の適応対処行動の記述	思春期～青年前期のがん罹患者 N＝4	記述的研究 ロイ適応モデル (RAM) の 4 つの様式に基づく自由面接
	Bakan, G., & Akyol, A. D.	RAM をベースにした介入的教育・エクササイズ・ソーシャルサポートのプログラム効果の明確化	心不全の成人 N＝43 (介入群＝21, 対照群＝22)	・無作為化臨床試験 (RCT) ・介入研究
2007	Li, H. J., & Shyu, Y. I.	RAM の相互依存様式を適用した (台湾) の家族の対処過程を説明する概念枠組みの構築	大腿骨骨折退院後の高齢者と家族 N＝8 家族 (12 ケア提供者, 8 患者)	In-depth 面接 分析：グラウンデッドセオリー
	Hamilton, R. J., & Bowers, B. J.	遺伝子検査 (genetic vulnerability) 体験の明確化ならびに RAM の適用の試み	遺伝子検査を受ける成人 N＝29	In-depth 面接 分析：グラウンデッドセオリー
2006	該当なし			
2005	Chen, C. C,, Chang, C. K,, Chyun, D. A,, & McCorkle, R.	生理的機能様式栄養的健康の評価と多側面的な生理心理社会的要因の関係の記述	地域に生活する高齢者 N＝240	コミュニティ基盤の横断的研究
	Dunn, K. S.	RAM から導きだした中範囲理論－慢性疼痛の検証	高齢者 (平均年齢 76 歳) N＝200	横断的, 相関的研究
	Chen, C. C.	RAM に基づく栄養的健康概念枠による goodness-of-fit の検証	高齢者 N＝243	公立住宅の母集団標本研究 構造方程式 (パス解析)
2004	該当なし			
2003	Tsai, P. F., Tak, S., & Palencia, I.	RAM から導きだした中範囲理論の慢性疼痛の検証	関節炎性慢性疼痛をもつ高齢者 N＝71	質問紙 高齢者日常的ストレス・スケールおよび Arthritis Impact 測定スケール 便利標本抽出

(次頁につづく)

表 8-1(つづき)　2000 年から 2015 年の文献の傾向

発表年	研究者	目的	対象	方法
2003	Tsai, PF.	RAM から導きだした中範囲理論ケア提供者のストレスの第一報	慢性疾患患者へのケア提供者	ケア提供者理論の前提と RAM との関連の検討
2002	Yeh, C. H.	小児がんの子どもの RAM に基づく健康関連 QOL―環境刺激の生理心理社会的反応への影響についての検証	台湾の小児がんの子ども N＝102	構造方程式モデル（パス解析）
2001	該当なし			
2000	Shyu, Y. I.	退院時移行期における提供者とケアを受ける人との交流・役割調整を説明する概念的枠組みの構築と RAM の役割様式の提示	退院時移行期のケアを受ける人と提供者 N＝28（ケア受理者＝12, ケア提供者＝16）	質的研究 インタビュー 役割調整 Role tuning をプロセスとして記述

表 8-2　主な概念分析 (N＝6)

	著者・発行年	表題	内容
概念分析	Nicholson, N. R. (2009)	Social isolation in older adults: an evolutionary concept analysis 高齢者の社会的孤立：発展的概念分析	高齢者の社会的孤立，ソーシャルネットワーク，高齢者社会交流をキーワードに概念分析し，5 つの属性を抽出
	Shin, H., Park, Y. J., & Seomun, G. A. (2008)	Maternal sensitivity: a concept analysis 母親感受性：概念分析	母親の応答性や母親のコンピテンシーと同義語として使われている「母親の感受性」概念の明確化の試み． Rodgers の発展的概念分析を用いて 4 つの属性を抽出
文献レビュー	Dobratz, M. C. (2008)	Moving nursing science forward within the framework of the Roy adaptation model. ロイ適応モデルの枠組みにおける看護科学の進展	近年の研究，研究プログラム，中範囲理論構築，哲学的前提に基づいた研究など
	Perrett, S. E. (2007)	Review of Roy adaptation model-based qualitative research. ロイ適応モデルに基づく質的研究レヴュー	ロイ適応モデルにおける質的研究の役割，ロイ研究 25 年（1970-1995）の研究成果とその後 10 年（1995-2005）の研究成果の比較など
論文比較	Lefaiver, C. A., Keough, V., Letizia, M., & Lanuza, D. M. (2007)	肺移植予定者とケア提供者の QOL の認識に関する理論的構築 肺移植予定者とケア提供者	Ferrans の QOL 概念モデルと RAM の比較
	Scollan-Koliopoulos, M. (2004)	教会基盤の集団的健康教育介入を通したアフリカ系米国人 DM 罹患者の下肢部切断予防ならびに介入における RAM の適用	健康信念の枠組みと RAM の枠組みの比較

3 ロイ適応モデルに基づいた国内の研究の取り組み

　「ロイ適応モデル」をキーワードとして「医中誌web」に入力し検索（検索年月日2015/07/14）すると22件が抽出された．掲載された文献は，「医療系大学生の相互依存様式に対する意識」（藤生，中野，安藤，山田，吉川，2014）などを含む大学紀要や病院紀要が5件，その他，研究会学術論文集11件，病院ジャーナル5件，看護誌1件であった．日高と松尾（2003, p.36）が指摘しているように，国内におけるロイ適応モデルの活用は長く教育への適用が主流であった．その後，臨床でのアセスメント枠組みの活用を通した実践研究の取り組みが行われ始めたが，看護過程に関連するものや事例研究が主流であり，日高，宮林，金山のHER（Health Electronic Record）の電子カルテへの実践的適用（Roy, 2009/2010, p.653），ロイ適応モデルを基盤に開発されたCAPS（Coping Adaptation Processing Scale 対処適応過程スケール）の日本版の標準化に向けた鳥谷と津波古の取り組み（Roy, 2011, p.313）など，一般化できる研究は少ないのが現状である．

　日本でのロイ適応モデルに基づく研究の課題として，文化差を踏まえた前述のロイ適応モデルに基づいた中範囲理論の検証，ロイモデルから抽出された研究測定用具の日本語版の検証などが期待される．近年になって，米国でのロイ適応研究学会（RAA）への参加や国内における支部研究会の（RAA-J）結成によって，教育的・実践的な研究の取り組みへと始動している．

　毎年開催される米国でのロイ適応研究会（2015年度）の動向として，第1に，7つのインターナショナル支部（日本，コロンビア，メキシコ−Tamaulipas，メキシコ−San Luis Potosi，パナマ，コロンビア−Antioquia，コロンビア−La Libre）のそれぞれの代表が，米国RAAの執行部委員（The Executive Board Member）として加わることになったことは画期的である．第2に，インターナショナル研究，とりわけ，米国と中南米のRAA支部のメンバー間の共同研究，韓国やタイなどのアジアでの研究測定用具の研究，トルコなど中近東での取り組みなど，多彩な研究発表が増えていること．第3に，通信機関の発展により，例えば米国の複数の州，日本，メキシコ，コロンビアの執行部委員会議がグローバルネットワークを通して行われるなど，RAAメンバー間の交流が会議以外の看護活動も含めた情報交換などによって活発になっていることが挙げられる．

文献

Aber, C., Weiss, M., & Fawcett, J. (2013). Contemporary women's adaptation to motherhood: the first 3 to 6 weeks postpartum. Nursing Science Quarterly, 26 (4), 344-351.

Akyil, R. Ç., & Ergüney, S. (2012). Roy's adaptation model-guided education for adaptation to chronic obstructive pulmonary disease. Journal of Advanced Nursing, 69 (5), 1063-1075.

Alkrisat, M., & Dee, V. (2014). The validation of the coping and adaptation processing scale based on the Roy adaptation model. Journal Nursing Measurement, 22 (3), 368-379.

Bakan, G., & Akyol, A. D. (2008). Theory-guided interventions for adaptation to heart failure. Journal of Advance Nursing, 61 (6), 596-608.

Boston Based Adaptation Research in Nursing Society (1999). Roy Adaptation Model-based Research: 25 Years of Contributions to Nursing Science. Indianapolis: Sigma Theta Tau International.

Chen, C. C. (2005). A framework for studying the nutritional health of community-dwelling elders. Nursing Research, 54 (1), 13-21.

Chen, C. C., Chang, C. K., Chyun, D. A., & McCorkle, R. (2005). Dynamics of nutritional health in a community sample of American elders: a multidimensional approach using Roy adaptation model. Advances in Nursing Science, 28 (4), 376-389.

Cheng, H. C., Quin, L. X., & Tee, H. K. (2008). An exploratory study on the isolation experience of patients with haematological disorders. Singapore Nursing Journal, 35 (1), 15-23.

Debiasi, L. B., Reynolds, A., & Buckner, E. B. (2012). Assessing emotional well-being of children in a Honduran orphanage: Feasibility of two screening tools. Pediatric Nursing, 38 (3), 169-176.

Dell, D. D., Weaver, C., Kozempel, J., & Barsevick, A. (2008). Recovery after transverse rectus abdominis myocutaneous flap breast reconstruction surgery. Oncology Nursing Forum, 35 (2), 189-196.

Dobratz, M. C. (2008). Moving nursing science forward within the framework of the Roy adaptation model. Nursing Science Quarterly, 21 (3), 255-259.

Dunn, K. S. (2005). Testing a middle-range theoretical model of adaptation to chronic pain. Nursing Science Quarterly, 18 (2), 146-156.

Evans, L. (2008): Feasibility of family member presence in the OR during breast biopsy procedures. AORN Journal, 88 (4), 568-586.

Fawcett, J. (2005). Analysis and Evaluation of Contemporary Nursing Knowledge: Nursing Models and Theories, 2nd Eds., Philadelphia: F. A. Davis.

Fawcett, J., Aber, C., Haussler, S., Weiss, M., Myers, S. T., Hall, J. L., Waters, V. L., King, C., Tarkka, MT., Rantanen, A., Astedt-Kurki, P., Newton, J., & Silva, V. (2011). Women's perceptions of caesarean birth: A Roy international study. Nursing Science Quarterly, 24 (4), 352-362.

Flood, M., & Boyd, M. (2008). Successful aging in a southern older adult sample, Southern Online Journal of Nursing Research, 8 (3).

藤生君江，中野照代，安藤巴恵，山田小夜子，吉川一枝 (2014)．医療系大学生の相互様式に対する意識——看護学科，臨床検査学科，放射線技術学科の比較．岐阜医療科学大学紀要，8号，87-98．

Hamilton, R. J., & Bowers, B. J. (2007). The theory of genetic vulnerability: a Roy model exemplar. Nursing Science Quarterly, 20 (3), 254-264.

日高艶子，松尾ミヨ子．(2003)．日本におけるロイ適応看護モデルを用いた看護研究．看護研究，36 (1)，31-38．

Hidaka, T., Miyabayashi, I., & Kanayama, M. (2008). Application of the Roy Adaptation Association Model in the HER in a Japanese Rehabilitation Hospital, the 9th Annual RAA Conference, Boston.

市川南美江，角田明美 (2011)．食道がん術後の人工呼吸器離脱に向けて　ロイ適応看護モデルを用いて．消化器外科 Nursing，16 (9)，958-961．

Lefaiver, C. A., Keough, V., Letizia, M., & Lanuza, D. M. (2007). Using the Roy Adaptation Model to explore the dynamics of quality of life and the relationship between lung transplant candidates and their caregivers. Advances in Nursing Science, 30 (3), 266-274.

Li, H. J., & Shyu, Y. I. (2007). Coping processes of Taiwanese families during the postdischarge period for an elderly family member with hip fracture. Nursing Science Quarterly, 20 (3), 273-279.

Mayne, I. P., & Bagaoisan, C. (2009). Social support during anesthesia induction in an adult surgical population. AORN Journal, 89 (2), 307-320.

Nicholson, N. R., (2009). Social isolation in older adults: an evolutionary concept analysis, Journal of Advanced Nursing, 65 (6), 1342-1352.

Omran, S., Saeed, S. M. A., & Simpson, J. (2012). Symptom distress of Jordanian patients with cancer receiving chemotherapy. International Journal of Nursing Practice, 18 (2), 125-132.

Ordin, Y., Karayurt, O., & Wellard, S. (2012). Investigation of adaptation after liver transplantation using Roy's Adaptation Model. Nursing and Health Sciences, 15 (1), 31-38.

Poirier, P. (2011). The impact of fatigue on role functioning during radiation therapy. Oncology Nursing Forum, 38 (4), 457-465.

Perrett, S. E. (2007). Review of Roy adaptation model-based qualitative research. Nursing Science Quarterly, 20 (4), 349-356.

Pullen, L., Modrcin, M. A., McGuire, S. L., Lane, K. Kearney, M., & Engle, S. (2015). Anger in adolescent communities: How angry are they? Pediatric Nursing, 41 (3), 145-140.

Ramini, S. K., Brown, R., & Buckner, R. B. (2008). Embracing changes: Adaptation by adolescents with cancer. Pediatric Nursing, 34 (1), 72-79.

Reis, D., Walsh, M. E., Young-McCaughan, S., & Jones, T. (2013). Effects of Nia exercise in women receiving radiation therapy for breast cancer. Oncology Nursing Forum, 40 (5), E374-E382.

Roy, C. (1970). Adaptation: A conceptual framework for nursing. Nursing Outlook, 18 (3), 43-45.

Roy, S. C. (2009). The Roy Adaptation Model (3rd ed.). New Jersey: Pearson Education, Inc.

Roy, S. C. (2011). Research based on The Roy Adaptation Model: Last 25 Years. Nursing Science Quarterly, 24 (4), 312-320.

Roy, S. C. (2014). Generating middle range theory: From evidence to practice. New York: Springer Publishing Co.

Roy, S. C., & Andrews, H. A. (1999)／松木光子監訳 (2002). ザ・ロイ適応看護モデル. 医学書院.

Roy, S. C. (2009)／松木光子監訳 (2010). ザ・ロイ適応看護モデル　第2版. 医学書院.

Ruth-Sahd, L. A., (2011). Student nurse dyads create a community of learning: proposing a holistic clinical education theory. Journal of Advanced Nursing, 67 (11), 2445-2454.

Scollan-Koliopoulos, M. (2004). Theory-guided intervention for preventing diabetes-related amputations in African Americans. Journal of Vascular Nursing, 22 (4), 126-133.

Sercekus, P., & Mete, S. (2010). Effects of antenatal education on maternal prenatal and postpartum adaptation. Journal of Advanced Nursing, 66 (5), 999-1010.

Shin, H., Park, Y. J. & Seomun, G. A. (2008). Maternal sensitivity: a concept analysis. Journal Compilation, 64 (3), 304-314.

Shyu, Y. I. (2000). Role tuning between caregiver and care receiver during discharge transition: an illustration of role function mode in Roy's adaptation theory. Nursing

Science Quarterly, 13 (4), 323-331.

Stewart, M. (2012). Qualitative inquiry: perceptions of sexuality by African Americans experiencing haemodialysis. Journal of Advanced Nursing, 69 (8), 1704-1713.

Toriya, M., & Tsuhako, S. (2008). The relation between coping strategies and the impaired ADL elderly stroke patients: the first report of the CAPS Japanese Version. the 9th Annual RAA Conference, Boston.

Tsai, P. F. (2003). A middle-range theory of caregiver stress. Nursing Science Quarterly, 16 (2), 137-145.

Tsai, P. F., Tak, S., Moore, C., & Palencia, I. (2003). Testing a theory of chronic pain. Advance Nursing, 43 (2), 158-169.

津波古澄子. (2003). ロイ適応看護モデルに基づく研究　1995〜2001年の研究のクリティークを中心に. 看護研究, 36 (1), 13-30.

津波古澄子. (2015). シスター・カリスタ・ロイ：人と環境の統合を創生する変化に対するレジリエンス（能力）. 筒井真優美（編）. 看護理論家の業績と理論評価. pp.299-328. 医学書院.

Waweru, S. M., Reynolds, A., & Buckner, E. B. (2008). Perceptions of children with HIV/AIDS from the USA and Kenya: Self-concept and Emotional Indicators. Pediatric Nursing, 34 (2), 117-124.

Weinert, C., Cudney, S., & Spring, A. (2008). Evolution of a conceptual model for adaptation to chronic illness. Journal of Nursing Scholarship, Fourth Quarter, 364-372.

Weiss, M., Fawcett, J., & Aber, C. (2009). Adaptation, postpartum concern, and learning needs in the first two weeks after caesarean birth. Journal of Clinical Nursing, 18 (21), 2938-2948.

Yeh, C. H. (2002). Health-related quality of life in pediatric patients with cancer: A structural equation approach with the Roy Adaptation Model. Cancer Nursing, 25 (1), 74-80.

索引

数字

1回換気量 42
1つの現象が他に及ぼす影響
　（how and why） 284
2つ以上の現象の関係（what and
　how） 284
4つの適応様式 18,23
4つの認知・情動チャンネル 21
4つの複雑なプロセス 23
5つの基本的ニード 23

欧文

activity and rest 23
adaptive behavior 29
assessment 201
behavior 29
BMI 43
CAPS（Coping Adaptation
　Processing Scale） 291
cognator subsystem 20
contextual stimuli 29,200
control 10
coping 19
coping process 12
dying with dignity 26
education plan 201
elimination 23
endocrine function 23
evaluation 29
Fawcett. J 3
feedback 10
fluid, electrolyte, and
　acid-basebalance 23
focal stimuli 29,200
GCS（Glasgow Coma Scale） 80
goal setting 29
HER（Health Electronic
　Record） 291
ineffective behavior 29
input 10
intervention 29
intuition 29
Japan Coma Scale 80
JCS 80
metaparadigm 3
NANDA-I 看護診断 35,**148**

neurologic function 23
norms 29
nursing diagnosis 29
nursing process 29
nutrition 23
objective-data 201
observation plan 201
output 10
oxygenation 23
pH 46
―― の変化に対する非効果的な
　緩衝作用 169
plan of care 201
POS 方式 201
Problem Oriented System 201
protection 23
quality of life 26
regulator subsystem 20
residual stimuli 29,200
senses 23
SOAP 201
subjective-data 201
therapeutic plan 201
veritivity 5

あ

愛，尊敬，価値の授受の安定した
　パターン 185
愛情と関係のニードのための重要
　他者とサポートシステムの不足
　　　　　　　　　　　　187
愛情と発達の充足を達成するため
　の適切な重要他者とサポートシ
　ステム 186
愛情の充足 127,**129**,185
愛情のプロセス 129
愛着障害リスク状態 187
アイデンティティの統合 24,91
アウトプット 10
アシドーシス 46
アセスメント 201,203
――，行動の 29
――，刺激の 31
アセスメントガイド，酸素化の行
　動に関する 51
アドレナリン 85
アブデラ 11

甘え 95
アルカローシス 46
アレルギー反応に対する非効果的
　なコーピングの可能性 164
安定器 12
安定したガス交換パターン 149
安定した換気のプロセス 149
安定した自己一貫性のパターン
　　　　　　　　　　　　175
安定した消化プロセス 152
安定した水分バランスのプロセス
　　　　　　　　　　　　168
安定した排尿パターン 155
安定した排便パターン 155
アンドロゲン 86
安楽障害 166
安楽促進準備状態 165

い

威圧的な文化 181
異化 54
医学的治療，体液・電解質，酸・
　塩基平衡に関連する 77
息切れ 42
意識 47,80
意識レベル
　―― の低下 171
　―― の不安定性 34
意思決定葛藤 171
依存と自立の効果的なパターン
　　　　　　　　　　　　185
依存と自立の非効果的なパターン
　　　　　　　　　　　　188
痛み 45,72
　――，食物や水分摂取による 55
　――，排尿に関連した 59
　――，排便に関連した 58
　―― の強さの評価表 73
一次的・二次的・三次的役割の統
　合 182
一次的役割 24,105,106,**107**
一般システム理論 5,11
溢流性尿失禁 157
移転ストレスシンドローム
　　　　　　　　　　179,187
移転ストレスシンドロームリスク
　状態 179,187

インスリン　86
インターフェロン　44
インプット　10

う

ヴェリティヴィティ　4
運動感覚　45
運動機能　62
運動協調性　63
運動におけるフィードバック　64

え

栄養　23,42,43,**54**,76,153,196
　── の肯定的指標　152
　── の重要概念　43
　── の適応問題　153
　── のニード　56
栄養所要量　55
栄養摂取消費バランス異常：必要
　量以下
　　153,243,247,248,273,279,280
栄養促進準備状態　152
液性刺激　47
エストロゲン　86
嚥下障害　153
炎症反応　44,68
　── によるバリア　67

お

黄体形成ホルモン　85
嘔吐　43,153
オープンコミュニケーション能力
　　　　133
オキシトシン　85
悪心　43,153,251,258,259
オスモル濃度　46
汚染　189
汚染リスク状態　189
親役割葛藤　184
オレム　11

か

介護者役割緊張　122,**123**,184
介護者役割緊張リスク状態
　　　184,277,279,281
解釈的記述　34
外集団
　── の固定観念　91
　── のステレオタイプ化　181
介入　29,36,**194**,201
外部社会環境　102
外分泌腺　47

解剖学的バリア　67
開放型の適応システム　25
開放システムとしての人間　25
科学的仮説　4
化学的消化　43,54
過活動(活動亢進)　45
学習　21
角膜損傷リスク状態　163
各様式の統合　69
家事家政障害　188
下垂体　85
下垂体前葉　85
ガス運搬　42,50
ガス交換　42,49
ガス交換障害
　　150,230,238,239,272,279,280
家族　30
　── の結合力　91,101
　── の文化や見方，排泄におけ
　る　60
家族機能障害　184,189
家族機能促進準備状態　182,185
家族機能破綻　184,189
家族コーピング促進準備状態
　　　　182,185
家族コーピング妥協化　181,188
家族コーピング無力化　181,188
過体重　153
過体重リスク状態　153
価値葛藤　181
活動　44,**62**
　── のニード　66
活動耐性低下　44,150,160
活動耐性低下リスク状態
　　　　151,160
活動電位　47
活動と休息　23,42,**62**,76,196
　── の肯定的指標　159
　── の重要概念　44
　── の適応問題　160
　── のニード　65
過度　46
可動性　44
　──，歩行の制限および／または
　協調運動の制限　160
　── の統合的プロセス　159
下部構造　128,138,**139**,142
カリウム(K)血症　46
カルシウム(Ca)血症　46
感覚　23,42,45,**71**,197
感覚の効果的プロセス　165
感覚の肯定的指標　165

感覚の単調感または歪み　166
感覚の適応問題　166
感覚の変調に対する効果的なコー
　ピング方略　165
感覚過負荷と感覚剝奪　166
感覚障害に対する非効果的なコー
　ピング方略　167
感覚入力と情報の効果的統合
　　　　165
換気　42,48
換気障害　150
肝機能障害リスク状態　153
環境　3,11,**25**,64,284
　── からの刺激　18
　── と文化の支持　176
　── に影響を与える相互作用
　　　　18
　── の知覚　101
　── の変化　18
環境因子　77
環境要因　69,70
関係　140
関係における安全　186
関係における安全の欠如　187
関係における学習と成熟の発達の
　充足　185
関係の充足　128,139,186
関係の相互依存　128
関係の統合　127
関係の非効果的発達　187
関係システム　128,138
関係のある人々
　── の集団アイデンティティ様
　式　90,**100**
　── の集団役割機能様式　116
　── の相互依存様式　138
看護　3,**26**,284
　── とは適応である　284
　── の概念モデル　6
看護過程　29
　──，ロイ理論に基づく　28
　── の継続性　37
　── の評価方法　204
看護記録　194
看護記録用紙，ロイ適応看護理論
　に基づく　195
看護診断　29,**194**,200,203
観察計画　201
感染　163
感染リスク状態
　　　163,253,258,259
関連刺激　12,**15**,29,31,200

き

記憶障害　47, 171, 172
機械的消化　43, 54
危機における結束　176
期待　131
機能
　── のアセスメント　62
　── の柔軟性　176
機能障害　86
機能性尿失禁　156
機能的な自尊感情　176
規範　29
希望促進準備状態
　　　　　　175, 255, 258, 260
虐待的な関係　181
客観的データ　201
吸収　43, 54
急性混乱　171
急性混乱リスク状態　172
急性疼痛　166, 232, 238, 240, 254,
　258, 260
休息　44, **63**
　── のニード　66
教育計画　201
胸腺　85
恐怖　180
共有された期待　176
共有された目標と価値　176
共有されたリーダーシップ　176
共有アイデンティティ　91
協力と協議　110
寄与行動　127, 129
寄与と受容の非効果的なパターン
　　　　　　　　　　　　187
記録のガイドライン, ロイ適応看
　護理論に基づく　195
記録様式, ロイ適応看護理論に基
　づく　194
筋束と筋緊張　62
筋力　63

く

空腹　43
クスマウル呼吸　42
苦痛　45
グラスゴー・コーマ・スケール
　　　　　　　　　　　　80
グルカゴン　86

け

ケア計画　201

計画, 今後しようとする　201
計画立案　203
毛と爪　68
下痢　43, 156
健康　3, **26**, 284
　── の質　26
言語的コミュニケーション障害
　　　　　　　　　　166, 188
検査　68
検査所見　68, 77
　──, 排尿に関連した　59
　──, 排便に関連した　58
検出器　46
現象　284

こ

口渇　43
効果的な化学的緩衝系の調節
　　　　　　　　　　　　168
効果的な活動と休息のパターン
　　　　　　　　　　　　159
効果的な関係とコミュニケーショ
　ン　185
効果的な自己理想の統合　175
効果的な性機能　175
効果的な体温調節　162
効果的な治癒反応　162
効果的な道徳的・倫理的・スピリ
　チュアルな成長のプロセス
　　　　　　　　　　　　175
効果的な人間関係　176
効果的な免疫機能　162
抗菌物質　44
口腔粘膜障害　153
口腔の状態　55
攻撃性　135, 189
抗原　44
貢献的行動　24
鉱質コルチコイド　85
恒常性　59
甲状腺　85
甲状腺刺激ホルモン　85
構造的発達　86
構造と機能の統合　55
高体温　164
抗体媒介性免疫　44
肯定的応答　16
肯定的指標
　──, 栄養の　152
　──, 活動と休息の　159
　──, 感覚の　165
　──, 酸素化の　149

　──, 自己概念-集団アイデン
　　ティティ様式の　175
　──, 神経学的機能の　170
　──, 相互依存様式の　185
　──, 体液・電解質の　168
　──, 内分泌機能の　173
　──, 排泄の　155
　──, 保護(防衛)の　162
　──, 役割機能様式の　182
肯定的なボディイメージ　175
肯定的なモラール　176
後天的な対処プロセス　19
後天的リラクセーション反応　65
行動　11, **16**, 29
　── と気分の不安定性　171
　── の価値　177
行動のアセスメント　29, **194**
　──, 酸素化　50
高 Ca, K, Na 血症　169
抗利尿ホルモン　85
誤嚥リスク状態　150, 153
コーピングプロセス　12, 18
コーピング方略　91
呼吸困難　42
呼吸停止　42
個人
　── の自己概念様式　90, **92**
　── の相互依存様式　128
　── の役割機能様式　**107**
個人的自己　24, 90, 91, **93**
個人的習慣　64
孤独　187
孤独感　134
孤独感リスク状態　189
コミュニケーション促進準備状態
　　　　　　　　　　165, 185
コミュニケーション能力　133
コミュニティ(共同体)　91
　── の結束　91
コミュニティヘルス不足　189
孤立　189
今後しようとする計画　201
昏睡　47
コントロール　10
コントロールプロセス　12

さ

罪悪感　178
再吸収　46
細胞性水分貯留　169
細胞性免疫　44
察し　95

査定　201
サブシステム　12
サポートシステム　127,129
酸・塩基平衡　76,168
酸・塩基平衡異常　78,169
三次的役割　24,105,106,**108**
酸素化　23,42,**48**,76,196
── の肯定的指標　149
── の重要概念　42
── の適応問題　150
── のニード　52
酸素ニードの変化に対する代償過
　程の機能不全　150
残存刺激　13,**15**,29,31,200

し

シェーマ　91
視覚　46,72
刺激　11,**14**
── のアセスメント
　　　　　　　31,**194**,199
刺激機能　12
資源
── の充足　128,140,186
── の状態　140
── の未充足　189
自己の焦点づけ　91
自己の知覚　92
自己の発達　92
自己への脅威に対する効果的な
　コーピング方略　176
自己一貫性　24,90,91,**93**
思考と感情の統合的プロセス
　　　　　　　　　　170
自己概念　91
自己概念-集団アイデンティティ
　様式　18,23,**90**
── の肯定的指標　175
── の重要概念　91
── の適応問題　178
自己概念促進準備状態　175
自己概念様式　**23**,24,90,198
自己シェーマ（スキーマ）　91
自己傷害　179,189
自己傷害リスク状態　179,189
自己同一性混乱　178
自己理想　24,90,92,**93**
自殺リスク状態　179,189
システム　**10**,11
── の4つの要素　10
システムスループット　10
姿勢　44,63

自尊感情
── の低下　178
── のレベル　132
自尊感情状況的低下
　　　　　180,213,215,217
自尊感情状況的低下リスク状態
　　　　　　　　　　180
自尊感情慢性的低下
　　　　　180,265,268,269
実施　204
疾病，排泄における　60
シナプス　47
死の不安　179,234,238,241
自発換気障害　150
社会化　107
社会的環境　24,92
社会的孤立　187,189
社会的相互作用障害　187
社会的統合　106
社会的文化　92
ジャパン・コーマ・スケール
　　　　　　　　　　80,82
周囲の環境　59,64
周期的ホルモンリズムの安定した
　パターン　173
周手術期体位性身体損傷リスク状
　態　163
周手術期低体温リスク状態　164
集団　91
── の自己像　24
── の適応レベル　116
── の目標を遂行するための期
　待の構造化　182
── の役割機能　107
集団アイデンティティ（集団同一
　性）　92
集団アイデンティティ様式　24
集団員の能力　128,138,**139**,142
集団共有アイデンティティ　101
集団文化　92
集団役割機能様式　116
重要他者　127,128
主観的データ　201
手段的行動　24
出血リスク状態　151
受容行動　24,127,129
主要な感覚障害　166
循環性低酸素症　53
順応　12
消化　43
障害　11,16
消化管運動機能障害　157

消化管運動機能障害リスク状態
　　　　　　　　　　157
消化器系　68
松果体　85
状況　128,**138**,142
焦点刺激　12,**14**,29,31,200
情動　21
小範囲理論　39
消費者　110
情報収集　203
消耗性疲労　160
食細胞　45
── によるバリア　67
食事　59
── に関する条件　56
食習慣　55
食事を摂るきっかけ　56
褥瘡　45,163
食物アレルギー　55
食物摂取の変調　55
食物の入手可能性　56
食欲　43
── と口渇　55
食欲不振　153
徐呼吸　42
ショック　150,169
徐脈　42
ジョンソン，ドロシー　11,284
自律神経反射異常亢進　171
自律神経反射異常亢進リスク状態
　　　　　　　　　　171
人格的自己　24
神経学的機能　23,42,**79**,197
── の肯定的指標　170
── の重要概念　47
── の適応問題　171
神経可塑性　47
神経機能　77
神経細胞　79
神経性刺激　47
人工換気離脱困難反応　150
信仰心障害　188
信仰心障害リスク状態　188
信仰心促進準備状態　185
人生の終焉　92,175
心臓組織循環減少リスク状態
　　　　　　　　　　151
身体外傷リスク状態　163
身体可動性障害　160
身体感覚　24,90,92,**93**
身体需要に適した栄養パターン
　　　　　　　　　　152

身体損傷リスク状態　163
身体的活動　62
身体的自己　24,90,92,**93**
身体的状態　63
身体的成長を伴う精神的統合
　　　　175
身体的変化に対する適切な代償
　　　　175
身長と体重　55
心的外傷後シンドローム　179
心的外傷後シンドロームリスク状
　態　179
心拍出量減少　150
心理的状態　64

す

膵　86
水分摂取　59
睡眠　44
　―― の効果的なパターン　159
睡眠時無呼吸　44
睡眠遮断　161
　―― の徴候　63
睡眠状態の変調に対する効果的な
　環境の変化　159
睡眠促進準備状態　159
睡眠剥奪　160
睡眠パターン　63
睡眠パターン混乱　44,65,160
睡眠パターンの混乱リスク状態
　　　　161
スキーマ　91
ストレス　174
　――,排泄における　60
　―― に対する効果的なコーピン
　グ方略　173
ストレス過剰負荷　174
スピリチュアルウエルビーイング
　促進準備状態　175
スピリチュアルペイン　180
スピリチュアルペインリスク状態
　　　　180

せ

生活
　―― の大きな変化　133
　―― の質　26
性機能障害　96
成熟　26
生殖　26
生殖機能発達の効果的なホルモン
　調節　173

精神的・スピリチュアルな統合
　　　　92
精巣　86
生存　26
生体のホメオスタシス　86
成長　26
成長-出産ケアと注意を提供する
　養育能力　186
成長不均衡リスク状態　174,187
成長ホルモン　85
性的機能不全　178
性的不能　92
生理学的バリア　67
生理的様式　18,**23**
　―― の統合　77
生理的リード，5 つの　48
摂取　43,54
摂食セルフケア不足　153
切迫性尿失禁　156
切迫性尿失禁リスク状態　156
絶望感　178
セルフケア能力の喪失　166
前進　43,54
先天的な対処プロセス　19
蠕動　43

そ

相互依存　127
相互依存様式　18,23,**24**,127,199
　―― の肯定的指標　185
　―― の適応問題　187
相互作用　11
相互役割　117,**118**
喪失に対する効果的なコーピング
　方略　175
創傷治癒の遅延　163
掻痒　163
疎外　127,187
組織灌流の変調　150
組織中毒性低酸素症　53
組織統合性障害
　　　　163,210,211,215,216
組織統合性障害リスク状態　163
尊厳ある死　26
損傷
　―― の可能性　166
　―― のない皮膚　162

た

体液　46
体液・電解質　23,197
　――,酸・塩基平衡　42,**75**

　―― の肯定的指標　168
　―― の適応問題　169
体液中の電解質の安定性　168
体液平衡　75
体液平衡異常　78
体液量過剰　169
体液量不足　169
体液量不足リスク状態　169
体液量平衡異常リスク状態　169
体液量平衡促進準備状態　168
体温平衡異常リスク状態　164
対自己暴力リスク状態　179,187
代謝　54
代謝プロセスと生体プロセスの効
　果的なホルモン調節　173
体重に対する関心　56
対処　19
代償　11,16
対処適応過程スケール　291
対処プロセス　12,**18**
　――,後天的な　19
　――,先天的な　19
対人関係　24
対他者暴力リスク状態　181,187
体内周期リズムの不安定性　174
大脳辺縁系　44
大理論　6
　――,看護の概念モデル　6
他者の存在　133
脱水　169
他の状況における自己表現　177
樽状胸郭　42

ち

地域社会コーピング促進準備状態
　　　　186
チェーン-ストークス呼吸　42
知覚　46
　―― の安定したパターン　165
知覚障害　167
知覚的便秘　156
知識不足　171
窒息リスク状態　150
チモシン　85
中毒リスク状態　163
中範囲理論　39
腸音　58
聴覚　46,72
腸管からの排泄　43
長期化した役割葛藤　184
調節器　12
調節器サブシステム　18,**20**

直観　29
チロキシン(T4)　85

て

低酸素血性低酸素症　52
低酸素症　150
低Ca, K, Na血症　169
低体温　164,164
低体温リスク状態　164
適応　12
適応行動　17,29
適応システム　6
　――，開放型の　25
　――，人間の　18
　―― としての人間　11
適応反応　12
適応問題
　――，栄養の　153
　――，活動と休息の　160
　――，感覚の　166
　――，酸素化の　150
　――，自己概念-集団アイデン
　　ティティ様式の　178
　――，神経学的機能の　171
　――，相互依存様式の　187
　――，体液・電解質の　169
　――，内分泌機能の　174
　――，排泄の　156
　――，保護(防衛)の　163
　――，役割機能様式の　184
適応様式　18,23
適応レベル　11,16
　―― と刺激　16
適応レベル理論　5,6
適切な代償過程　149
哲学的仮説　4
電解質　46
電解質平衡　76
電解質平衡異常　78
電解質平衡異常リスク状態　169
転倒転落リスク状態　163

と

頭蓋内許容量減少　171
道具的行動　105,106,103
統合　11,16
統合的神経機能　47
糖質コルチコイド　85
道徳的・倫理的・スピリチュアル
　な自己　24,90,92,94
道徳的苦悩　180
特異的防御プロセス　45

トラベルビー　11
トリヨードチロニン(T3)　85

な

内分泌機能　23,42,84,198
　―― の肯定的指標　173
　―― の重要概念　47
　―― の適応問題　174
内分泌腺　47
　――，主な　85
ナチュラルキラー(NK)細胞　45
ナトリウム血症　46

に

ニード　11
二次的脳障害の潜在的危険性
　　　　　　　　　　　171
二次的役割　24,105,106,108
乳児行動統合障害　171
乳児行動統合障害リスク状態
　　　　　　　　　　　171
乳児突然死症候群リスク状態
　　　　　　　　　　　150
ニューマン　11
入浴セルフケア不足　268,269
ニューロン　47,79
尿失禁　43,157
尿生成の効果的プロセス　155
尿の量と性状　58
尿閉　43,157,158
尿路からの排泄　43
尿路損傷リスク状態　164
人間　3,25,284
　――，開放システムとしての　25
　―― と環境の相互作用　26
　―― としてのシステム　12
　―― の尊厳毀損リスク状態
　　　　　　　　　　　180
　―― の適応システム　18
人間システムの目標　26
認知　47,80
　―― と情報処理　21
認知器　12
　―― の効果　69,70
認知器効果　56
認知器サブシステム　18,20
認知障害に対する非効果的な代償
　　　　　　　　　　　171
認知処理過程　80
認知処理の障害　171
認知的・感情的指向性　101

ね

熱傷凍傷リスク状態　164
粘膜　68

の

膿汁　45
脳神経　80
ノルアドレナリン　85

は

パートナーシップ促進準備状態
　　　　　　　　　　　185
媒介過程　10
排泄　23,42,58,76,196
　―― の肯定的指標　155
　―― の重要概念　43
　―― の適応問題　156
　―― のニード　60
　―― の変調に対する効果的コー
　　ピング方略　155
　―― の変調に対する非効果的な
　　コーピング方法　158
排泄セルフケア不足　157
排尿　43,58
　―― の回数と尿意切迫　58
排尿障害　157
排尿促進準備状態　155,157
排便　43,58
排便・排尿習慣　59
排便プロセスの効果的なホメオス
　タシス　155
恥　95
発汗と体温　68
発達段階　64,69,77,140
　――，排泄における　60
発達遅延リスク状態　174,187
発達の充足
　　127,128,129,139,186
発達のプロセス　129
発熱　45,164
パワー促進準備状態　175
反射性尿失禁　156
半側無視　171
判断　21
　―― とその根拠　199

ひ

非効果的応答　16
非効果的家族健康管理　184
非効果的気道浄化
　　　150,219,225,226

非効果的行動　17,29
非効果的行動計画　172
非効果的コーピング　166
非効果的呼吸パターン　150
非効果的体温調節機能　164
非効果的地域社会コーピング
　　　　　　　　　　　　　189
非効果的抵抗力　163
非効果的な活動と休息のパターン
　　　　　　　　　　　　　160
非効果的なコミュニケーション
　　　　　　　　　　　　　188
非効果的な生殖機能の発達　174
非効果的な体温調節機能　164
非効果的な対人関係　181
非効果的なホルモン調節　174
非効果的乳児哺乳パターン　153
非効果的パートナーシップ　188
非効果的パートナーシップリスク
　　状態　188
非効果的発達　189
非効果的反応　12
非効果的否認　178
非効果的母乳栄養　154
非効果的末梢組織循環　151
非効果的役割移行　184
非効果的役割遂行　184
悲嘆　178
悲嘆複雑化　178
悲嘆複雑化リスク状態　178
非特異的防御プロセス　45
皮膚　68
皮膚と粘膜のバリア　45
皮膚の感覚　72
皮膚の統合性と免疫状態の変化に
　　対する適切な二次的な防御
　　　　　　　　　　　　　162
皮膚感覚　46
皮膚統合性障害　163
皮膚統合性障害リスク
　　　　　　　　245,247,248
皮膚統合性障害リスク状態　163
非辺縁構造　44
肥満　153
ヒューマニズム　4
評価　29,201,205
　──，目標の反映としての　37
　── で用いられる技能　37
表出的行動　24,105,107,**108**
標的器官　47
標的組織　47
病歴　67

貧血性低酸素症　53
頻呼吸　42
頻脈　42

ふ

不安　92,96,178,179
フィードバック　10
フィードバック制御システム　65
フォーカスチャーティング　201
フォーセット　3
フォン・ベルタランフィ　5
腹圧性尿失禁　156
副甲状腺　85
副甲状腺ホルモン　85
副腎　85
副腎髄質　85
副腎皮質　85
副腎皮質刺激ホルモン　85
浮腫　169
不十分なガス運搬　150
不十分なガス交換　150
不使用性後遺症　44
不使用性シンドローム
　　　　　　　　　44,65,160
不使用性シンドロームリスク状態
　　　　　　　　　　　　　160
不整脈　42
不足　46
物質依存　134
不動状態　160
負のフィードバックメカニズム
　　　　　　　　　　　　　47
不眠　160
プリセプター　**117**
プロゲステロン　86
プロラクチン　85
文化　24,56
分業における高い相互依存　183
分泌　46
分離と孤独に対する効果的なコー
　　ピング方略　185
分離不安　134,187

へ

ペアレンティング障害　184,188
ペアレンティングリスク状態
　　　　　　　　　　184,188
ペアレンティング促進準備状態
　　　　　　　　　　182,185
ペプロウ　11
ヘルソン，ハリー　5,6,26
変革器　12

変換器　46
便宜や状況へのアクセス　110
便失禁　43,156,157
ヘンダーソン　11
便の性状　58
便秘　43,156,220,225,226,263,
　　268,270
便秘リスク状態　156

ほ

防衛(保護)　23,42
　── の重要概念　44
防衛的コーピング　166,178
報酬　110
乏尿　43
膨満　43,156
保護(防衛)　23,**66**,76,196
　── の肯定的指標　162
　── の適応問題　163
歩行　44,63
補体　45
ボディイメージ　24,90,**93**
　──，身体像　92
ボディイメージ混乱　178,180,
　　222,225,227
母乳栄養促進準備状態　154
母乳栄養中断　154
母乳分泌不足　153
ホメオスタシス(恒常性)　46,59
　──，生体の　86
ホルモン　47,84
　──，主な　85
ホルモン系ループの不安定性
　　　　　　　　　　　　　174
ホルモン性刺激　47

ま

毎日の休息の量と質　63
末梢性神経血管性機能障害リスク
　　状態　150
慢性機能性便秘　156
慢性機能性便秘リスク状態　156
慢性混乱　172,246,247,249
慢性疼痛　166,167
慢性悲哀　180

み

未解決の喪失　178
味覚と嗅覚　55
脈拍のリズム　42

む

無呼吸　42
無尿　43
無力感　178,178
無力感リスク状態　178

め

メタパラダイム　3,284
　── の４つの概念　3
メラトニン　85
免疫　45
　── の状態　68
免疫系　45
免疫状態の変化に対する非効果的
　なコーピングの可能性　164
免疫能　45
免疫反応の徴候　68
メンター　118

も

目標　**194**,200
　── と価値観　101
　── の設定　29
目標志向的・情動的行動の統合
　　　　　　　　　　　　　182
モラールの低下　92,181

や

薬物　56
　── と治療，排泄における　60
役割　24,105,106-108
　── の統合　116
　── の発展のための十分な教育
　　　　　　　　　　　　　183
　── の明確化　107,116,182
　── をやり取りすることに対す
　る効果的なプロセス　183

役割移行　107,113

役割移行　107,113
　── の効果的過程　182
役割葛藤　107,114
役割葛藤，役割内と役割間　184
役割間葛藤　115,**122**
役割期待　107,117
　── に対する社会化の効果的プ
　ロセス　182
役割機能様式　18,23,**24**,**105**,198
　── の肯定的指標　182
　── の重要概念　106
　── の適応問題　184
役割距離　114
役割交渉　**122**
役割行動　105
　── の効果的パターン　182
役割克服　107
役割失敗　107,115,184
役割取得　107
役割セット　107
役割統合　107,117,**118**
　── の効果的プロセス　183
役割内葛藤　115
役割発達　106
役割変更に対処するための効果的
　過程　182
役割モデル　**117**

ゆ

友情　130
歪んだコミュニケーションの可能
　性　166

よ

養育能力　127,132
要求と距離　101

ら

卵巣　86
卵胞刺激ホルモン　85

り

リーダーシップと責任　102
理解とサポート　176
リハビリテーション　44
良好なガス運搬　149
リラクセーション反応　65
　──，後天的　65
臨床検査指標　55

れ

レイプ-心的外傷シンドローム
　　　　　　　　　　　　　179
レイプ外傷症候群　178
レクリエーション　44
レジリエンス（能力）　284

ろ

ロイ適応看護理論
　── と NANDA-I 看護診断
　　　　　　　　　　　　　148
　── に基づく看護過程　28
　── に基づく看護記録用紙
　　　　　　　　　　　　　195
　── に基づく記録のガイドライ
　ン　195
　── に基づく記録様式　194
　── の４様式　39
ロイ適応研究会（RAA）　291
ロールプレイ　122
濾過　46
ロジャース　11